本书为以下项目成果之一部分

曹晖全国名老中医药专家传承人工作室（国中医药人教函〔2022〕75 号）

全国中药特色技术传承人才培训项目（国中医药人教函〔2023〕96 号）

国家重点研发计划（2019YFC1711500、2023FC350420）

广东省中医药信息化重点实验室（2021B1212040007）

国家出版基金项目
NATIONAL PUBLICATION FOUNDATION

“十三五”国家重点出版物出版规划项目

中医药传承图萃丛书

中药古法制药技艺图萃

曹晖 马志国 主编
张英 吴孟华 孟江 副主编

暨南大學出版社
JINAN UNIVERSITY PRESS
中国·广州

图书在版编目（CIP）数据

中药古法制药技艺图萃 / 曹晖，马志国主编；张英，吴孟华，孟江副主编．—广州：暨南大学出版社，2024.6
（中医药传承图萃丛书）
ISBN 978－7－5668－3612－0

Ⅰ．①中…　Ⅱ．①曹…②马…③张…④吴…⑤孟…　Ⅲ．①中成药—炮制工艺—图集
Ⅳ．① R283.3-64

中国版本图书馆 CIP 数据核字（2022）第 257626 号

中药古法制药技艺图萃
ZHONGYAO GUFA ZHIYAO JIYI TUCUI
主　编：曹　晖　马志国　副主编：张　英　吴孟华　孟　江

出 版 人：阳　翼
责任编辑：黄圣英　冯　琳　雷晓琪　颜　彦
责任校对：孙劭贤　陈慧妍
责任印制：周一丹　郑玉婷

出版发行：暨南大学出版社（511434）
电　　话：总编室（8620）31105261
营销部（8620）37331682　37331689
传　　真：（8620）31105289（办公室）　37331684（营销部）
网　　址：http：//www.jnupress.com
排　　版：广州良弓广告有限公司
印　　刷：深圳市新联美术印刷有限公司
开　　本：787mm × 1092mm　1/16
印　　张：16.25
字　　数：414 千
版　　次：2024 年 6 月第 1 版
印　　次：2024 年 6 月第 1 次
定　　价：148.00 元

中医药传承图萃丛书
编审委员会

本书编委会

主　　编　曹　晖　马志国

副 主 编　张　英　吴孟华　孟　江

编　　委　邓九维　李　羚　汪　潮　蓝　萌

张　伟　张睿蕊　张金聚　钟楚楚

钟文婷　田　芳　邓　静　林丹琳

作者简介

曹 晖

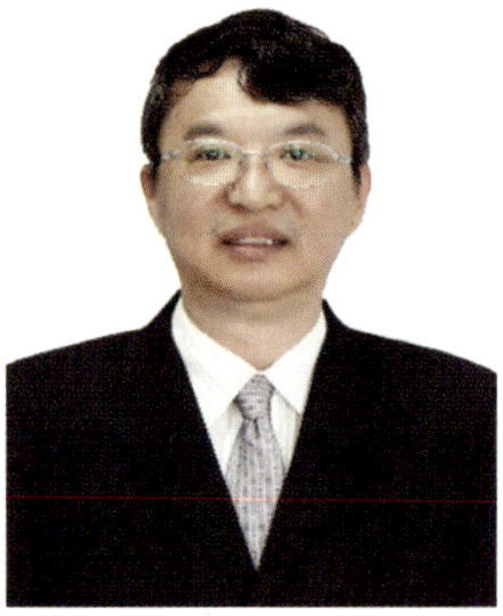

香港中文大学哲学博士，暨南大学岭南传统中药研究中心教授、博士生导师，国家中药现代化工程技术研究中心主任，俄罗斯自然科学院外籍院士，首批全国老中医药专家与国家级非物质文化遗产炮制代表性传承人王孝涛学术经验继承人和第一代传人，第六批全国名老中医药专家学术经验指导老师及全国名老中医药专家传承人工作室负责人，兼任国家药典委员会药材饮片专委会副主任委员。曾任职于日本国立富山大学、日本津村顺天堂生物化学研究所、香港中文大学。编纂出版《本草品汇精要（校注研究本）》《国家非物质文化遗产：中药炮制传统技艺图典》《中国传统道地药材图典》《中药采制与炮制技术》《香港市售药材图录》《中医古籍名家点评丛书·炮炙大法》《全国中药炮制经验与规范集成（增修本）》等学术著作二十余部。

马志国

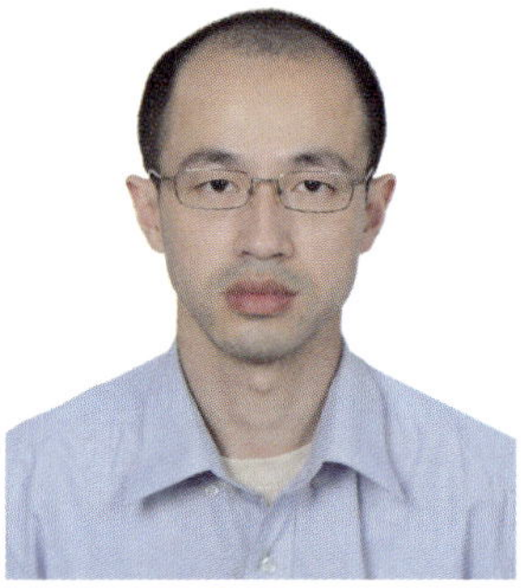

暨南大学药学院教授、博士生导师，主要从事中药炮制学的教学与科研工作。师承国家级非物质文化遗产炮制代表性传承人王孝涛先生。主要研究方向为中药炮制机理与饮片质量标准研究。先后主持国家自然科学基金、国家重点研发计划课题、国家发改委中药标准化项目等国家级课题多项。以第一作者或通讯作者在国内外专业期刊发表研究论文九十余篇，参编教材、专著十余部。兼任中华中医药学会中药炮制专委会副秘书长、广东省中药协会中药饮片专委会副秘书长、广东省中药标准化技术委员会（GD/TC36）副秘书长、教育部高等学校中药学专业教指委《中药炮制学》课程联盟理事。

前言

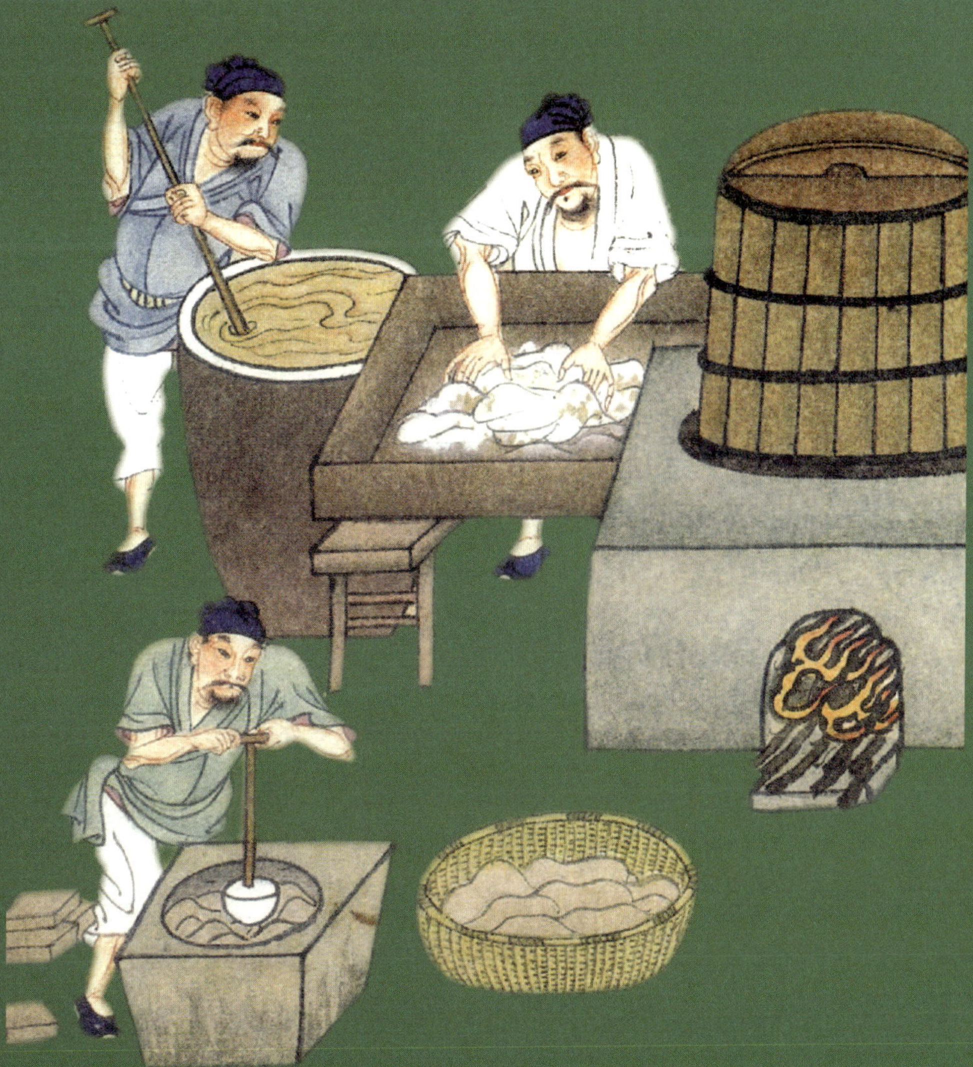

中医药学既是数千年来中华民族祖先在生活实践和同疾病抗争过程中的经验总结，也是中医药根植于中华文明，在守正传承中创新发展而来的优秀传统文化代表。中药制药技术就是在这一抗病用药的基础上积累起来的，但它的出现需要前提条件：一是从食物发现天然药物；二是火之利用发明熟食法；三是从果实天然发酵发明酿酒；四是从陶器制作创制汤液等。

人类在求生存找寻食物的过程中，当采集野生植物的器官如果实、茎叶、根类或狩猎野兽、捕鱼等作为食物充饥时，偶然误食了一些可引起强烈生理反应的食物而产生中毒症状，特别是引起胃肠和神经系统症状，如呕吐、腹泻、麻木和昏迷等，由此发现和认识了一些有毒植物或动物。由于在自然界活动中，人类主观能动性的增强，对外界事物反应的加深，进而在继续找寻食物时就会有意识地加以选择和取舍了。这种在生存活动中的偶然遭遇、积累的原始保健知识，使许多动植物逐渐被作为抗病药物使用。随着人类对天然药物的发现和药物作用于机体的认识逐渐增加，为了改善生活条件，人类在长期生产劳动的过程中相继创造了农耕畜牧的方法和技术，进而在有意识种植谷物和蔬菜及驯化家禽过程中，主动地去识别和尝试各种动植物，以分辨哪些动植物无毒可供食用，哪些动植物是有毒的，哪些可以选作药用，所以有“神农尝百草，发明医药”之说。 就此可知天然药物的发现，亦是用药医病的开端，这些与原始人类的生产劳动和农耕畜牧技术的发明、发展是分不开的。随着医药技术的进步，为了更好地发挥药效作用，人类又将天然药物进行一定的采集加工。相传在我国上古时期的《桐君采药录》中就有分辨根茎叶、花实等形态、颜色及花期、果期等记载。为了服用方便，古人对药物进行清洗、劈掰成小块或锉、捣成粗粒等简单加工，这些加工技能逐步积累，发展成早期中药制药“净制法”和“切制法”。

人类对自然火的控制、利用、保存，以及人工取火发明，是人类在进化史上的巨大进步。火不但对于防御和狩猎野兽具有重要作用，还可以驱寒取暖、炮生食为熟等。《韩非子·五蠹篇》说：“钻燧取火，以化腥臊”，这是我们祖先“钻木取火”发明熟食的早期文字记载。熟食的出现使食物种类增多、食物范围扩大，人类生活质量显著提高。正如《礼纬·含文嘉》记载：“燧人氏始钻木取火，炮生为熟，令人无腹疾，有异于禽兽。”说明当人类掌握了人工取火和用火后，饮食从兽类生食分化出来，从而最终使人区别于动物。考古学家在北京周口店北坡猿人的洞穴中发现了很厚的灰层，其中有被烧过的兽骨、石块和木炭。说明旧石器时期（约在 50 万年以前）中国猿人（北京人）已经能控制火了。从此原始人类由“茹毛饮血”的“生食”转入“熟食”的生活。熟食可以增进消化的过程，减少肠胃系统疾病的发生，同时也为脑髓的发育提供丰富的营养，对人类个体的发育、生理的变化，起了极大的促进作用。由此可知火的利用对医药卫生影响巨大。人类对火的利用和熟食法的出现，如谷物熟食蒸炒法、肉类熟食的炮炙法等熟食法的制作技能，为早期中药制药采用高温处理的“炮炙法”“蒸炒法”创造了基本条件。

酒的起源亦很早，我国酿酒发明很早，大概在采集野果充饥或贮备时，人类就注意到成熟果实天然发酵。当新石器时代出现了原始农业以后，丢在野外的煮熟谷物自然发酵成酒的现象也引起了注意。随着农业技能的进步，利用剩余谷物酿酒现象也逐渐出现。考古学家认为，我国龙山文化晚期遗存中出土的陶制酒器，可佐证酿酒的起源。古文献《淮南子》有“清醠之美，始于耒耜”之说。可见谷物酿酒的发明和农业生产技术的进步有密切的关系。相传夏禹时期已知酿酒了。饮酒在商代亦很盛行。在我国的商和西周时代的青铜器中就有许多专用于盛酒、冲酒、煮酒、饮酒等的酒器，殷墟出土的甲骨文中已有“酉”字及“鬯其酒”等记载。因而古人在长期生活实践中，关于酒对人体的作用亦会有一定认识，从而直接用酒来医病，或用作制药的溶剂而制成“醴剂”（药酒）抗病。后世采用酒来作为中药制药辅料和溶媒之一，亦就是自然不过的事了。

人类在长期利用火和耕作过程中，对土壤的可塑性逐步有了感性认识，这为陶器的发明制作准备了条件。制陶在我国仰韶文化时期（约公元前5000年—前3000年）已具有相当水平，当时已出现陶制的烹饪器和储存器，如砂锅、陶罐等。陶器的出现给人类的生活带来很大的改善。有了陶制的烹饪器、饮食器和储存器，即可应用于液体食物的制备和饮料的储放。这些都为早期中药制药的蒸煮法、煅制法以及存放“汤剂”（汤液）、外用“搽剂”（洗剂）等创造了必要的工具条件。

汤液是中药汤剂的古称，是最早的传统制剂之一，相传始创于商朝（公元前1600年—前1046年）。晋·皇甫谧《针灸甲乙经·序》（公元282年）说“伊尹撰用《神农本草》，以为汤液”，又说“仲景广伊尹汤液为数十卷”。可见西晋（3世纪）就有“汤液始于伊尹”的说法。伊尹是商汤的一位宰相，相传伊尹善于烹调，熟知食疗。《吕氏春秋·本味篇》（公元前3世纪）记载烹调曾提到“阳朴之姜，招摇之桂”。姜和桂既是烹调的常用调味品，又是中医常用的解表药。这说明药物的发现和使用与人们的饮食有密切关系。因此在我国古代就有“医食同源”之说，烹调膳食等技能推广进而为早期中药制剂创制提供了可能。由此推断，我国医药发展史上创始古制剂——汤液的技能和知识，可能在公元前16世纪以前就已经出现了，而作为制备汤剂用的原料药饮片（古称“㕮咀”）炮制技术亦有可能伴随出现。

不同的时代在中药制药技艺中留下了不同的烙印，例如秦汉以前制药主要使用水和酒作为溶媒，以煎煮、浸泡等方式制备内服汤剂、酒剂或外用搽剂，而唐宋时期大兴的“煮散”的制药方式，到明清时期后却大为减少。因此中国古代制药技术也是随着时代发展而不断变化的。

兹以历史第一部国家处方集、制药技艺与管理规范——宋代《太平惠民和剂局方》为例，简述其中经典的古法制药技艺，体现中国传统制药的高超技艺与智慧。尽管古人可能不知其中的科学原理，但良好的结果不能不令令人称颂。

1.“超微粉碎技术”——水飞法

现代粉体技术中，粉体粒径在 0.1~1 μm 的称为亚微米粉体，大于 1 μm 的称微米粉体。制药技术中也有一种“超微粉碎法”，粉碎的终极目的是增加药物的表面积，促进药物的溶解及吸收，提高其生物利用度。一般说来粉体粒径在 100 μm 以下，即可达到提高疗效的目的。

中药材必须加工炮制成饮片才能供临床和制药使用，其中粉碎方法就是借助外力将大块物质碎成小块的过程。传统的丸散膏丹大部分采用原粉入药，“水飞”技术是指金石类中药的一种特殊研磨方法，即将不溶于水的一些金石介壳类药物反复研磨，利用粗细粉末在水中的悬浮性不同，而分离制备极细粉末的方法。如《太平惠民和剂局方》中朱砂、雄黄等均用此法制备。现代研究已经证明，水飞朱砂可以通过 200 目（75 μm）筛孔，不仅很微细，而且水洗次数越多，则毒性成分及杂质（如氧化汞、铅、铁等）越少，而对毒性小又有治疗作用的成分如硫化汞、硫化砷含量无明显影响。

2.“除杂与分离技术”——酒溶冷凝法

除杂、净化是中药制药中的基本要求之一。中药来源于自然界的植物、动物、矿物及其加工品，欲使之比较纯净，是不容易的。蜡，通常是指蜂蜡，由蜂蜜之滓而成，因其色黄，淡而涩，故又称黄蜡，另有一种寄生在白蜡树上的白蜡虫的分泌物，色白，习称白蜡。《太平惠民和剂局方》载“蜡”的净化分离：“……先将蜡六两熔化作汁，以重绵滤去滓，以好酒一升，于银石器内煮蜡熔，数沸倾出，候酒冷，其蜡自浮，取蜡称用。”从中不难看出这一过程包含的科学道理：一是加热使蜡熔化完全，用多层绵帛过滤以最大限度地除去粗大的异物杂质；二是加“好酒”（即指乙醇含量达 30%）使蜡溶解；三是置银器或石器内，避免蜡在溶液状态与容器发生化学反应而影响蜡的质量，“数沸”即延长加热时间，尽可能使蜡熔化；四是倾出“候酒冷”即很快降温，因蜡质地轻（比重小）自然很快凝结而浮至酒液上面，即可取用。经过这样类似重结晶的精制方式，可以使蜡变得更为纯净。可见古人在 1 000 年前就充分利用了蜡能溶于热乙醇而不能溶于冷乙醇的特点，达到既能精制，最终又能与乙醇分离的物理化学原理，使蜡得到比较完美的分离、净化效果，难能可贵。

《太平惠民和剂局方》收载水浸丹、缠金丹、感应丸、乌蛇膏等十几种蜡丸，均为含毒或作用峻烈的内服制剂或外用膏剂。即“取其（蜡丸、膏）难化而旋旋取效或毒药不伤脾胃”，就是以蜡做丸能缓慢释药以维持较长时间的疗效，恰与现代的骨架缓释、控释制剂相似。

3. 反应终点判定——“火候”运用

中药制药加热处理工艺需要掌握“火候”，类似化学实验的反应终点。《太平惠民和剂局方》“神仙消痞丸”中的斑蝥用白色糯米同炒，候糯米颜色由白渐变成焦黄，由于受热发生美拉德反应说明此刻火候已到，达到斑蝥去毒的目的，即可以停止加热。而“左经丸”中的斑蝥则是与黑豆同煮，“候豆胀为度”。凡此似都可视作巧妙地利用颜色或形态的改变，以测知“反应终点”的方法，与运用化学指示剂的基本特征何其相似。

4. 制剂技术

《太平惠民和剂局方》“红雪通中散”制备方法：“上药……并细锉，以水二斗五升，煎至九升，去滓，更以绵滤过，再以缓火煎令微沸，然后下朴硝，以柳蓖搅勿住手，候凝，次下朱砂、麝香等末，搅令匀，顿于新瓷盆中，经宿即成矣，细研……新汲水调下。”实际上与现代“冲剂”的制备法基本一样。

冲剂是20世纪70年代在汤剂和干糖浆等剂型的基础上发展起来的新剂型，早期冲剂即把原来的汤剂经过浓缩再加辅料(主要是糖粉)或药粉制成粉末状或块状，用沸水冲泡后服用，所以叫“冲剂”。现在《中国药典》制剂通则将其改为“颗粒剂”。

《太平惠民和剂局方》“龙脑鸡苏丸”就可看作一个较典型的浓缩丸剂型。它是把饮片或部分饮片提取制成清膏或浸膏后，再将其余的药材细粉或赋形剂加入制成的浓缩丸（膏丸、浸膏丸）。与直接将饮片全粉与赋形剂（炼蜜）直接混合成的传统蜜丸、水泛丸相比，具有体积小、易于服用和吸收、不易霉变、有利于保存等优点。

《太平惠民和剂局方》中的儿科用药有许多很小的丸药，如太一银朱丹是“面糊为丸，如麻子大”，至圣丹、定吐救生丹是“丸如黄米大”，肥儿丸、蚵蚾丸则仅“如粟米大”，它们的优点是细小美观、含药量大、服用剂量小、溶出快、生物利用度高等。粟米即北方的谷米，习称小米，直径均值小于 2 mm，接近现代微丸（直径小于 2.5 mm）的尺寸。

自近代引进西药制备技术，相较之下，传统制药技术及其汤、散、丸、膏、丹等制剂逐渐显露出“历史久、种数多、技术杂、传习少”等情况，欲对传统制药技术加以改善，就应该守正传承，创新研究。本书正是暨南大学岭南传统中药研究中心曹晖、马志国教授团队等基于传统制药古法技艺守正挖掘宗旨，联合广东药科大学孟江教授、广州市药品检验所张伟主任中药师、国家中药现代化工程技术研究中心张睿蕊，以及暨南大学岭南传统中药研究中心 2017—2018 级本科毕业实习同学和 2021—2024 级在读博士研究生，通过收集历代本草与农业、科技文献中关于制药技艺的文字资料，精选整理约 180 幅制药技艺流程的彩绘图像，按照传统制药技艺分炼丹、制造、复制、制香四大类，共 84 种中药，叙述其来源、古今工艺、科学解说、功能主治，最终编撰而成，名曰《中药古法制药技艺图萃》。

本书古法制药图谱引用文献说明如下：

（1）《御制本草品汇精要》（弘治本），明太医院弘治十八年（1505）编撰（简称《品汇精要》）。

（2）《补遗雷公炮制便览》（万历本），明万历十九年（1591）编撰（简称《炮制便览》）。

（3）《（绣像）食物本草》（嘉靖本），明嘉靖年间编撰（简称《食物本草》）。

（4）《天工开物》（崇祯本），明 · 宋应星原著，崇祯十年（1637）刊本（简称《天工开物》）。

（5）《金石昆虫草木状》（万历本），明 · 文俶绘，万历四十八年（1620）彩绘本（简称《金石昆虫》）。

在编著过程中，引用了不少学者的研究成果和国内外文献，在此谨向有关作者、出版社、杂志社表示衷心的感谢！

本书难免有不当或错漏之处，恳望同行提出宝贵意见。

编　者

2023 年 12 月

目录

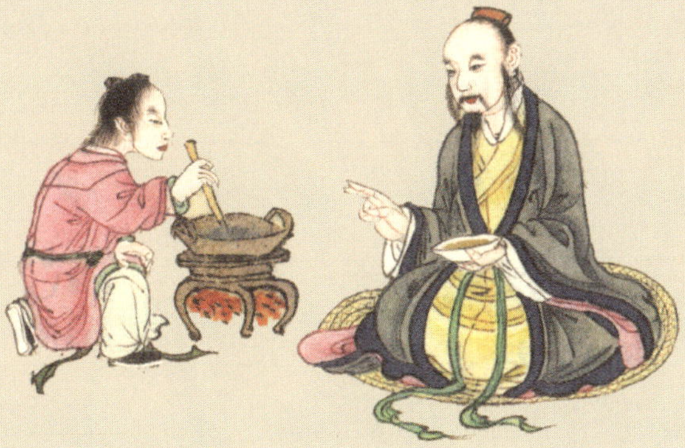

前　言

总　论

炼丹类

制造类

复制类

制香类

参考文献

附录　笔画索引

总论

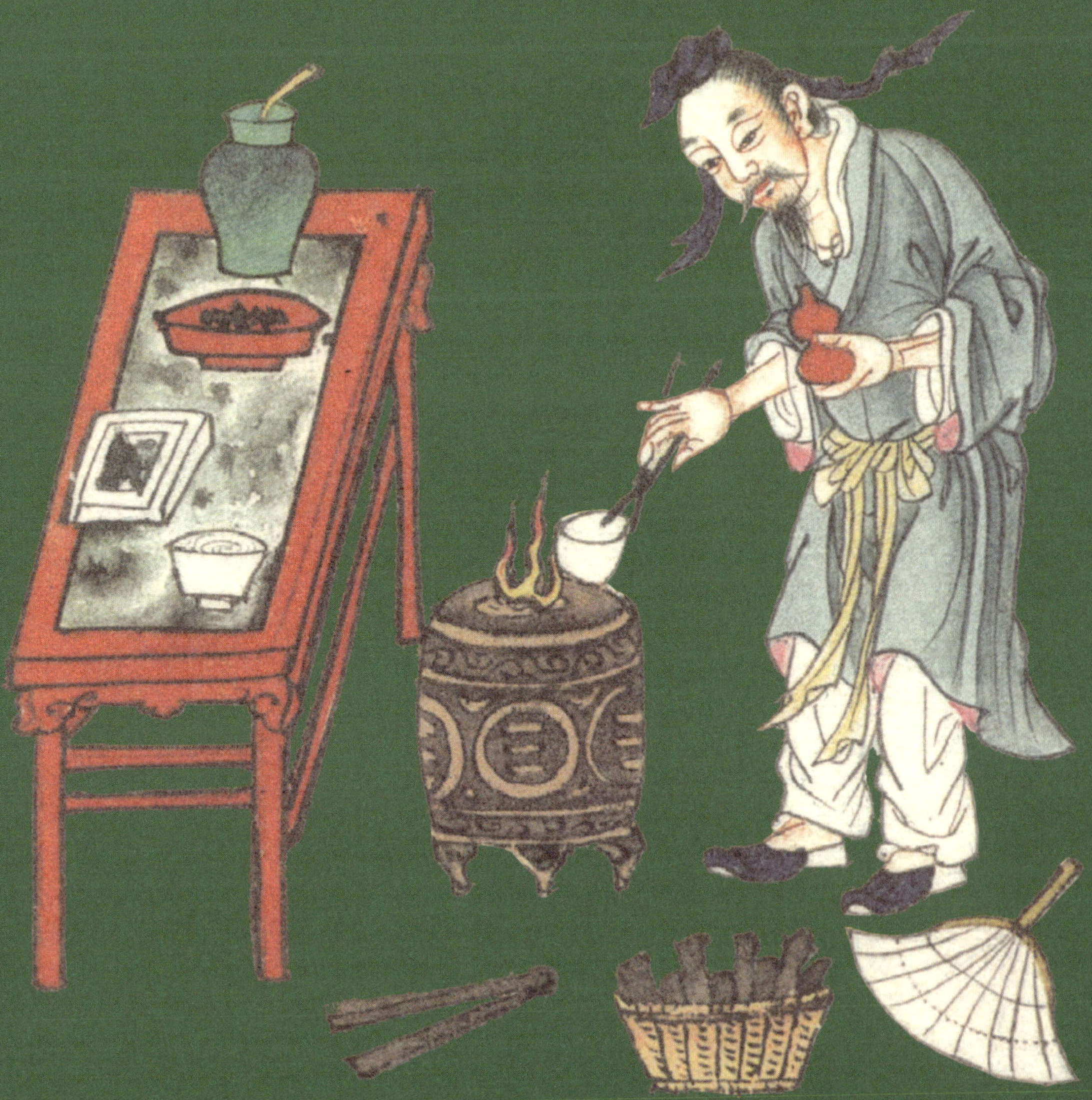

从传统意义上来说，中药一般具有两大特色，一是药物按照中医理论和用药经验使用，二是依法“炮制”的饮片才能入汤剂或制备成方制剂。制备饮片又称炮炙或修治、修事、修合，制备汤剂或成药又称合和、合剂、料理等，均为传统制药技术方法的代名词。

炮、炙是古代两种用火加工食物或药物的技术方法，后世组合成“炮制”，成为制备中药的传统技艺总称，而且延续至今，形成了一类新学科，发展为一门新产业。炮炙方法源远流长，可以追溯到人类发明火的阶段，学会用火制备熟食而预防生病，《礼纬·含文嘉》载：“燧人氏始钻木取火，炮生为熟，令人无腹疾。”《诗经·瓠叶》的“有兔斯首，炮之燔之”之“炮、燔”均与“炙”意相同，意为火上烧烤肉。以上例子说明人类学会用火不仅是药食同源发现的过程，也是药物加工炮制方法的起源和手段。

一、中国古法制药发展简史

1. 萌芽：春秋战国以前

《淮南子·修务训》中云：“神农尝百草之滋味，水泉之甘苦，令民知所避就，当此之时，一日而遇七十毒。”在传说中的上古时期，炎帝悲悯众生的苦楚，四处采集草药，甚至亲自尝试药效，时常不幸中毒。这就是我国先民寻求食物和药物的代价。毫无疑问，远古时期的人类所掌握的采制药物的知识是在漫长的生产过程中逐步积累起来的，《山海经》中所记载，反映商周时期我国对医药的认识进入医、巫并存阶段，对药物的运用也从原始的懵懂进入功效明晰的阶段，采药技术随之自然而然地发展到加工技术。

《周礼·天官》记载周朝的四类医官：食医、疾医、疡医、兽医。其中“疾医——掌养万民之疾病。四时皆有疠疾，春时有痟首疾，夏时有痒疥疾，秋时有疟寒疾，冬时有嗽上气疾。以五味、五谷、五药养其病，以五气、五声、五色视其死生”，“疡医——掌肿疡、溃疡、金疡、折疡之祝药，劀杀之齐。凡疗疡，以五毒攻之，以五气养之，以五药疗之，以五味节之……凡有疡者，受其药焉”。从书中记载来看，我国周朝对医学进行了最早的分科，同时还指出疾医和疡医利用五药来为人们治病，疾医“五药”为草、木、虫、石、谷。疡医“五毒”，据郑玄《周礼注疏》为“石胆、丹砂、雄黄、信石、磁石”，这“五毒”均为矿石类的药材，经一定程度的加工，如清洗、粉碎之后才能入药。

《古史考》谓“黄帝使造釜甑——蒸谷谓饭，烹谷为粥”，《针灸甲乙经·序》认为“伊尹以亚圣之才——以为汤液”说明农耕时期陶器的发明，产生了火与水共参与的烹制，成为最早的中药剂型“汤剂”的制备方法。

简而言之，在商周时期人们对药性、剂量的认识十分有限，对制药工艺的掌握尚停留在简单的清洗、粉碎、捣研、烧烤、制汤液等初级加工阶段，目的是便于食用、药用，尚未达到降低药物毒副作用的程度。

2. 奠基：春秋战国至秦汉

从春秋战国时期到秦汉时期，中药制备技术随着食物烹调技术的进步有了较大发展，工艺种类有所增加。在春秋战国时期，在疾病的治疗方面，人们开始更多地寻求医药的帮助，促使了医、巫的分离。《黄帝内经》记载了水磨、咀、洗、燔、煅等有关内容。《素问·刺法论》“小金丹方”载“水磨雄黄一两”，指出入药的雄黄采用水飞法粉碎（经水磨）制成。《灵枢·寿夭刚柔》载：“用淳酒二十斤，蜀椒一斤，干姜一斤，桂心一斤，凡四种，皆㕮咀……”提及最早的“咀”工艺（切制、粉碎）。《素问·缪刺论》“左角发酒”有燔制血余炭，《灵枢·邪客》“半夏秫米汤”有治半夏（治即净洗）。

减毒、解毒是临床安全用药必须遵循的重要原则，《素问·五脏生成论》“五味所合”说：“心欲苦，肺欲辛，肝欲酸，脾欲甘，肾欲咸。”《素问·宣明五气论》“五味所入”说：“酸入肝，辛入肺，苦入心，咸入肾，甘入脾。”此“五味所合”“五味所入”阐述了五味与五脏的相宜关系，为后世“引药归经”作用打下了理论基础。

《五十二病方》为西汉初期的马王堆3号汉墓出土的帛书，在载药数量和炮制方法方面都要远远超出《黄帝内经》，从净制（捣、去皮），到切制（冶、咀、削、剡、刌），再到燔（烤）、煏（焙）、煎、熬、炮、熬（炒）、炙、蒸、酒制（酒沃、酒煮、酒浸）、醋制（醋煮）、童便制、焖煅等工艺以及酒、醋（醯、苦酒）、灶末灰（灶心土）、泔水、溺等炮制辅料均有记载。此外，《五十二病方》出现用多种动物油脂来治疗疾病的记录，其中最多的就是猪脂油，如牡彘膏、彘膏、猪膏、豮膏、彘职（膱）膏，其次是豹膏、羖脂、蛇膏、牛脂。这些动物油脂为之后中药炮制之油制法的出现奠定了良好的基础。

3. 发展：汉晋至唐宋

《神农本草经》是我国最早的一部本草学专书。在该书序录中载有“阴干、暴干，采治时月生熟，土地所出，真伪陈新，并各有法”“若有毒宜制，可用相畏相杀者，不尔，勿合用也”，说明药物采收有时节要求，加工饮片有生熟规格，相畏相杀配伍方式可以降低药物毒性。后世广泛使用生姜辅料制半夏毒，即依二者的相畏相杀配伍关系。从书中制药工艺的记载来看，主要有炼、烧、熬等 7 种工艺，涉及中药约 15 种，新增了发芽法（大豆黄卷）、熬胶法（阿胶）2 种工艺。一些矿物药的加工工艺深受汉代炼丹术的影响，采用“炼”法炮制，认为服之可轻身成仙。

汉代中医临床医疗强调方证结合，因此相应促进了方剂学的兴起。张仲景《伤寒杂病论》一书被誉为“方书之祖”，后经宋人整理，被分为《伤寒论》和《金匮要略》两部分。书中以“脚注”的形式记录了方剂处方饮片的制备工艺。这种在方书中脚注制药方法的形式对后世方剂学文献的影响很深，宋代《太平惠民和剂局方》、明代《普济方》等一些大型方书都沿用了这种方式来记录传统制备工艺。在《金匮要略》“薯蓣丸”中增加了发酵法（曲）、“赤豆当归散”中增加了赤小豆发芽法。《伤寒论》“桂枝麻黄各半汤”载杏仁需要汤浸，去皮尖及两仁，即以热水浸泡杏仁，搓去皮尖，与现在《中国药典》焯苦杏仁制作工艺极为相似。《金匮玉函经·证治总例》：“凡和合汤药，治诸草石虫兽……有须烧、炼、炮、炙，生熟有定，一如后法，顺方是福，逆之者殃。又或须皮去肉，或去皮须肉，或须根去茎，又须花去实，依方拣采，治削极令净洁，然后升合秤两，勿令参差。”张仲景总结药材必须除净非药用部位，才能确保用量准确，取得疗效；必须经过炮制才能称取入药使用，以确保安全有效。

以上说明到东汉末期，中药净制工艺已经有去皮、去节、去核、去毛、去根节、去皮尖、去翅足、去心、去皮心、去皮子、去芦、汤洗、煖水洗等；切制工艺有筛、切、锉、擘、捣、碎、杵、研、磨、咀等；干燥法分阴干、曝干等；水制法有渍、洗等；火制法有燔、烧、炮、熬、煅、煅淬等；水火共制法有蒸、煮；辅料制法有酒制、油制、醋制、童便制、酥制；其他制法有发芽法、发酵法等。此时的炮制工艺多附于方书的脚注之中，尚未脱离方剂学的影响，炮制方法主要是“依方炮制”。

依托汉代方剂学的发展，魏晋南北朝时期的中药制药工艺进一步发展，出现了麸炒法、蜜制法、姜制法、煨法、煅硫黄法、面炒法等新工艺。刘宋时期出现了中国历史上第一部制药专著《雷公炮炙论》，不仅记载 300 余种制药工艺，也从另一个侧面证明当时的制备工艺种类相当丰富。《雷公炮炙论》的出现标志着中药制药（炮制）学科从传统医学、本草学的范畴中独立出来，这也预示着之后唐宋时期中药制药行业迎来繁荣发展和完善的黄金时期。东晋《肘后备急方》中记载减毒辅料大豆汁，可以解附子、乌头、巴豆、半夏、矾石毒。唐代《备急千金要方·解毒并杂治》扩大了常用减毒辅料，加入甘草、生姜、干姜，解半夏毒等。

宋代制药业得到了长足的发展，《太平圣惠方》《太平惠民和剂局方》的“论合和”载：“炮炙失其体性……虽有炮炙之名，永无必愈之效。”作为制药工艺发展的重要时期，除了承袭前代的制药工艺之外，也总结创立了许多新法和炮制辅料，如去油制霜、沙炒、鳖血制、胆汁制等。官方开办了药局，宋神宗熙宁九年（1076）太医局在京城开封开办了第一间熟药所，又被称为“卖药所”，将生药材制成丸、散、膏、丹等面向老百姓进行售卖。宋徽宗崇宁二年（1103），卖药所已经增加为5所，另设2所修合药所，即专门炮制之机构，由卖药所售卖饮片。后卖药所改名为“医药惠民局”，而修合药所改名为“医药和剂局”。政府组织编修《太平惠民和剂局方》一书，后附许洪《指南总论》上、中、下三卷。其中《论炮炙三品药石类例》应该说是宋代的一部炮制专著，共载有185种中药炮制工艺，也可以说是宋代官修中药饮片的炮制规范和标准，经统计有77种炮制方法，包括净制21法（去枝梗、去芦头、去心、去皮、去粗皮、去须、去刺、去叉尾、去苗、去根、去节、去茎叶、去毛、去底、去瓤、去壳、去核、去髓、去残肉、去头足翅、去皮骨），水制（含加辅料洗浸）12法［水洗、温汤洗、酒洗、大豆汁洗、水浸、汤浸（烫水浸）、沸汤浸、酒浸、醋浸、生姜汁浸、甘草水浸、米泔水浸］，切制8法（锉、锉碎、捣碎、锉细、研细、研极细过罗、捣罗为细末、切片），清炒6法（微炒、炒、慢火炒、炒熟、炒熟透、炒珠），加固体辅料炒4法（米炒、盐粒炒、麸炒、面炒），液体辅料炙7法（酒炙、醋炙、蜜炙、姜汁炙、麻油炙、羊脂炙、稀米粥炙），煅制1法（明煅），淬制2法（酒淬、醋淬），煨制4法（煻火灰煨、隔纸煨、纸裹煨、面裹煨），蒸制2法（清蒸、酒蒸），煮制5法（水煮、酒煮、醋煮、盐水煮、丹皮煮），飞制3法（水飞、酒飞、盐水飞），焯制1法（水焯），制霜1法（榨油制霜）。

《东京梦华录》《清明上河图》与《武林旧事》中描绘了东京汴梁（今河南开封）和临安（今浙江杭州）城里药铺把炮制环节均作为商业经营范围之一。如汉唐时期的乌头、附子一般采用火制（煻灰火炮法）及辅料配伍方式制毒，及至宋代发展为一种沙炒工艺。今人通常认为沙炒是代替土炒出现的工艺，但从宋代文献记载来看，沙炒的历史也是相当悠久的，它是独立的一种炮制工艺。宋代制药辅料种类进一步丰富，血液类辅料新增了鳖血、猪血，油脂类辅料新增了鹅脂、菜油、清油等。“以药制药”即用某种中药来炮制中药的现象也有所增加，如萝卜汁、胆汁等，如《小儿卫生总微论方》载有鳖血浸胡黄连，《小儿药证直诀》中还记载了牛胆酿制胆南星法，《太平圣惠方》记载有萝卜与密陀僧同煮的炮制工艺。胆汁作为炮制辅料则第一次出现在宋代，如《太平圣惠方》《圣济总录》有猪胆汁浸法、猪血浸法等。

同时，开始出现将种子类药材压榨去油制霜的工艺。《太平圣惠方》“五灵脂圆”方中载有：“巴豆四十枚，去皮心膜，以湿纸三重裹于煻灰火内，煨令熟，取出细研压去油。”巴豆粉、巴豆霜、巴豆粉霜等都是巴豆去油制霜后的饮片规格。湿纸裹煨后可以加速巴豆油脂的渗出，提高去油制霜的速度和质量。现代研究发现，巴豆中的刺激性成分主要为脂肪油和毒蛋白，通过加热去油的方式可以使毒蛋白变性、脂肪油含量降低，从而降低巴豆的毒性。 因此宋代的巴豆炮制工艺是非常科学的。还有千金子、柏子仁等去油制霜的记载，因此“去油制霜”已经成为含油脂较多的种子、果实类中药材的常见制备工艺。

4. 凝练提升：金元明清时期

金元以后，中药制备大多沿用宋代的工艺，但饮片品种的数量有所增加。明清医家也发明创造出一些新的制药工艺，如糖炒石膏、砂仁蒸熟地黄、黑豆馏油以及炭药等，尤其是饮片的切制工艺，是较晚出现的一个炮制工艺大类。明代医家还总结了著名的“雷公炮制十七法”，关于中药炮制工艺、理论的发展更加突出，试图用传统的中医药理论来解读中药制药（炮制）原理，获得了极大的成功。明清的一些本草学文献也开始在文中设立炮制工艺专项（专目）。如我国封建社会最后一部官修本草《本草品汇精要》，作为明代药典性本草，在单味药正文项下设有“制”项，即为该药的制备工艺，其多来自《雷公炮炙论》内容。这是历史上第一次在官修本草中设立有关中药制备工艺的专项，充分体现明代中药制备技术得到了空前的提高，成熟的工艺体系及完善的理论基础确立了中药传统制药（炮制）学在本草领域的独立地位。其后成书的《本草纲目》《本草原始》《本草害利》《本草述钩元》等著作纷纷在书中设立中药炮制工艺专项。《本草纲目》“修治”就记述了李时珍对中药炮制的精辟见解和专门内容，其中 144 种条文修治项为李时珍创立的被后世称为“濒湖法”的炮制工艺。

明·缪希雍《炮炙大法》为历史上第二部炮制专书，书中对制药（炮制）工艺也有丰富的记载。《炮炙大法》与《雷公炮炙论》相比，差异不大，这可能与缪希雍本人推崇雷公法有关。清·张仲岩《修事指南》为历史上第三部炮制专书（民国时期改名为《制药指南》《国医制药学》），收载

232种中药炮制方法，主要取材自《本草纲目》各药的修治专项，集中简括了56种炮制方法的目的，其中包含使用酒、姜、盐、醋、童便、米泔水、乳汁、蜜、陈壁土、面粉、乌豆汤、甘草汤、羊脂油、猪脂油、麻油、吴萸汁、猪胆汁、牛胆汁、秋石、枸杞汤、麸皮、糯米、牡蛤粉、黄精自然汁、黑芝麻、矾石汤、皂角水、干漆水、蒲草、芭蕉水、荷叶31种炮制辅料，煅、煨、炙、炒、浸、泡、洗、蒸、煮、煎、阴干、晒干、烘、捣杵、镑末、水磨、怀干17种炮制方法，去瓤、去心、去芦头、去核、去皮、去丝、去筋膜、去鳞甲8种净制法以及使用银器、砂锅、竹刀、铁器4种材质炮制的利弊。尾有总结："药固虔修，制法迥别，而气味相殊，各归所喜也""凡修事各有其故，因药殊制者一定之方，因病殊制者变化之用"。虽然书中所载炮制工艺基本是集雷公法、濒湖法等历代炮制工艺之大成，但其"炮制论"一章对炮制理论进行了总结归纳，是此书的精华所在。

二、制药设备（工具）发展简史

在漫长的中药制备发展过程中，古人创造出许多独特的制药设备（工具），是历代医家们智慧的结晶。依靠这些简单而有效的制药设备（工具）创造出了我国特有的传统制药技艺，而且其中很多炮制工具迄今为止还在使用。如用镑刀来镑取动物角类药材薄片的工艺，至今广州采芝林酒鹿茸片还在应用此传统工艺切制。

历代的医药文献在论及中药的制药工艺时常常可见制药工具的身影。从这些记录可以看出，早期的制药工具只是简单的药杵、药臼等粉碎工具，后期逐渐发明出特定的加工工具，从制药工具的演变也反映出制药技术的发展进步。传统的制药工具虽说并不算复杂，但种类丰富，而且材质讲究，如金银性质稳定且高贵，制药时不易与中药发生化学反应，因此历代的太医院御药房等甚至追求以金银打造制药工具。在胡雪岩创办的胡庆余堂中就藏有一套金铲银锅，专为生产"紫雪丹"一药而定制。

传统的制药工具从其制作工序角度主要可分为粉碎工具、切制工具、炒制工具、蒸制工具等。其中粉碎工具包括冲钵（俗称铜冲、铜药冲等）、铁研船（又名铁碾、研槽）、石碾、磨池、药筛、研钵（乳钵）等。切制工具包括切药刀、蟹爪钳、刨刀、铡刀、镑刀等。炒制工具包括炒药锅、铁铲等。蒸制工具主要为蒸笼、甑等。此外，还有一些工具是专为制备某些特定饮片或成药而发明的，如龟板刮、竹茹刀、枳壳钳等。

早期的制药只是对中药进行简单加工，工艺以粉碎为主，因此可想而知药杵臼、铫这类用于粉碎的炮制工具是最早被应用的。在存世最早的方书《五十二病方》中就对此类炮制工具有多处记载。如“取杞本长尺，大如指，削，舂木臼中，煮以酒”。杵臼的应用进一步提高了中药材的粉碎效率。宋代《太平御览·器物部》载：“杜预奏事曰：药杵臼、澡盘、熨斗、釜、甑、铫、槃、鸮錥，皆亦民间之急用也。”药杵臼等专门粉碎工具在三国时期已经非常普遍了。

在南梁《本草经集注》中记载了多种过筛工具，如重密绢、轻疎绢、葛布等。这些孔径不同的筛网可以制备不同粒径的中药粉末。用绢筛过的药粉更加细腻，故“于酒服则不泥”。

《雷公炮炙论》共记载40余种制药工具，如曾青、芒硝、磁石等项下提到了采用乳钵研磨矿物药，并且还掌握了水飞的工艺，从而获得矿物药的细粉。同时指出萎蕤需要用竹刀刮去皮，薯蓣要用铜刀削去皮，知母用木杵及木臼来捣并忌铁器，说明已经开始注意到炮制时某些中药可能会与一些特定材质制成的工具发生化学反应，从而提出在炮制时须避免中药与该类工具接触。从《雷公炮炙论》一书中对炮制工具的记载来看，各类的切制工具、蒸制工具、过筛工具等一应俱全，包括净制工具（棕刷、粗布）、粉碎工具（石臼、木臼、木臼杵、铁臼杵、铜锤、斧）、研磨混合工具（乳钵）、过筛工具（密物、马尾筛、绢罗筛、绢袋、生稀布袋）、切制工具（钳、刀、竹刀、铜刀、槐砧、夹刀、锯）、蒸制工具（柳木甑）、盛药工具（瓷锅、瓷瓶、铛、坩埚、铁铛、六一泥瓷盒、箅、砂盆、纸袋、新瓦）等。

唐《备急千金要方·药藏》记载了粉碎工具2种（铁臼、木臼），研磨混合工具2种（玉槌、瓷钵），过筛工具3种（绢罗、纱罗、马尾罗），切制工具2种（镑刀、刀砧），其他工具5种（大小铜铫、铛釜、铜匙、铁匙），并指出“合药所需，极当预贮”，从侧面反映了唐代制药工艺也比较简单，以对中药进行粉碎加工为主。

明代把对中药进行加工炮制和生产制剂的场所称为药室。屠隆《考槃余事》一书就对药室进行了详细的介绍：静屋一间，不闻鸡犬之处，中设一几，供医仙；置大板桌一，光而坚厚，可以和药；石磨一，铁研、乳钵各一，斫筒一，椿臼一，大小中筛各一，粽帚一，净布一，铜镬一，火扇一，盘秤一，药柜一，大小药刀一，葫芦瓶罐当多蓄以备用，平时密锁，以杜不虞。说明正常的制药场所应该配置必备工具达13种，如粉碎工具5种（石磨、铁研、乳钵、斫筒、椿臼），过筛工具3种（按孔径分大、中、小药筛），净制工具2种（粽帚、净布），煎煮工具1种（铜镬即铜锅，比铫要大），切制工具2种（大小规格不同的药刀）。从这间药室所拥有的工具来看，对制药工艺的功能区分细致，而且非常完备，已经可以完成中药的净制、切制以及炮炙、煎汤制药的全过程。

李时珍《本草纲目》从五行相生相克的角度提出“金克木”，提及了一些炮制工具的使用禁忌，如草木药及滋补药应以铜刀、竹刀切制，忌铁器。明万历末宫廷彩绘本《补遗雷公炮制便览》绘有精美的炮制过程图，在这些图中展现了大量的制药工具。经统计，一共绘制了1 982件炮制器具。其中绘制炉灶235件（三脚高炉、四脚矮炉、四脚高炉等），炊具276件（甑、锅等），刀具99件（铡刀、剪刀、竹刀、铜刀等），还绘制了研钵、药锤及各类盛具等。

清·张仲岩《修事指南》提及制药工具60余种，对制药工具的材质要求十分讲究，如盆有砂盆、瓦盆之分，容器有银器、铜器、铁器之分，可见在整个炮制工艺技术、理论成熟之后，对于炮制工具的要求也非常讲究，基本囊括了古代应用的各类制药工具。因此《修事指南》中记载的制药工具基本上体现了古代制药设备的发展水平。

三、古法制药通则：从“依方炮制”到“依法炮制”

南梁·陶弘景《本草经集注》总结了散在的调剂、制剂以及炮制工艺，撰成“合药分剂料治法”，是历史上第一次对炮制工艺的总结，形成了最早的“制药通则”，在中药制药工艺发展史上意义非凡，开创了制药工艺著录的新体例。陶弘景“合药分剂料治法”虽已有将中药制药工艺从方剂脚注中抽出，有脱离方剂处方桎梏的趋势，但是要求“随方所言”，并不意味着此时中药制药学已成为一门独立的学科。

唐代苏敬等奉唐高宗李治之命编写世界第一部药典《新修本草》，引用了“合药分剂料治法”，因避讳改为“合药分剂料理法”。孙思邈对此极为推崇，在《备急千金要方》中将张仲景《金匮玉函经》部分内容、“合药分剂料治法”结合自身的炮制经验形成了“合和篇”，即将中药调成制剂以便服用之意。其谓：“凡药治择熬炮讫，然后称之以充用，不得生称”，“凡合和汤药，……依方炼治。……诸经方用药，所以熬炼节度，皆脚注之。今方则不然，于此篇具条之，更不烦方下别注也”。孙思邈认为以往经方所用之药的制备方法都以脚注的形式注明，而今用“合和篇”统一列出。同时指出“今方”与“经方”不同，其处方药味均需炮制后才能够计量入药，不得生称。这是陶弘景“合药分剂料治法”之后，又一次强调了制药工艺的独立属性。但依旧强调“依方炼治”，说明中药制药工艺发展到唐代，虽加强了作为一门独立学科的属性，但在某种程度上制药工艺依然依附于方剂处方。

宋代三部官修方书中均设立了中药制药（炮制）专论。其中《太平圣惠方》“论合和”引用了《备急千金要方》“合和篇”部分内容，《圣济总录》设有“修制”“治择”相关专述。《太平惠民和剂局方》由宋代政府颁布施行，具有“国家处方集”法典的性质。其后收录许洪《指南总论》三卷，卷上《论处方法》《论合和法》《论炮炙三品药石类例》等专述中药材的炮制工艺，分列了多达185种中药的制备工艺，实为国家颁布的中药炮制药通则。同时，在文后明确：“凡有修合，依法炮制，分两无亏，胜也。”更是明确提出了“依法炮制”的中心思想。《指南总论·论炮炙三品药石类例》的颁布实施，意味着中药制药工艺从南梁·陶弘景“随方所言”、唐·孙思邈“依方炼治”等“依方炮制”发展到宋代“依法炮制”，历经千年风云岁月，已经完全摆脱了处方的束缚，突破了方剂学“隐身工艺脚注”的局限，宋代“制药通则”得到了充分的完善与提高，意味着中药制药技术发展成为一门较为成熟而独立的工艺门类和行业。

明清时期《炮炙大法》《修事指南》等制药专著的出现说明中药制药理论与工艺体系基本成熟，导致了工艺与饮片品种的大量增加，出现了一种复杂化的倾向。张仲岩总结出的“炮制论”则是对中药制药一次大的整理归纳。其《修事指南》分上下两篇，上篇总论了制药之法：“药有生熟，制有修事。……近世用药，畴无修治，惜不得其传。……不遵雷敩修事，安知炮制之真妙也！夫药性出自本草，炮制亦出自本草，使夫本草参彻，何愁药性不灵，炮制不效耶！其不效者，皆由炮制之不的。始于后人谬撰汤头药性，妄名雷公炮制，及检阅斯书并无炮制之说，以致炮制不明、药性不确，则汤方无准而病症不验也。”指出中药制药（炮制）是中医临床的特色与优势。

四、制药理论发展简史

古代并无“炮制理论”这类名词术语，一般也认为古法制药只有经验并无理论。但是经过历代文献梳理，炮制理论与中医学基础理论密切相关，因果相随，并用于指导制药实践。

《尚书·说命》有“若药弗瞑眩，厥疾弗瘳”一语。《素问·五常政大论》指出“大毒治病，十去其六；常毒治病，十去其七；小毒治病，十去其八；无毒治病，十去其九”的安全第一用药原则。同时《素问·五脏生成论》：“心欲苦，肺欲辛，肝欲酸，脾欲甘，肾欲咸”及《素问·宣明五气论》：“酸入肝，辛入肺，苦入心，咸入肾，甘入脾”，阐述了五味与五脏的相宜关系，为后世醋、盐等炮制辅料引导药性到达病变经络、病位以增强疗效打下了理论基础。李时珍在《本草纲目·序例》中说：“酸咸无升，甘辛无降，寒无浮，热无沉，其性然也。而升者引之以咸寒，则沉而直达下焦；沉者引之以酒，则浮而上至巅顶。……一物之中，有根升梢降，生升熟降，是升降在物亦在人也。”用药性相反的辅料炮制处理，则可以改变其升降浮沉的作用趋向。

自《神农本草经·序录》提出药有“生熟”的概念后，一直沿用至今。在中药行业，生即生药、药材；熟即熟药、成药。在炮制领域，生指经过净制、切制后的饮片，又称生片；熟指生片经过火制或水火共制后的饮片，又称熟片。生片加工对药性影响不大，熟片则对其质地、性味、归经、升降浮沉都产生影响，因而生片、熟片之间存在疗效差异，“生熟异治”成为传统制药的最佳诠释。如明·傅仁宇在《审视瑶函·用药生熟各宜论》中总结：“补汤宜用熟，泻药不嫌生”，即所谓“生泻熟补”。后又发展出“生峻熟缓”“生毒熟减”等说法。清·徐大椿在《医学源流论·制药论》说：“凡物气厚力大者，无有不偏；偏则有利必有害。欲取其利，而去其害，则用法以制之，则药性之偏者醇矣。其制之义又各不同，或以相反为制，或以相资为制，或以相恶为制，或以相畏为制，或以相喜为制。而制法又复不同，或制其形，或制其性，或制其味，或制其质，此皆巧于用药之法也。”

通过历代医家对传统制药“五味所合”“五味所入”“引药归经”“生熟异治”“五行相制”等的经验总结，最终形成完整的中药制药理论体系。

炼丹类

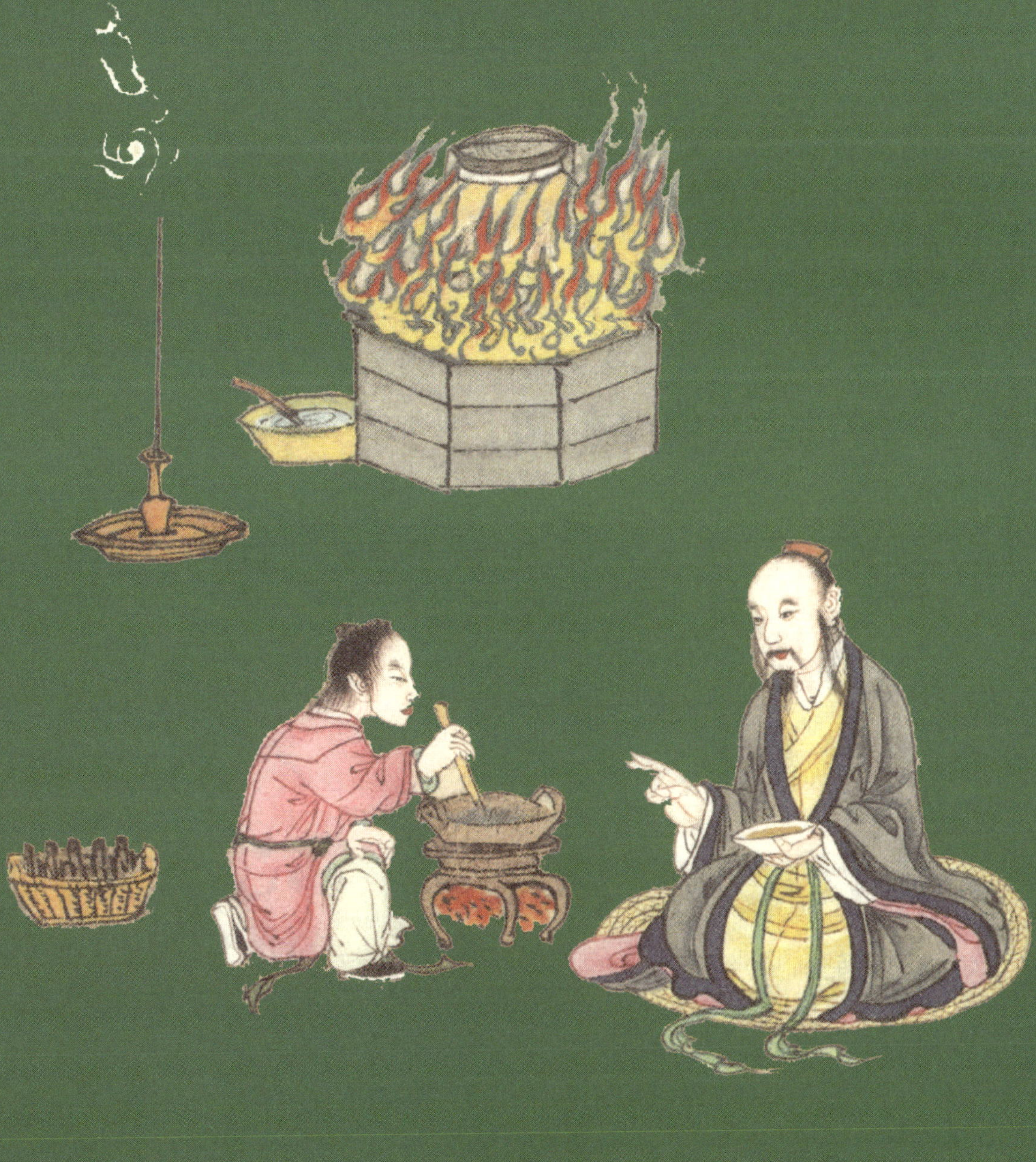

朱 砂

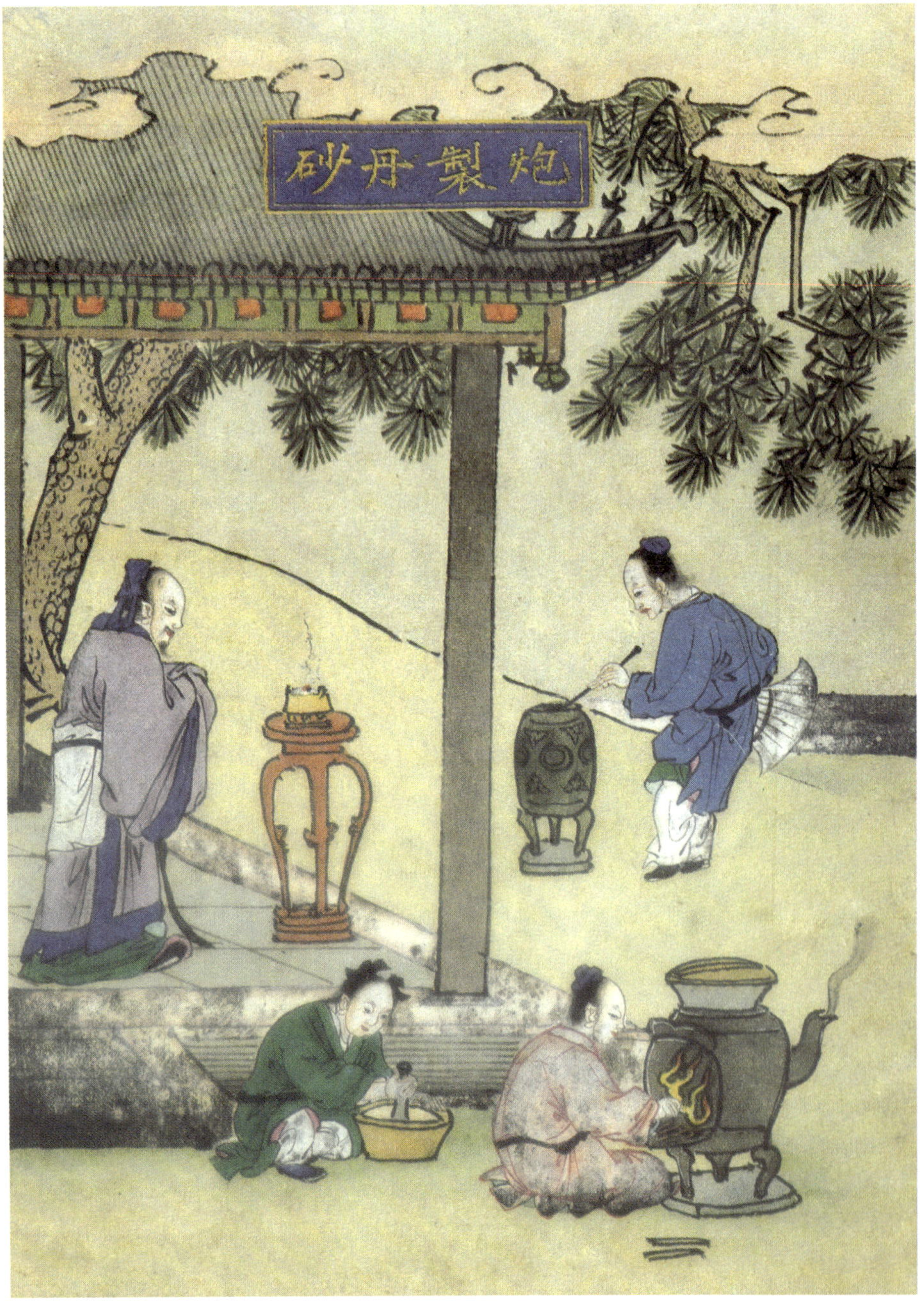

图中左边一人虔诚祭拜，下方左一人研磨，右一人以水和甘草等药材煮制朱砂，右上一人以棒搅拌鼎炉，观察鼎炉中煅制的朱砂与药汁。

《炮制便览》

【名称】

丹砂、辰砂。

【来源】

天然硫化汞（HgS）。

【制作技艺】

古代技艺

1. 夫修事朱砂，先于一静室内焚香斋沐，然后取砂，以香水浴过了，拭干，即碎捣之，后向钵中更研三伏时，竟，取一瓷锅子，着研了砂于内，用甘草、紫背天葵、五方草各锉之，着砂上下，以东流水煮，亦三伏时，勿令水火阙失，时候满，去三件草，又以东流水淘令净，干晒，又研如粉。（刘宋·雷敩《雷公炮炙论》）

2. 先以冷水洗过，捡去顽黯夹石者，入乳钵内研极细，每砂一斤，用河水二十碗，入乌梅肉二两煎汤，以广胶三钱，投入同熬化匀，候冷去滓滤清，用飞朱砂渐加渐澄，轻轻倾去黄水，以汤尽为度，以纸覆碗面，置日边熁干，不可正晒日中，干后复研。（明·王肯堂《郁冈斋笔尘》）

3. 研细，水飞三次为度。（明·李中梓《本草通玄》）

现代工艺

取辰砂矿物，选取纯洁者，用磁铁吸净含铁杂质，再用水淘去杂石和泥沙。照水飞法制备，晾干或40℃以下干燥，即得朱砂粉。（《中国药典》2020年版）

【科学·解说】

本草文献记载矿物朱砂（HgS）获取原理是在低温（水飞）条件下，通过研磨，得到纯净的朱砂细粉。同时避免高温产生有毒的氧化汞（HgO）。中国古代，在出现炼丹术前，朱砂因色红而被取名曰“丹砂”，河南偃师二里头殷商时期（公元前2000年）遗址发现玉器和青铜器均包裹丹砂。南阳殷墟出土的甲骨文上也有用丹砂着色文字，战国时期《穆天子传》有“天子赐之……朱丹七十裹”的记载，《诗经·终南》有“颜如渥丹”的描述，说明当时朱砂主要功能之一是用于美容。

《中国药典》（2020年版）记载的产地加工及饮片朱砂粉生产工艺“水飞法”与古时“研须万遍，要若轻尘，以磁石吸去铁气”完全相符，说明古今炮制方法基本一致。

【功能主治】

清心镇惊，安神，明目，解毒。用于心悸易惊、失眠多梦、癫痫发狂、小儿惊风、视物昏花、口疮、喉痹、疮疡肿毒。

水　银

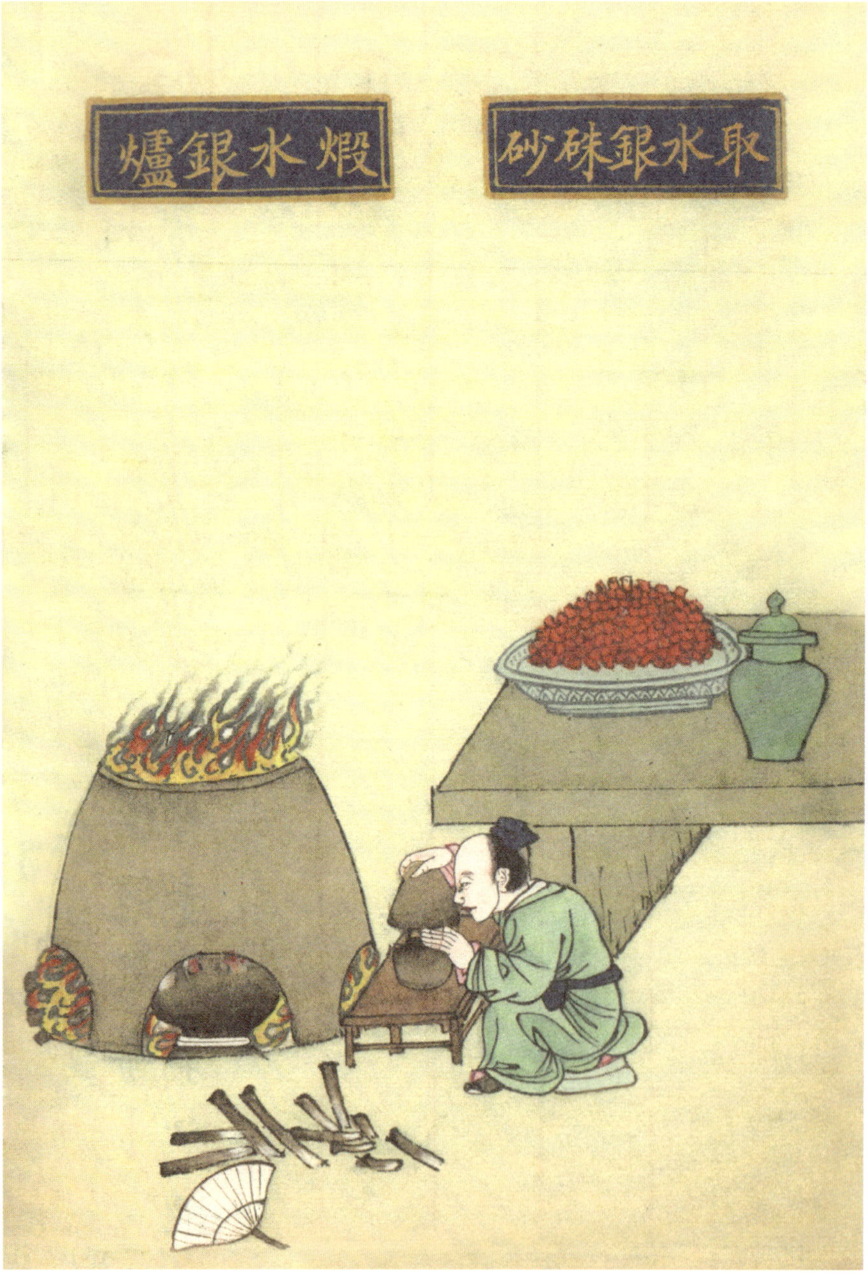

《品汇精要》

图中盛炼制水银的原料——朱砂之盆和一瓷瓶置石桌之上。

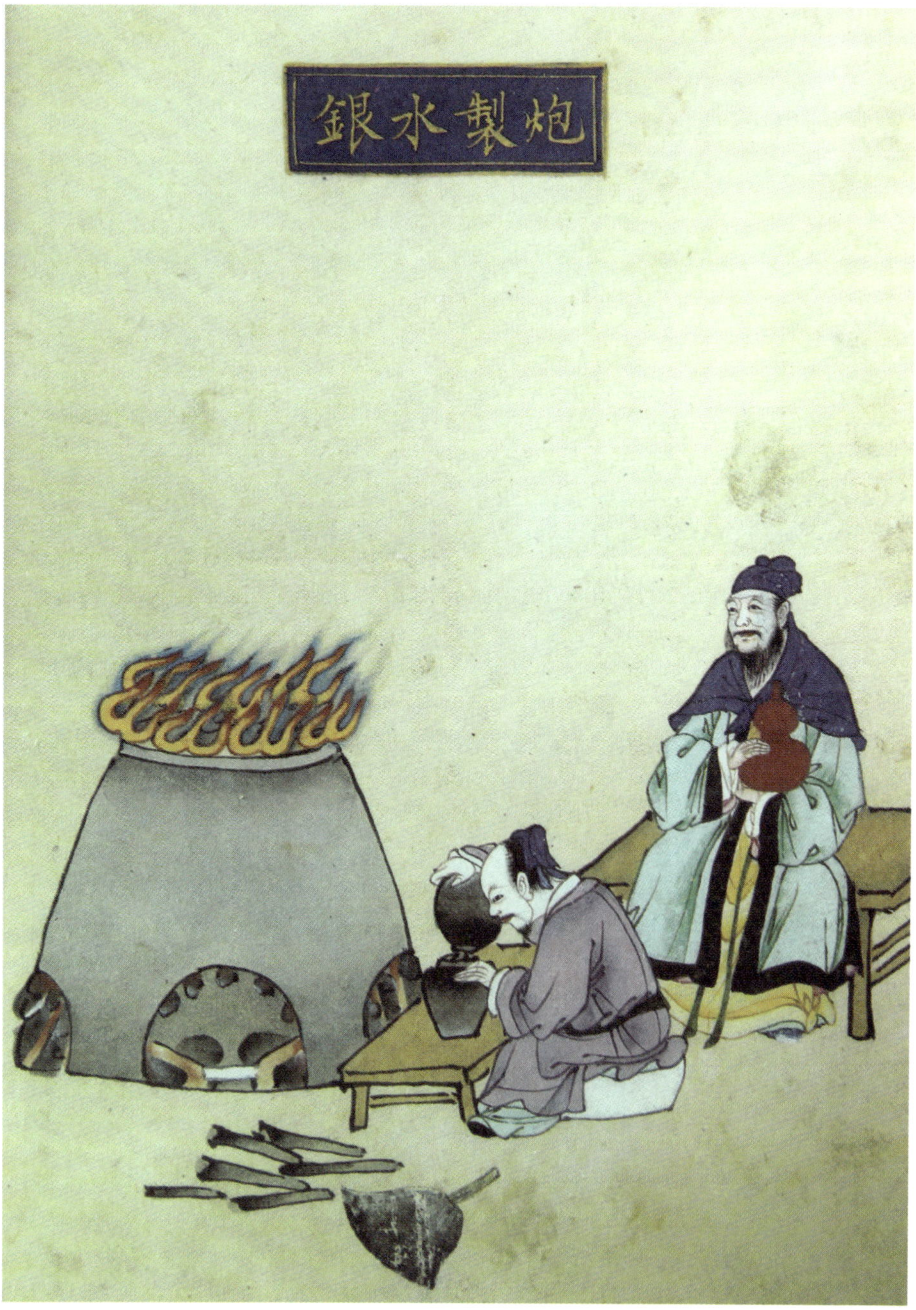

炮制水银过程中，煅水银炉底四面开洞，欲气达火盛。图中一人在将两罐之口上下相扣，上罐为朱砂、炭屑，下罐为水，两罐扣好后入炉煅烧。右有一老者，手持葫芦，端坐于凳上指导。

《炮制便览》

【名称】

朱子、自然汞、白澒、姹女、神胶、元水、铅精、流珠、元珠、赤汞、砂汞、灵液、活宝。

【来源】

汞（Hg）。

【制作技艺】

古代技艺

1. 丹砂……能化为汞。（汉 ·《神农本草经》）

2. 用磁罐二个，掘地成坎，深阔量可容二罐，先埋一罐于坎，四围用土筑稳实，内盛水满；仍一罐，入朱砂半满，上加敲碎瓦粒，剪铁线髻如月圆样一块，闭塞罐口，倒覆下罐之上，务令两口相对，弦缝盐泥封固。以熟炭火先文、后武，煅炼一炷香久，其砂尽出，水银流于下罐水内。复起下罐，检出皮壳，入新朱砂，固脐再煅。每好砂一两，常煅出七八钱。低者仅五六钱而已。（明· 陈嘉谟《本草蒙筌》）

3. 将黑铅入铁铫内熔化，入水银结成朱子。（明 · 戴元礼《证治要诀类方》）

现代工艺

取纯铅置容器内，加热熔化，用铁铲拨去上层黑渣，倒入水银，搅匀后倒出，放凉，研成细粉。水银每 100kg，用铅 40kg。（《全国中药饮片炮制规范》1988 年版）

【科学 · 解说】

《神农本草经》提及“丹砂能化为汞”的获取水银方法，可以看出如下反应：

$$HgS + O_2 = Hg + SO_2$$

南梁 · 陶弘景在《本草经集注》中曰：“今水银有生熟，此云生符陵平土者，是出朱砂腹中，亦别出沙地，皆青白色，最胜。”首次说明水银有“生熟”，所谓生水银就是自然汞，如宋 · 范成大《桂海虞衡志》记载“邕州丹砂盛处，惟有水银自然流出”。熟水银则是采用天然朱砂（HgS）通过加热炼得单质汞（Hg），“丹砂能化为汞”，如宋 · 周去非《岭外代答》记载“邕州右江溪峒，归德州大秀墟，……有金缠砂，试取以炼水银”。早期获取水银的主要用途是防止尸体腐烂。如唐 · 李泰《括地志》记载“齐桓公墓……晋永嘉末，人发之，初得版，次得水银池”，《史记· 秦始皇本纪》云：“葬始皇骊山……以水银为百川江河大海，机相灌输，上具天文，下具地理。”说明公元前 7 世纪春秋中期至秦朝已经大量生产水银。

明代文献记载说明朱砂（HgS）在隔绝空气和添加多种还原剂如铅（Pb）、赤铜（Cu）、炭灰（C）的条件下，通过高温在磁罐、铁釜（铁铫）煅烧，硫化汞（HgS）中的硫由于加热而被氧化，单质汞（Hg）被还原蒸馏出来，得到水银或部分混有略红色的氧化汞（HgO）：

$$HgS + Cu = Hg + CuS$$

$$HgS + Pb = Hg + PbS$$

$$2HgS + C = 2Hg + CS_2$$

$$(2Hg + O_2 = 2HgO)$$

西方文献中，公元前4世纪希腊人亚里士多德首次记载水银，公元1世纪罗马人普林尼记载从硫化汞蒸取汞。

水银药用最早见于公元前3世纪《五十二病方》，有外治瘢痕、疥癣方等4首，说明当时有水银制剂。东晋·葛洪《肘后备急方》记载水银软膏治疗皮肤病（疥痂），同时记载“水银丸”治疗大腹水肿。唐·孙思邈《备急千金要方》中的水银膏、乌膏依然沿用水银来治疗皮肤疾病。欧洲10世纪才有贝尔德记载水银软膏，1886年詹德拉西克（Jendrassik）发明水银利尿剂，而有机汞利尿剂撒利汞（Salyrgan）于1924年才被发明。

【功能主治】

杀虫灭虱，下死胎，去热毒，安神，镇心。用于急惊风、反胃吐食、胆热鼻血、口疮、皮肤疥癣。配方时，按毒性中药管理规定执行。

灵　砂

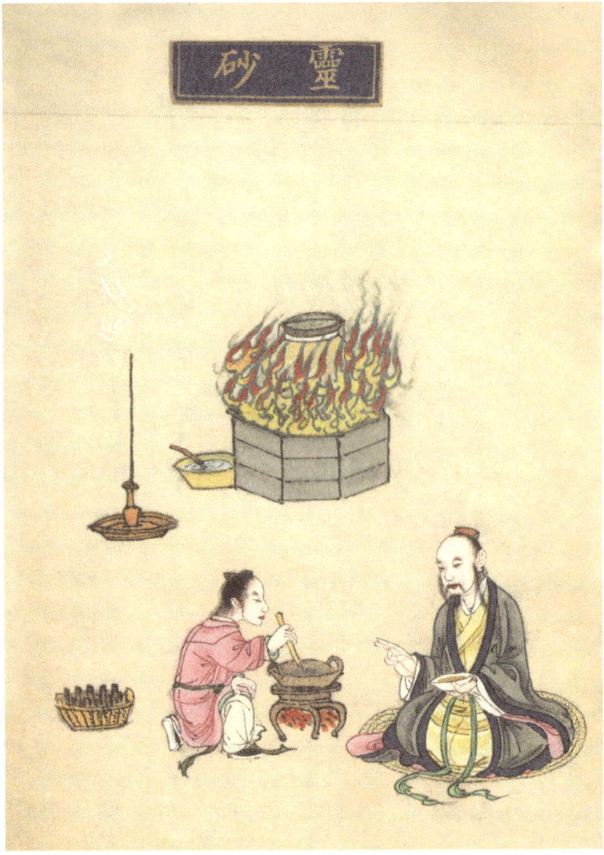

《品汇精要》

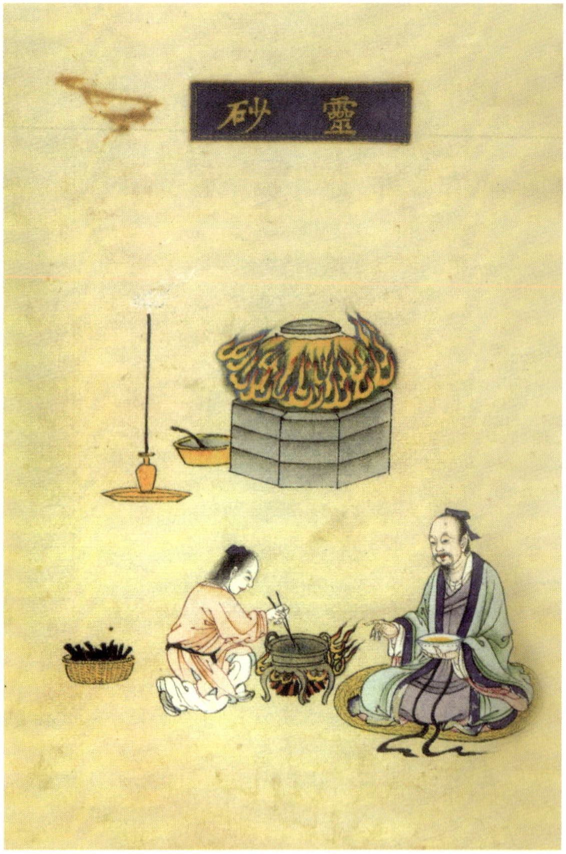

《炮制便览》

图中一术士手持一碗待炒硫黄，指挥一童子用一小铁锅炒药。旁有水火既济炉（围砖作炉，中置阳城罐。罐中盛炒好的药，罐上坐以铁盏，盏中盛水），以火烧煅。水减则需加水，故灶边有一盆水、一勺。一小瓶中插一炷香。

【名称】

银珠、银朱、人造朱砂。

【来源】

人工硫化汞（HgS）。

【制作技艺】

古代技艺

1. 河上姹女（汞）……降欲制之，黄芽（硫）为根。（东汉·魏伯阳《周易参同契》）

2. 水银一两，硫黄六铢细研，先炒作青砂头，后入水火既济炉，抽之如束针绞者，成就也。（南梁·陶弘景《本草经集注》）

3. 太一小还丹：水银一斤、石硫黄五两，上研石硫黄为末，以白厚纸承之，取于炭火上炙，硫黄镕滴水中，弃前纸，如此三遍炼之，秤五两。又取新瓷瓶可二升已下，内外通有油者，以黄土细筛和石灰纸筋相为泥，泥瓶子外可厚三分，曝干又取一新瓷盖子，令与瓶子相当，内有通油者，还以前泥泥盏外，亦厚三分许……先以水银下瓶子中，微火温之令暖，又取一铛子镕硫黄，令如水，倾水银瓶子中搅之，少时待冷，水银便如碎锡，可以为块，遂以前盏子盖之，还用前泥密固济，下炉中，即以微火傍瓶四边炙之，令固济处干，炉渐热，加火，初文后武，令称，瓶上火色紫，焰出时声动，其火令心虚，稍稍添炭，如此百夜，渐渐退火，寒之，开看其丹，并着瓶子四边及上盖，其丹状如石榴子，紫黑色。水中研泛之，取细者，色过光明砂，红赤非常，药成。[隋·苏玄朗（或唐·楚泽）《太清石壁记》]

4. 用符陵平土水银四两，入铁锅内，以硫黄末一两，徐徐投下，慢火炒作青砂头。候冷研细，内阳城罐中，上坐铁盏，将铁线缠束数匝，钉纽之，弹线声清亮为紧。以赤石脂入盐密封其缝，仍用盐泥和豚毛通令固济，厚一大指许，日干之。借以铁架围砖作炉，外以文火自下煅至罐底，约红寸余，以香烬一炷。复用武火渐加至罐口，候香烬二炷为度。铁盏贮水，浅则益之，乃既济之义也。候冷取出，其砂升凝盏底如束针绞者，则成就矣。（明·刘文泰《本草品汇精要》）

5. 按胡演《丹药秘诀》云：升灵砂法：用新铁锅安逍遥炉上，以蜜糊锅底，文火下烧，入硫黄二两熔化，投水银八两，以铁箸急搅作青砂头，如有焰起，喷米醋解之。待水银不见星，取出细研，盛入水火鼎内。鼎口用铁灯盏仰盖，盐泥固济，下以自然火升之。灯盏内盛水，计水干十二盏为度，候冷，取开，砂结如束针纹者，成矣。（明·倪朱谟《本草汇言》）

现代工艺

取灵砂研成细粉，照水飞法制备，晾干。（《湖南省中药饮片炮制规范》2010 年版）

【科学·解说】

唐宋时期采用水银（Hg）与硫黄（S）为原料，经加热升华（合煅），得到人工朱砂即灵砂。明代在制备灵砂基础上，改用石亭脂（石硫黄）加热升华得到人工汞制剂，名银珠（HgS）。二者的制备工艺也有所不同。明代制备硫化汞的“中国法”于17世纪传到日本。欧洲于19世纪才有制备硫化汞工艺的“荷兰法”，其实际上是来自“中国法”。天然朱砂烧制成水银，通过加入石硫黄积变（人工升华）成银珠（人工朱砂）：

$$HgS \rightleftharpoons Hg + S \rightleftharpoons HgS$$

南梁·陶弘景在《本草经集注》曰：“出于丹砂者，是今烧粗末朱砂所得，色小白浊，不及生者。甚能消金、银，使成泥，人以镀物是也。”此处指的是一种古老的金银加工技术——鎏金、鎏银术。以鎏金术为例，因水银具有能够溶解金属的特性，故将金溶于水银中形成“金泥”（金汞齐），涂抹于器物的表面，继而进行加热烘烤，使其中的水银蒸发，从而在器物的表面形成完整的金层，得到鎏金器。早在战国的墓葬中就曾出土大量的鎏金器，说明古人在先秦时期已经掌握这种金属的加工技术。

隋唐时期《太清石壁记》记载的“太一小还丹”说明当时的人已能够制备“还丹”（主要成分HgS）。从其制备过程来看，技艺已经十分精湛成熟：首先，对石硫黄进行精制，使丹成后所含杂质减少；其次，采用了“瓷瓶煅”的工艺，这是古时常见的一种焖煅形式；再次，对时间、火力等的参数工艺要求，使得水银与石硫黄有充分的反应时间；最后，对炼成的丹药进行“水中研”而“取细者”，即水飞法，如此既能获得硫化汞细粉，又能除去一些杂质，丹成后“红赤非常”，说明硫化汞的纯度较高。

后世如唐·孙思邈《太清丹经要诀》、唐·陈少微《大洞炼真宝经九还金丹妙诀》、明·刘文泰《本草品汇精要》等也载有多种小还丹制法。只是处方水银与石硫黄的比例由16∶5调整为16∶4~16∶3，接近硫化汞中汞/硫化学反应的实际需要量比（分子量）100∶16，说明配方更趋合理。

【功能主治】

祛痰，降逆，安神，定惊。主治头晕吐逆、反胃、小儿惊吐噎膈、心腹冷痛、心悸、怔忡、失眠、遗精。

红升丹

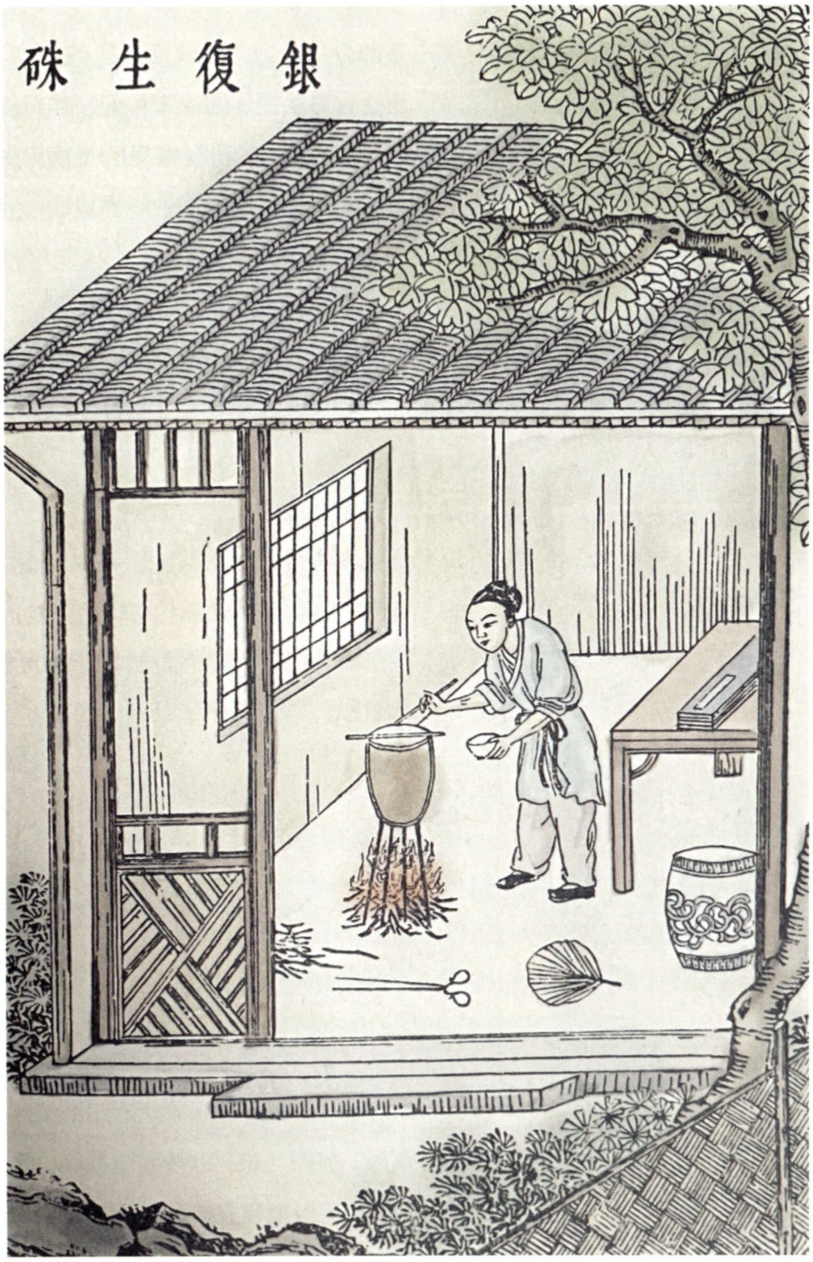

《天工开物》

图中一人左手持碗，右手用工具刮取水银和石膏脂共同烧煅而得红升丹。

【名称】

朱粉、红粉、红粉霜、还丹、柔丹、三仙丹（小升丹）、大升丹。

【来源】

氧化汞（HgO）。

【制作技艺】

古代技艺

1. 水银熔化，……还复为丹。（汉·《神农本草经》）

2. 在朱砂中产出者，其水银色微红，收得后用胡芦收之，免遗失。（刘宋·雷敩《雷公炮炙论》）

3. 七返丹砂法：汞一大斤，安瓷瓶中，瓷碗合之，用六一泥固济讫，以文火渐烧，数至六七日，即武火一日，成，如此七转，堪服。（唐·孙思邈《太清丹经要诀》）

4. 柔丹：用汞三斤，以左味和玄黄和如泥，以涂土釜内外，各厚三分，乃纳汞合以一釜，用六一泥涂其际会，干之十日。（唐·佚名《黄帝九鼎神丹经诀》）

5. 银复升朱法：或用罄口泥罐，或用上下釜，每水银一斤，入石亭脂二斤，同研不见星，炒作青砂头，装于罐内，上用铁盏盖定，盏上压一铁尺，铁线兜底捆缚，盐泥固济口缝；下用三钉插地，鼎足盛罐，打火三炷香久，频以废笔蘸水擦盏。则银自成粉，贴于罐上，其贴口者朱更鲜华，冷定揭出，刮扫取用。其石亭脂沉下罐底，可取再用也。每升水银一斤，得朱十四两，次朱三两五钱，出数借硫质而生。（明·宋应星《天工开物》）

现代工艺

1. 红升丹：取水银 30g、火硝 60g、白矾 15g、朱砂 6g、雄黄 15g、皂矾 18g。

先将火硝、白矾、皂矾碾碎，加酒少许，炖化，待干即碾细。另将余药碾细，再共碾至不见水银星为度。置阳城罐中，上用铁盘盖严，用纸条密封，再以盐泥封固。然后用炭火烧炼盛药之罐。先用底煅 1 小时，再用半罐火煅 1 小时，最后用平罐火煅 1 小时，去火。煅时常用冷水拂拭覆盖罐口之铁盘。冷却开罐，附着于铁盘下的红色结块物即红升丹，刮下存贮。用时除去杂质，碾成细粉。（《安徽省中药饮片炮制规范》2019 年版）

2. 红升丹：取水银 100g、硝石 100g、白矾 100g、朱砂 30g、雄黄 30g。

取朱砂、雄黄置丹锅内，加热炒去浓烟至黑色，取出，放冷，与硝石、白矾混合研成细粉，倾入丹锅内，摊平，再将水银放入细粉中间，然后，覆盖耐火白色瓷碗，取皮纸条，用盐水润潮，将锅碗接合处周围缝隙塞严，用熟石膏调盐水封固，再用干细砂铺塞至接近碗底，在碗底上放少许白米，适当加压，防止升华时被冲动漏气跑丹，将丹锅置火炉上，锅要放平正，先用文火，后以武火，火力要均匀，至碗底上的米呈焦黑色时，将锅移下，放冷，除尽碗口封固之杂物，取出丹碗，用小刀片将凝结在碗壁上的赤色结晶体刮下研粉即得。（《湖南省中药材炮制规范》1999 年版）

【科学 · 解说】

汉《神农本草经》《周易参同契》以及东晋《抱朴子》中所谓“还丹”为水银（Hg）加热熔化即得，即刘宋《雷公炮炙论》所谓通过朱砂提炼的“色微红”水银（HgO）。最早以水银（Hg）在有氧条件下加热煅升或添加铅丹（Pb_3O_4）升华得到的人工氧化汞制剂即“还丹”（柔丹）。

明万历四十五年（1617）陈实功《外科正宗》以水银（Hg）、焰硝（KNO_3）、绿矾（$FeSO_4$）或白矾［$AlK(SO_4)_2$］三元配方（七硝八矾一两银）为原料共热升炼的氧化汞制剂，名三仙丹，后天启年间改名红粉。

清康熙二年（1663）蒋示吉《医宗说约》在红粉基础上添加雄黄（As_2S_2）制成红升丹。

西药采用湿法制成氧化汞名黄降汞，8世纪阿拉伯人贾比尔（Geber）发明，13世纪吕里（R. Lully）以水银和硝酸作用生成硝酸低汞、硝酸高汞，再加热制成氧化汞，沿用至今；与我国汉代炼丹家发明的红升丹原理相似。

【功能主治】

拔毒除脓，去腐生肌，杀虫，燥湿。用于痈疽疔疮、瘘管窦道、疥癣、湿疹、顽疮久溃不敛、脓出不畅、腐肉不去、新肉难生。治疥癣、梅毒。外科用药，切勿内服。配方时，按毒性中药管理规定执行。

水银粉

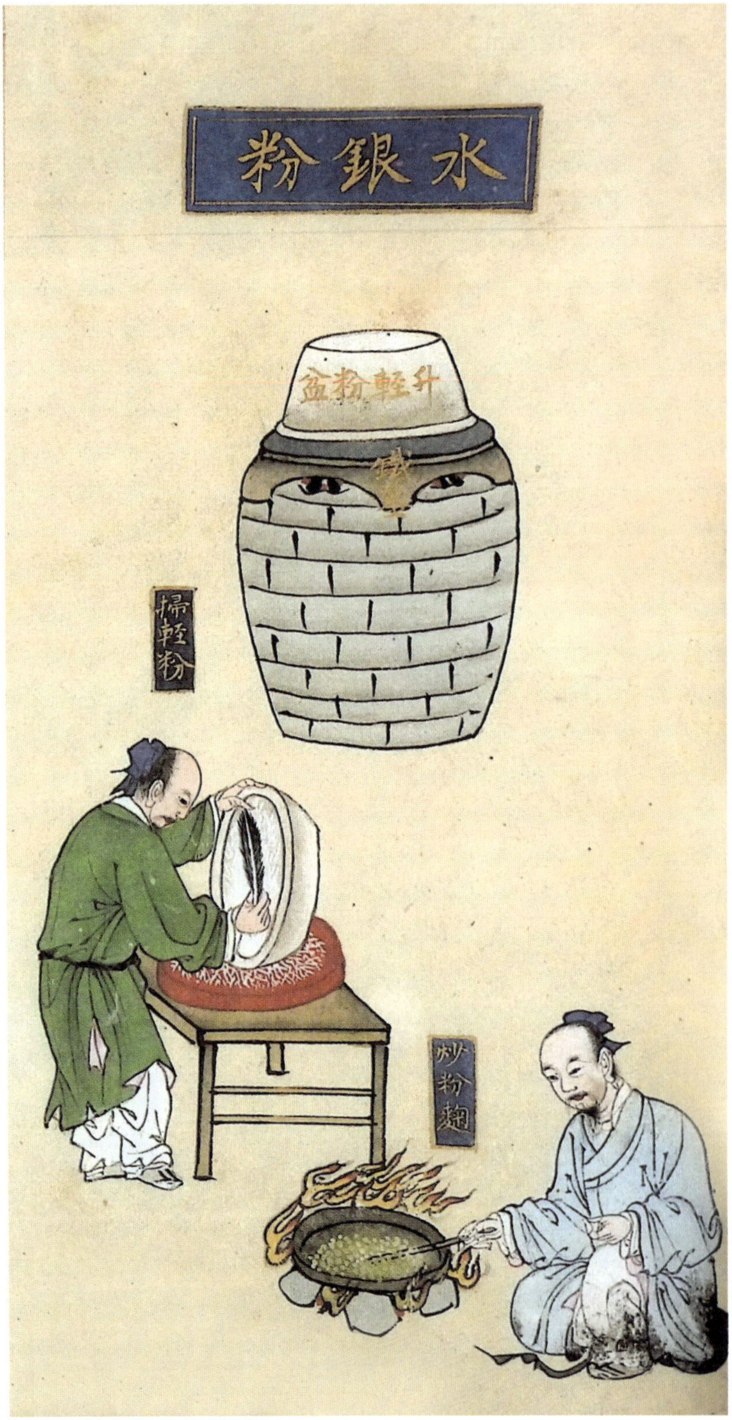

图中上方有一大瓮，上覆一盆，盆上书“升轻粉盆”四字。盆下一铁器，上书“铁鏊”二字，铁鏊内以升华法炼制，使轻粉飞悬于盆上。图中左名“扫轻粉”，一人用鹅翎扫取轻粉；右名“炒粉曲”，一人用石块架上铁锅，烧火炒曲（即皂矾与盐的混合物）。

《炮制便览》

【名称】

轻粉、汞灰、汞粉、峭粉、水银灰。

【来源】

氯化亚汞（Hg_2Cl_2）。

【制作技艺】

古代技艺

1.《图经》云：升符陵平土水银作轻粉，凡作粉先要作曲。其作曲之法：以皂矾一斤，盐减半，二味入旧铁锅内，以慢火炒之，仍以铁方铲搅不住手，炒干成曲，如柳青色。其升粉法：先置一平台，高三尺余，径二尺，不拘砖坩，以荆柴炭一斤，碎之如核桃大，烧于台上扇炽。每升粉一料，用水银一两二钱，曲二两二钱，内石臼内，石杵研不见水银星为度。却入白矾粗末二钱，三味搅匀，平摊铁鏊中心，约厚三分许，鹅翎遍插小孔，将澄浆瓦盆覆之，缝以盐泥固济，勿令太实，实则难起。置鏊于炽火上，候微热，以手蘸水轻抹其缝及盆，复用砖踈立鏊下，周护火气，待火尽，盆温揭之，勿令手重，重则振落。其粉凝于盆底，状若雪花而莹洁，以翎扫之，瓷器收贮。其盆鏊浊滓，入后料再升。（明・刘文泰《本草品汇精要》）

2. 轻粉系汞再升加盐、皂矾二物，质轻色白，故此为名。其法：水银一两，皂矾七钱，白盐五钱，同研，微见星为度，放炊饼盆中按扁，以鸡翅扫圆如饼样，覆以乌盆。用炉灰罗过，水调封盆缝。盆底离火三寸许，用熟炭火煅之。火慢则渐加，至半斤为度，以点线香三炷为度。提出候冷，用刀轻轻挑起乌盆仰放，拨去炉灰，勿令香落。鸡翅轻轻扫下盆底粉脚，任意扫净另放。又加皂矾、水银、白盐同研，复炼铁盆内饼上。或有升不起者，扫上面好者，亦和前再炼，以干湿得所为宜。干则入少水润之，又不可太湿。其盆底粗者去之，或留擦疙瘰疥癣亦可。（明・王文洁《太乙仙制本草药性大全》）

3. 升炼轻粉法：用水银一两，白矾二两，食盐一两，同研不见星，铺于铁器内，以小乌盆覆之。筛灶灰，盐水和，封固盆口。以炭打二炷香取开，则粉升于盆上矣。其白如雪，轻盈可爱。一两汞，可升粉八钱。又法：水银一两，皂矾七钱，白盐五钱，同研，如上升炼。又法：先以皂矾四两，盐一两，焰硝五钱，共炒黄为曲。水银一两，又曲二两，白矾二钱。研匀，如上升炼。（明・李时珍《本草纲目》）

4. 升轻粉法：用水银一斤，明矾、焰硝、皂矾、食盐各二两，同研一处，以不见汞星为度。用乌瓷盆二个，以药铺盆内，上用一盆合定，以盐泥、石膏、蜜、醋调封盆口，勿令泄气。下盆底用铁钉三脚支住，四五寸高。用炭火先文后武蒸半日，次日冷定，轻轻取起上盆，则轻粉尽腾于上，以鹅翎扫下听用。此为真正轻粉，生肌立效。（明・罗周彦《医宗粹言》）

5. 升炼水银粉法，分红白两种。白者用水银一两，白矾二两，海盐一两，皂矾一两，焰硝二两，同研不见星，贮罐内。先以滑石九两，研极细，水飞过，晒干再研；更以黑铅四两，分作数块，打成薄片；一层滑石，一层铅片，铺置药上，筑极实，上余空数寸，使药气易转。以盏盖罐口，先于灰火中，徐煨罐底，听罐里无声，乃扎定之，用盐泥封固罐口。先用底火一炷香，次用二寸火，渐加至三寸火二炷香。用火时，以凉水尝擦盏内。火足，去火冷定，药升盏上，及空处矣。红者只用水银一两，焰硝二两，白矾二两，同研极细。升炼之法，悉与白同。即釜碗之内，亦可升取，并不必水擦釜顶，为甚便也，并不必沐浴以损药力。既用滑石、黑铅为匮，则盐矾咸涩之味，俱从铅石拔尽，功力转更神异。但火候以缓为贵，取药以少为良。此法为丹家不传之秘，颐不自私，公之海内。（明·卢之颐《本草乘雅半偈》）

现代工艺

1. 现代制药工业与古法（炒粉曲—结胎脱水—加水银升炼—鸡羽扫取升华物）类似，将硫酸15份与汞10份混合，使成为硫酸亚汞，加食盐3份，混合均匀，再升华即得硫酸汞（$HgSO_4$），供外用。再通过硫酸亚汞、硝酸、蒸馏水、食盐反应生成的氯化亚汞（Hg_2Cl_2）沉淀，供内服。（《中药志》1998年版）

2. 轻粉处方：水银5kg、皂矾4.5kg、食盐2kg、土盐1.5kg。

把食盐、皂矾加适量水混合，倾入水银搅拌成粥状，倒入锅内，上面覆一只瓷碗，再用泥封固，以防泄气，待炉中炭火烧好后，将锅置于炉上，火力要均匀，烧灼完毕，待冷后揭开瓷碗，现多数雪花样结晶，即得。（《安徽省中药饮片炮制规范》2005年版）

【科学·解说】

东汉《太清金液神丹经》“作霜雪法”，采用汞、盐、曾青［$Cu(OH)_2 \cdot CuCO_3$］处方升华中获得，质量不纯。南梁·陶弘景发现在炼制水银的过程中生成了一种副产物“汞粉”（水银灰），但并未言明此处烧炼水银的升华法工艺、配方。唐《千金翼方》“飞水银霜法”及唐《外台秘要》引西晋《崔氏方》“造水银霜法”处方（水银一斤，朴硝八两，大醋半升，黄矾十两，锡二十两，玄精六两，盐花三斤）中，锡与水银制成“锡汞齐”，在醋作用下，徐徐释放出汞，经过朴硝（硫酸钠）、黄矾（硫酸高铁）、玄精（硫酸钙）等氧化剂催化，与盐（氯化钠）作用后得到比较纯的水银粉制剂［氯化亚汞（Hg_2Cl_2）］。

宋《庚道集》“造粉霜法”简化唐代轻粉处方（汞一两，矾三钱半，食盐三钱许），与明代《本草纲目》“升炼轻粉法”处方（水银一两，白矾二两，食盐一两）制造工艺非常接近，说明我国自唐代沿用的制备水银粉（轻粉）处方工艺已经成熟并固定了。

传统制备水银粉按照配方不同，制备产物也完全不同。

此配方（水银、硫黄、食盐及伏龙肝）的制备产物为氯化亚汞，并且不含氯化汞。当配方采用硫化汞（汞或锡汞齐）、矾类（金属硫酸盐），制备产物则取决于矾的种类及矾与汞的分子之比。如原料中用明矾［$KAl(SO_4)_2$］，产物为氯化亚汞；如原料中采用皂矾（$FeSO_4$），则须看皂矾与汞的分子比例，当皂矾与汞的分子比小于1时，炮制产物为氯化亚汞。

西药采用结晶法制成氯化亚汞名甘汞，17世纪欧洲人贝甘（J. Beguin）以氯化汞和汞结晶法制得甘汞制剂：

$$Hg + HgCl_2 = Hg_2Cl_2$$

莫特（J. Le Mort）按照阿拉伯人贾比尔甘汞配方（水银1份、硫酸2份、明矾1份、食盐1.5份、硝石 0.25 份）改进，以升华法制备氯化亚汞，与我国传统水银粉处方、工艺相似。10 世纪日本获得中国水银粉制造处方和工艺，室町时代（1336—1573）轻粉制造非常盛行。

【功能主治】

内服祛痰消积、逐水通便；外用杀虫、攻毒、敛疮。内服用于痰涎积滞、水肿膨胀、二便不利；外敷用于疥疮、顽癣、梅毒、疮疡、湿疹。配方时，按毒性中药管理规定执行。

白降丹

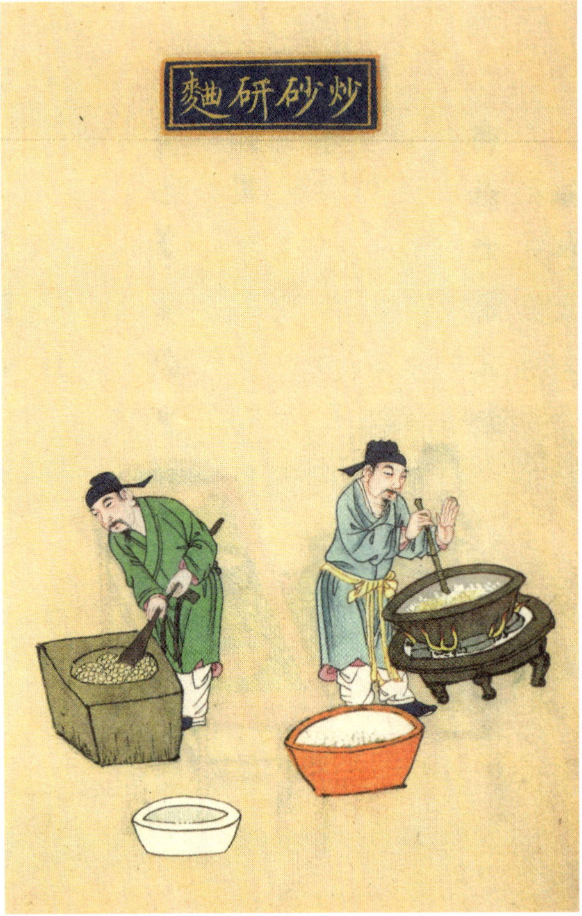

《品汇精要》

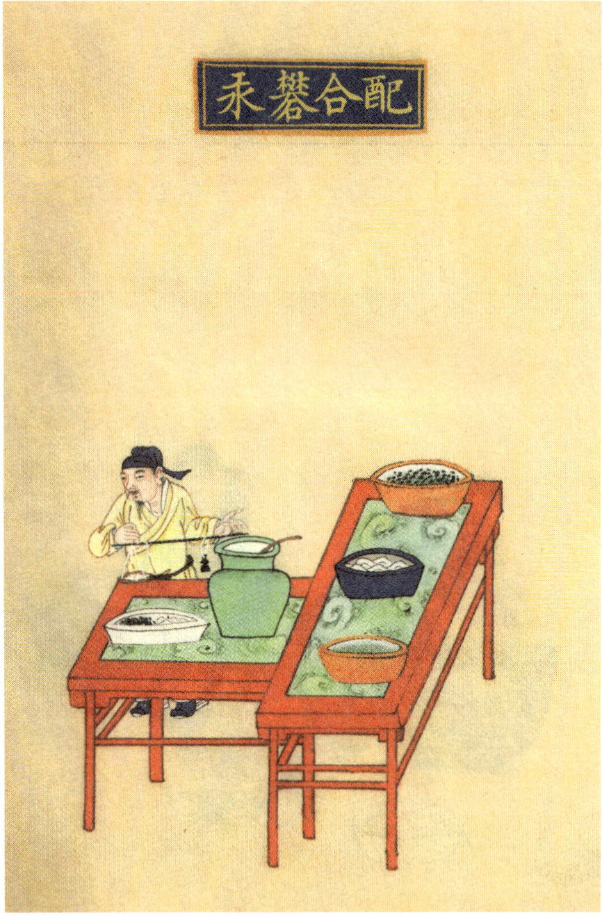

《品汇精要》

图中右边一人用铁锅炒砂，得到“粗面”；左边一人将“粗面”放入石臼中用铁杵将其研细，得到“细面”。

图中一人在按配方称量炼丹用原料。

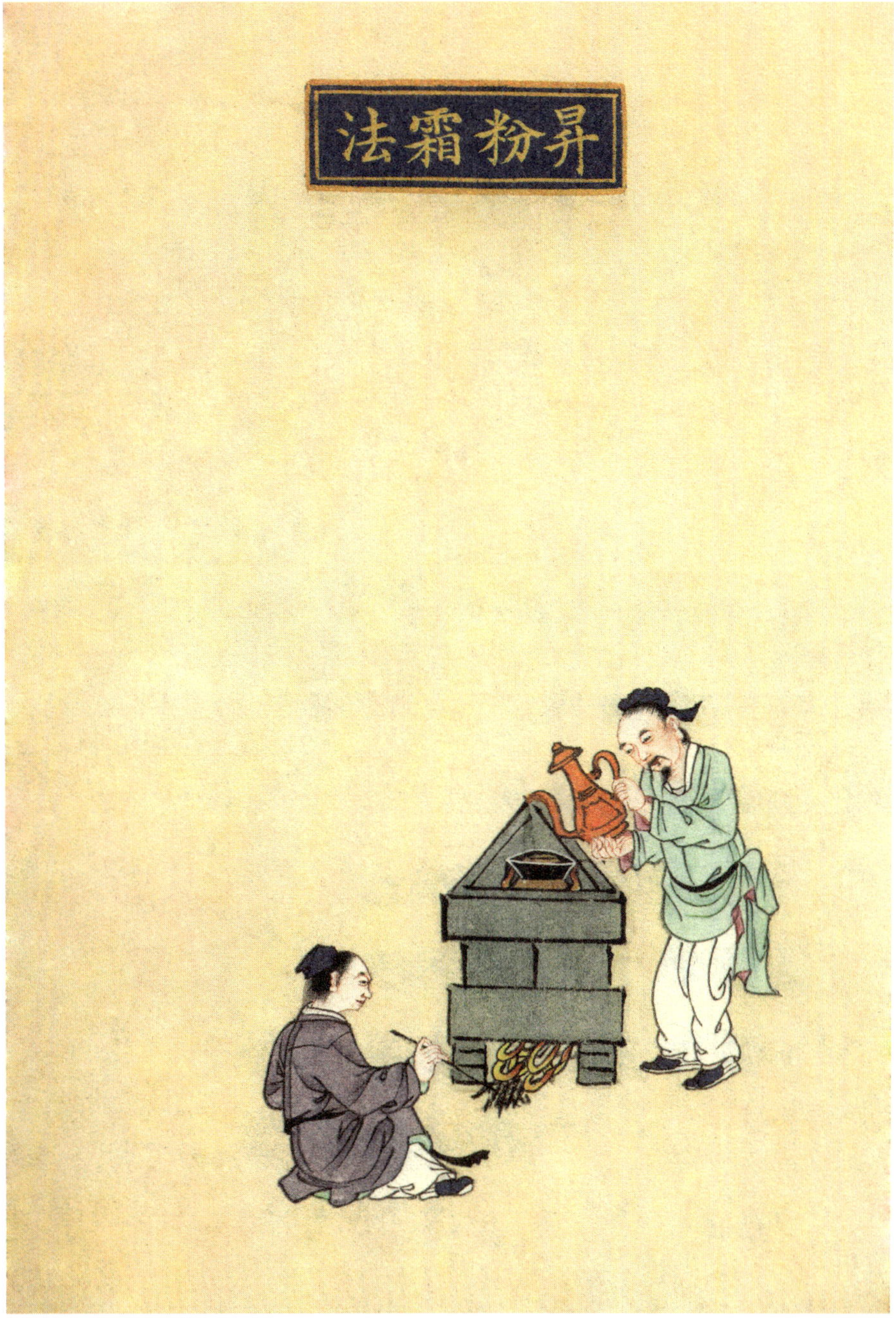

《品汇精要》

图中两人正在炼丹，一人在控制火候，另外一人正在向盏中缓慢添加热水。

【名称】

水银霜、白灵砂、粉霜。

【来源】

氯化汞（$HgCl_2$）。

【制作技艺】

古代技艺

1. 升粉霜之法：用焰硝、食盐、白矾、皂矾各一斤，入铁锅内炒，熔成汁，急以铁铲频搅，结成黄色砂子，谓之粗面。内石臼中，以铁杵研，令极细，谓之细面。入水银一斤，研令不见微星为度，是谓汞面。分作四分，先以阳城罐长五六寸者，用细炭灰一斤，入盐六两，水和得所，留罐口二分许，周匝固济，晒干。内汞曲一分于内，上用铁灯盏深一二寸者盖之，下用铁銲，上用铁线，将灯盏与銲缠束极紧。外用盐十两，白炭灰十六两，水和为泥，捏作饼子，烧通红，待冷，研为细末。水调得所，用小竹签细细将罐口封固，约一指厚，盏罐相平，晒极干。用大铁钉三个钉在地下，高三四寸，周围离罐二寸，用砖数个围成炉。煤用四斤，炭用二斤。火候之法：先文后武。煤炭陆续旋添上，勿近盏。待盏热时，徐徐添极热水，止可九分满，水少即添，常令水足。仍以沿盏边滚为度，若满盏通滚为火大，火大则罐必裂；慢慢滚起为火小，火小则粉不升。水上火下，欲其相济，别点长线香，以三炷为则。至二炷香尽时，火方渐渐近盏，与盏相平；至三炷香完，即便去火。莫动其罐，待罐极冷时，方可开罐。罐底曲渣不用，盏下之霜用刀刮下，其色尚未白，至汞曲四分俱升毕时，共研为细末，通入一罐。如前法再升一遍，其色渐白，再研为细末。如前法再升一遍，其霜坚白，状如寒水石一般，方入药用也。（明 · 刘文泰《本草品汇精要》）

2. 升炼法：用真汞粉一两，入瓦罐内令匀。以灯盏仰盖罐口，盐泥涂缝，先以小炭火铺罐底四围，以水湿纸不住手在灯盏内擦，勿令间断，逐渐加火，至罐颈住火，冷定取出，即成霜如白蜡。按《外台秘要》载古方崔氏造水银霜法云：用水银十两，石硫黄十两，各以一铛熬之，良久银热黄消，急倾入一铛，少缓即不相入，仍急搅之，良久硫成灰，银不见，乃下伏龙肝末十两，盐末一两，搅之，别以盐末铺铛底一分，入药在上，又以盐末盖面一分，以瓦盆覆之，盐土和泥涂缝，炭火煅一伏时，先文后武，开盆刷下，凡一转后，分旧土为四分，以一分和霜，入盐末二两，如前法飞之讫，又以土一分，盐末二两，和飞如前，凡四转，土尽更用新土，如此七转，乃成霜用之。（明 · 李时珍《本草纲目》）

现代工艺

本品为水银、火硝、白矾等升华而成的水银粉精制品。用时将原药研粉，过 100 目筛。（《全国中药饮片炮制规范辑要》2016 年版）

【科学 · 解说】

隋 ·《太清石壁记》“良雪丹方”升华制品水银霜制剂为氯化汞（$HgCl_2$）。

水银粉和粉霜的外观形态、制备处方与工艺方法较为接近，古人常将二者混淆，粉霜为氯化汞（$HgCl_2$），毒性要远大于水银粉（Hg_2Cl_2）。当配方（水银、硫黄、食盐及伏龙肝）加入焰硝（火硝，即硝酸钾 KNO_3）、矾类（胆矾 $CuSO_4$、皂矾 $FeSO_4$）及矾与汞的分子之比大于 1 时，则产物为氯化汞，如轻粉法、造水银霜法、升粉霜法，虽名轻粉，实质产物却是氯化汞。焰硝有强氧化性，皂矾和胆矾在高温加热的状态下分解而成的氧化铁和氧化铜具有催化作用。明《本草品汇精要》中的粉霜制法就记录得极为详细，对反应过程的观察也细致入微。

清《医宗金鉴》在唐代轻粉工艺基础上，增加砒石（As_2O_3），沿用升华法后制得比较纯的粉霜制剂（白降丹）。分析明清时期多家白降丹方，发现基本上以粉霜为基础方，或朱砂（硫化汞）代水银（汞），或胆矾（硫酸铜）、青矾（硫酸亚铁）、明矾（硫酸钾铝）代皂矾（硫酸铁），硇砂（氯化铵）代食盐（氯化钠），雄黄（硫化砷）代砒石（氧化砷），结果均得到白降丹或粉霜（氯化汞）制剂。

西药采用强酸法或升华法制成氯化汞（$HgCl_2$）制剂名升汞，8 世纪阿拉伯人贾比尔在甘汞基础上以硫酸与硝石蒸馏的硝酸，再与水银、食盐及硫酸亚铁汞，用升华法而得氯化汞。18 世纪欧洲人希尔德布兰特（G. F. Hildebrandt）发明“荷兰法”配方与工艺（水银 3 份、食盐 2 份、煅制青矾 4 份、硝石 2 份），与中国传统白降丹工艺、处方非常相似，较阿拉伯强酸法效果好、成本低。

【功能主治】

消痈，溃脓，蚀腐，杀虫。用于痈疽发背、疔疮、瘰疬、脓成不溃、腐肉难消、风癣、疥癞、疮疡及瘰疬形成瘘管久不收口。配方时，按毒性中药管理规定执行。

银 膏

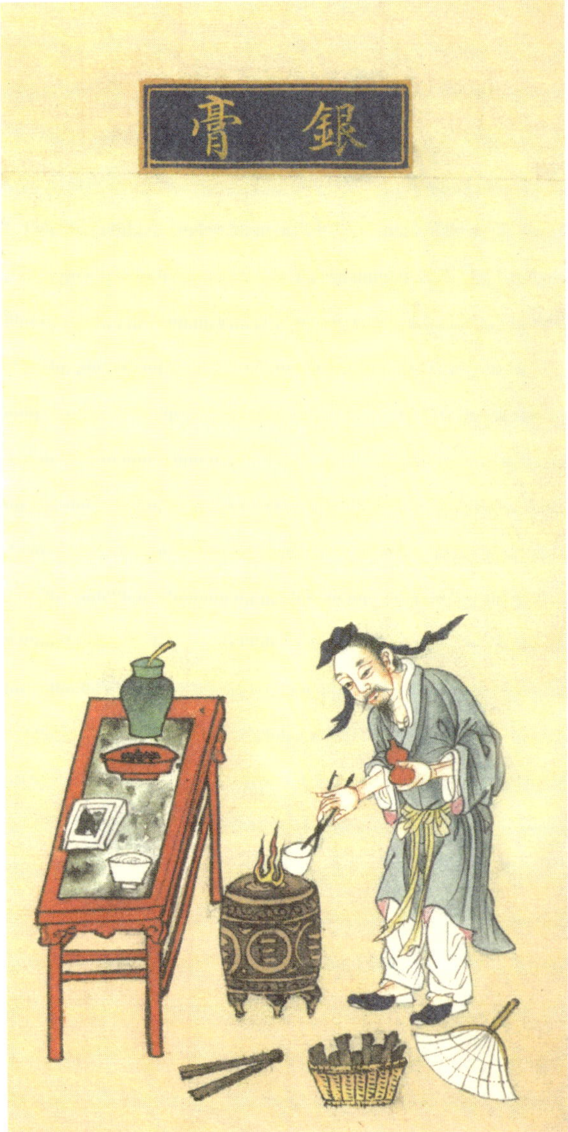

《品汇精要》

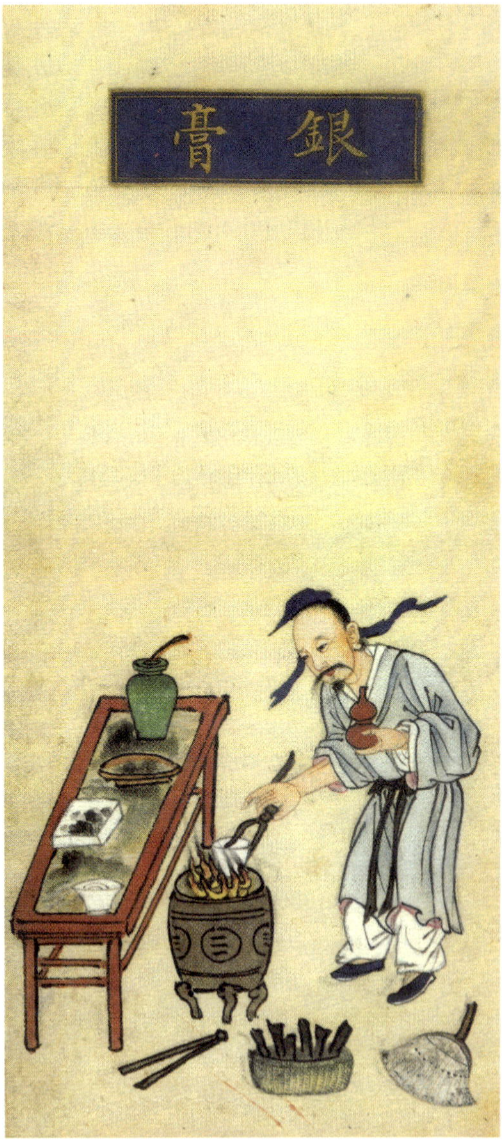

《炮制便览》

图中一人用棒搅动锅中熔化之银，并从案上取汞投入同炼。

【名称】

银汞齐。

【来源】

银汞齐合金（Hg · Ag）。

【制作技艺】

古代技艺

1. 此膏以符陵平土水银和白锡及银箔合成之，凝硬如银，堪补牙齿缺落。（后蜀 · 韩保升《蜀本草》）

2. 谨按《本经》（应为《唐本草》）合炼之法未详，询之方士，备云其法：先以汞一百分，银箔四十五分，杀作泥子。后用白锡九百分，内铁锅中，火熔成汁，出炉，约人行二十步，将泥子投入令匀，则成膏矣。其炼之法，以人行二十步为则者，恐锡太热则汞飞走，太冷则锡坚凝，与其不相合也。时经试炼，果如所言。（明 · 刘文泰《本草品汇精要》）

3. 合炼法：以白锡和银箔及水银合成，为之补缺齿，又当凝硬如银。（明 · 王文洁《太乙仙制本草药性大全》）

现代工艺

将银箔剪成碎片，放入坩埚加热至400℃左右，倒入汞搅动，使银完全熔解于汞中，添加锡粉，继续加热熔化，形成银白色泥膏状银汞齐合金。

【科学 · 解说】

关于治疗龋齿（蛀牙）的补齿剂，中国古代先发明附子、雄黄、乳香等混合碾成细粉填塞蛀牙中，但不能长久。唐代发明以水银（Hg）、银箔（Ag）加白锡（Sn）制备银膏（合金）补牙齿缺落，比1817年英国贝尔医生发明银汞齐（Hg · Ag）龋齿填补剂早千年。

$$Hg + Ag \xrightarrow{Sn} Hg \cdot Ag$$

【功能主治】

安神定志，镇心明目，主治惊痫、头面热风。

铅 粉

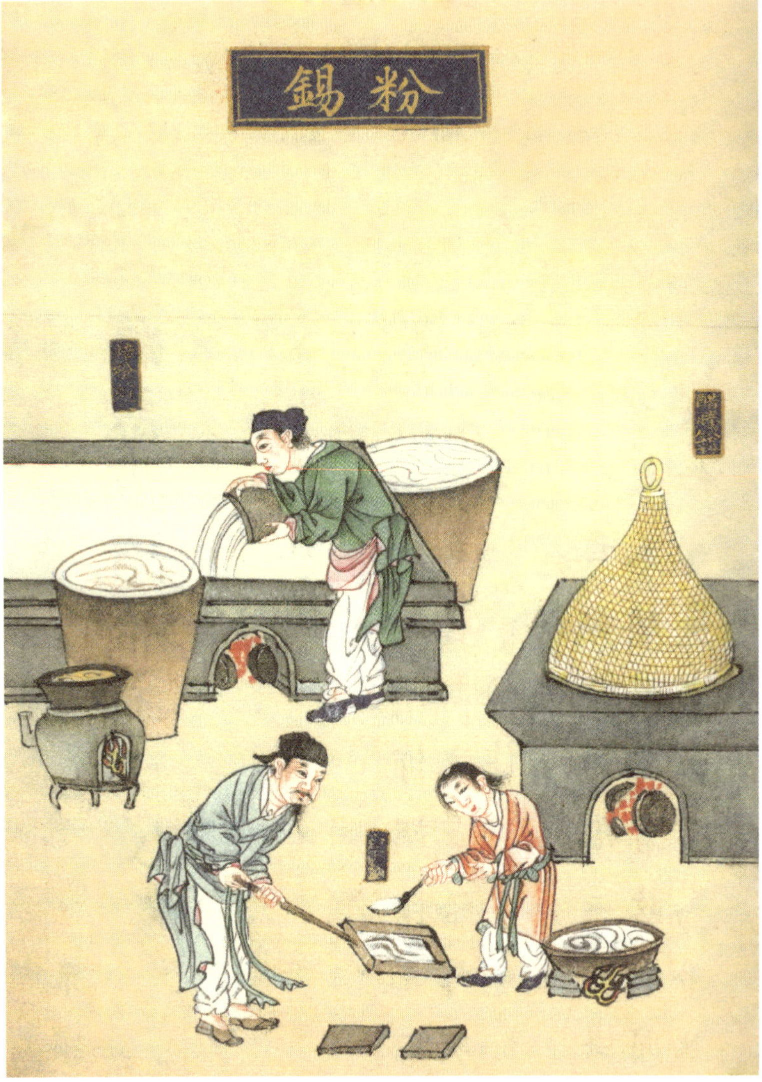

《品汇精要》

图中右下角锅中正在熔铅成汁。左下一人持铁模具，右下一人以勺倾铅汁入内，铸成“铅板”（勺上有文字“舀粉勺”）。右有一大灶，灶中砌二缸，内贮精醋。竹篦平灶口，铅板被置于篦上，上覆一“酱蓬”，缸底用炭火煨（此法上有文字“醋熏铅粉”）。图左上有缸两口，左下一口写有“滤粉缸”，乃将醋熏蒸形成的铅粉入缸泡澄，再用细箩澄于另一缸。两缸之间有一个炕（炕上有文字“焙粉炕”），一人将澄过之铅粉加盐、蜜调和后，铺在上纸下砂的炕面上，炕里用微火烘干。

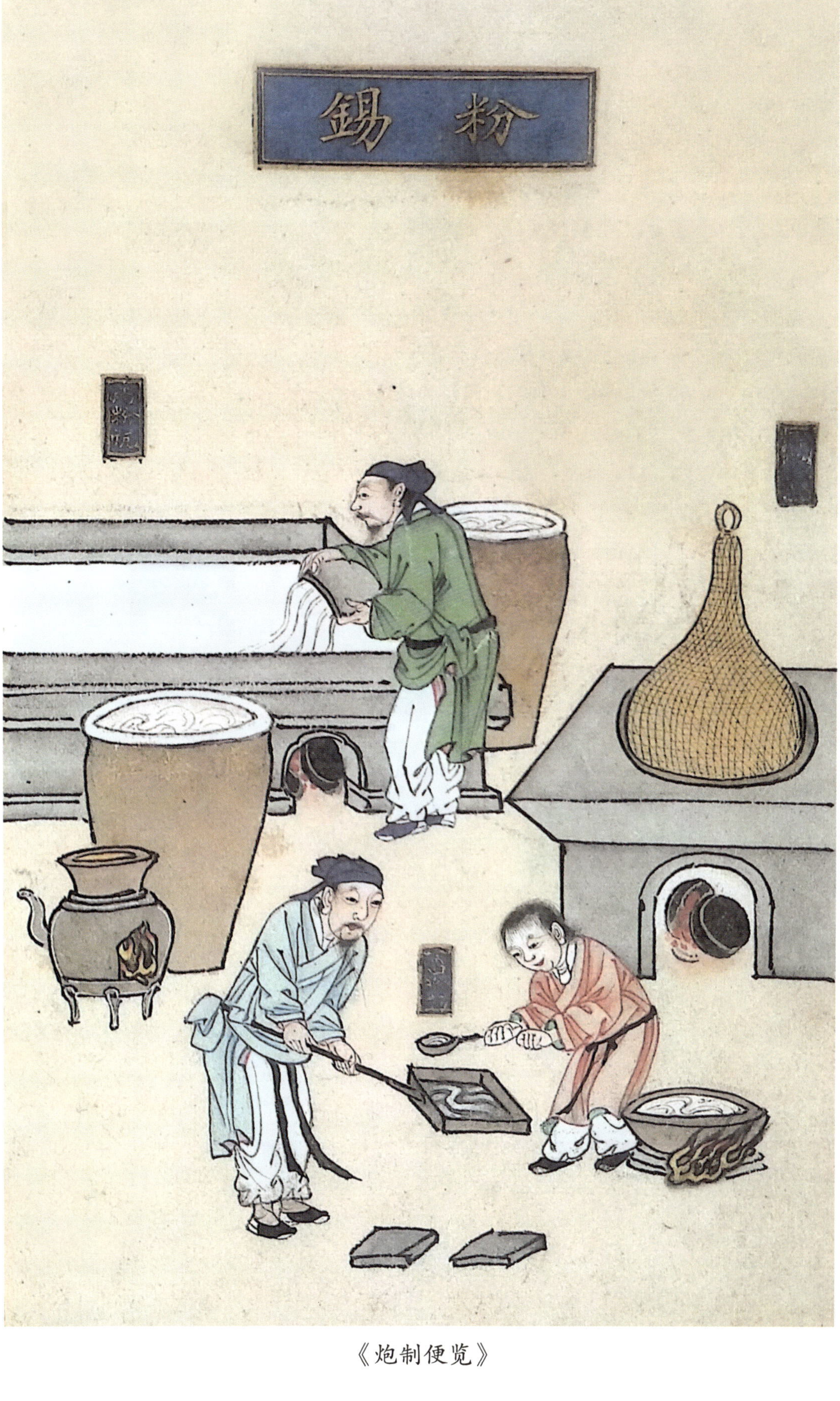

《炮制便览》

【名称】

胡粉、粉锡。

【来源】

碱式碳酸铅［$Pb(OH)_2 \cdot 2PbCO_3$］。

【制作技艺】

古代技艺

1. 粉锡即今化铅所作胡粉也。……其有金色者，治尸虫弥良，而谓之粉锡，事与经乖。铅……置醯中出入百过。（南梁·陶弘景《本草经集注》）

2. 桂林所作铅粉最有名，谓之桂粉，以黑铅着糟瓮中罨化之。（宋·范成大《桂海虞衡志》）

3. 今造粉（粉锡）之法：以砖作灶，高五六尺，中砌一小缸，贮糟醋至八分许，以竹篦平置缸口，篦底木作井字架之。用蜀郡平泽铅，不限分两，熔化成汁，以杓倾铁掀模，内作方片。每重二十两，至三百片，数攒积篦上，以酱蓬覆盖缸底，用重一斤炭墼，火煨，日夜各二饼，使醋气熏蒸于上。候至二七日夜，其醋已尽，将铅片上浮粉击取称过，泡水缸中，仍带水细罗澄于别缸，撇去上面清水。以粉三百斤为则，加白盐一斤、福蜜四两，二味相和炼熟，稍澄，罗滤入粉令匀。外作一坑，上铺细砂土一层，再以绵纸严遮其土，摊粉于纸上，坑下仍煨炭墼，微火转展将近一月方干，以竹刀切成块。冬月水寒，不宜造也。（明·刘文泰《本草品汇精要》）

4. 每铅百斤，熔化，削成薄片，卷作筒，安木甑内。甑下甑中，各安醋一瓶，外以盐泥固济，纸封甑缝，风炉安火四两，养一七，便扫入水缸内，依旧封养，次次如此，铅尽为度。（明·李时珍《本草纲目》）

5. 嵩阳产铅，居民多造胡粉。其法：铅块悬酒缸内，封闭四十九日，开之则化为粉矣。化不白者，炒为黄丹。黄丹滓为蜜（密）陀僧。（明·何孟春《余冬录》）

现代工艺

1. 将卷叠的铅板放入木桶中，置于盛有稀醋酸的磁锅上，用炭火徐徐加热。经较长时间，铅受醋酸蒸气的作用，生成碱式醋酸铅，再通过无水碳酸，游离出醋酸，形成白色粉状物（碱式碳酸铅）。或用密陀僧 100 份、醋酸 1 份及水少许混合，将此混合物盛于水槽中搅拌，生成碱式醋酸铅，再通过无水碳酸，游离出醋酸，形成碱式碳酸铅。

2. 以醋酸铅 379 份，溶于 4 倍量的蒸馏水中，过滤；另以结晶碳酸钠 286 份，溶于 10 倍量的蒸馏水中，过滤。将醋酸铅滤液注入碳酸钠滤液中，生成碱式碳酸铅沉淀。俟沉淀后，倾去上面清液，集沉淀于滤纸上，用蒸馏水洗净，干燥，即得。（《矿物药真伪图鉴及应用》2014 年版）

【科学·解说】

中国古代关于铅的记载历史非常悠久，本草文献称铅（Pb）为“黑锡”，说明铅表面易氧化，形成灰黑色的氧化铅膜，通过醋法制备铅粉。考古分析商代中期出土的铜器含铅量达二成，说明当时已经有冶炼制造铜铅合金工艺，西周时期已经有纯度达 97% 的铅戈和铅制酒器。明・李时珍曰：“胡者，糊也。和脂以糊面也。……张华《博物志》云：纣烧铅锡做粉。则粉之来亦远矣。”由此证明铅粉最初用于化妆敷面美白之用，也表明我国利用铅粉的历史可追溯到商纣时期。战国时期《登徒子好色赋》有“着粉则太白，施朱则太赤”之名句，说明铅粉（碱式碳酸铅）、朱砂（硫化汞）为女子白色、红色化妆品。敦煌壁画或佛寺泥俑雕塑人面常常是黑色，是因为白色颜料铅粉经过空气中硫化氢（H_2S）长期作用，变成黑色的硫化铅（PbS）。

在制造工艺方面，殷商时期低度酿酒若盛于铅制酒器中易酸变成苦酒（醋），春秋《范子计然》有“黑鈆之错，化为黄丹，丹再化之成水粉”的记载，这里“鈆”同“铅”，“错”即为“醋”，“黄丹”为铅丹，“水粉”即铅粉，说明是一种醋法制备铅粉的工艺。

东汉・魏伯阳《周易参同契》云：胡粉投入火中，色坏还为铅。

宋代发明发酵（堆法工艺），明代则采用改进的人工加热（湿法工艺）。清・赵学敏《本草纲目拾遗》记载“韶郡制者为韶粉，桂林者为桂粉，杭州者为杭粉，业此者为粉坊”，可见到清代全国形成了广东韶关、广西桂林、浙江杭州等专业铅粉制造基地（粉坊）。

古希腊植物学家提奥夫拉斯图斯（Theophrastus）在其著作中记载“铅置于盛醋的容器中，约十日后，刮取铅锈，重复刮取，水洗即得铅粉”，说明在公元前 4 世纪欧洲也有类似我国春秋时期的醋法工艺记载。但是欧洲醋法工艺没有传承下来，直到 18 世纪后期才有著名的“荷兰法”工艺：“铅削成薄片，置于器中，器下部盛稀醋酸，以腐烂的槲树皮等将器覆盖，使之发酵产生二氧化碳，并维持适当温度以利醋酸蒸发 3~4 个月，铅与二氧化碳、醋及水作用，生成碱式碳酸铅。”

可见，铅粉制造的欧洲荷兰法工艺与我国古代醋法工艺非常相似。近代欧洲也有发明一些新工艺，如沉淀法、电解法，但因成本高而被淘汰。

【功能主治】

杀虫止痢、利水，用于疮疡、疖痂、小儿疳疮等。

密陀僧

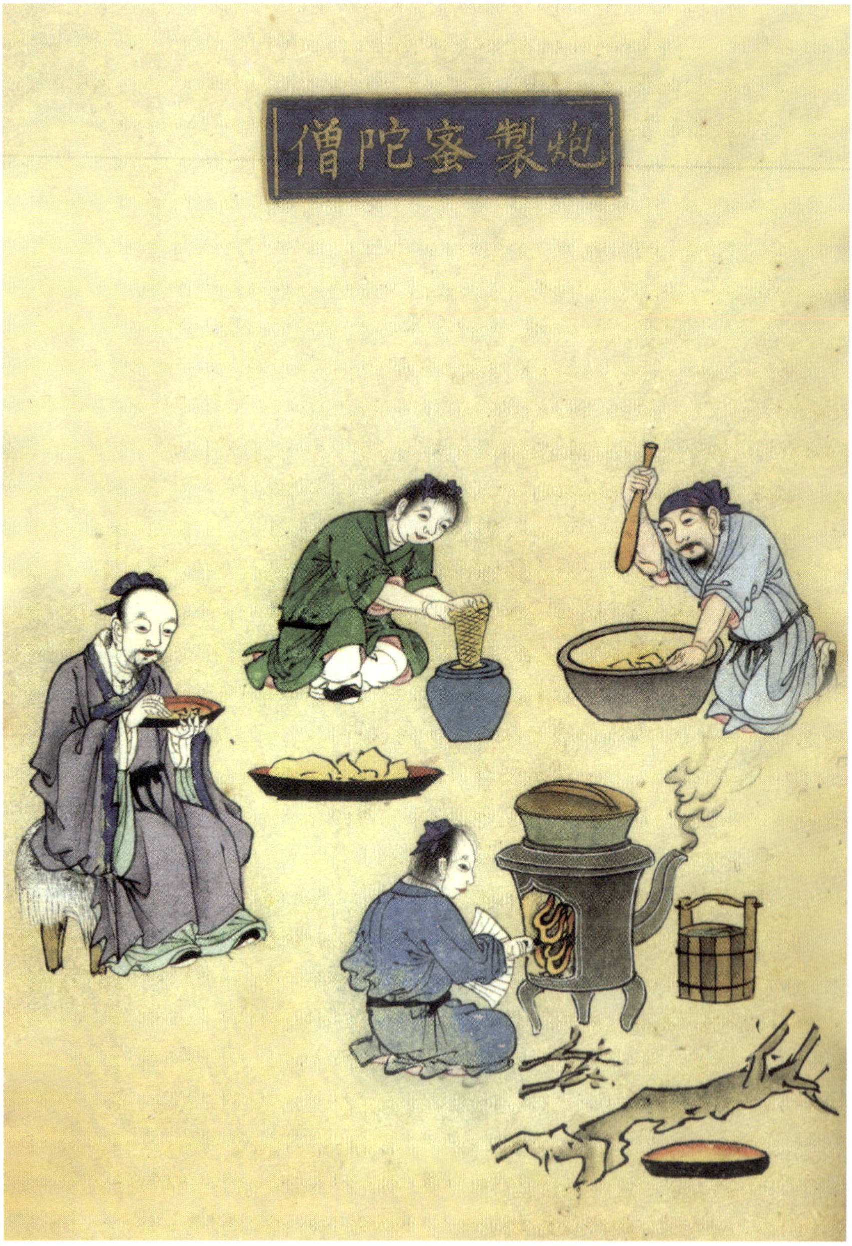

图中四人，按雷公法，右上一人捣杵令细，左上一人将细末入罐，右下一人烧火煮药，左下一人端坐拨弄盘中之药。

《炮制便览》

【名称】

蜜陀僧、黄丹滓、铅花。

【来源】

氧化铅（PbO）。

【制作技艺】

古代技艺

1. 凡使，捣令细，于瓷埚中安置了，用重绢袋盛柳蚛末，焙蜜陀僧埚中，次下东流水，浸令满，着火煮一伏时足，去柳末、绢袋，取用。（刘宋·雷敩《雷公炮炙论》）

2. 蜜陀僧，《本经》不载所出州土。注云：出波斯国。今岭南、闽中银铜冶处亦有之，是银铅脚。其初采矿时，银铜相杂，先以铅同煎炼，银随铅出。又采山木叶烧灰，开地作炉，填灰其中，谓之灰池。置银铅于灰上，更加大火煅，铅渗灰下，银住灰上，罢火，候冷，出银。其灰池感铅银气，置之积久，成此物。今之用者，往往是此。（宋·苏颂《本草图经》）

3. 嵩阳产铅，……铅块悬酒缸内，封闭四十九日，开之则化为粉矣。化不白者，炒为黄丹。黄丹滓为蜜陀僧。（明·何孟春《余东录》）

4. 煎销银铺有分金炉烧炉底，即蜜陀僧。市匠将银油及倾银坏罐共捶成末。搅铅子拌匀，置分金炉上，火煅出铅，后用大锅一口，入灰满锅。将所烧出铅置锅内灰上，用炭火煅化，其中银在灰上，铅坠灰底，即陀僧。与银冶之灰池煅法，得银上而铅下者，无异也。故曰分金炉，固可以代银冶之陀僧也。（清·刘若金《本草述》）

现代工艺

先将铅制成黄丹，放入铁锅内，用烈火熔炼，热度升到 400℃以上时，黄丹中部分氧游离，冷却，即成。（《中华本草》1999 年版）

【科学 · 解说】

《唐本草》说密陀僧“出波斯国”（今伊朗），劳费尔（B. Laufer）考证认为是波斯语 mirdasang 的译音，是炼制铅丹过程中得到的质量不高的铅丹副产物氧化铅。

公元前 12 年，欧洲的维特鲁维乌斯（Vitruvius）以天然的碳酸铅矿物加热制备氧化铅：

$$2PbCO_3 = 2PbO + 2CO_2\uparrow$$

12 世纪以后才发明铅熬成氧化铅。即铅在 300℃时，在不通风条件下拌炒形成黄褐色氧化铅，即密陀僧：

$$2Pb + O_2 = 2PbO$$

【功能主治】

镇心祛痰，解毒止痢，用于惊痫、久痢、痔疮、肠癖下血不止、口疮。

铅丹

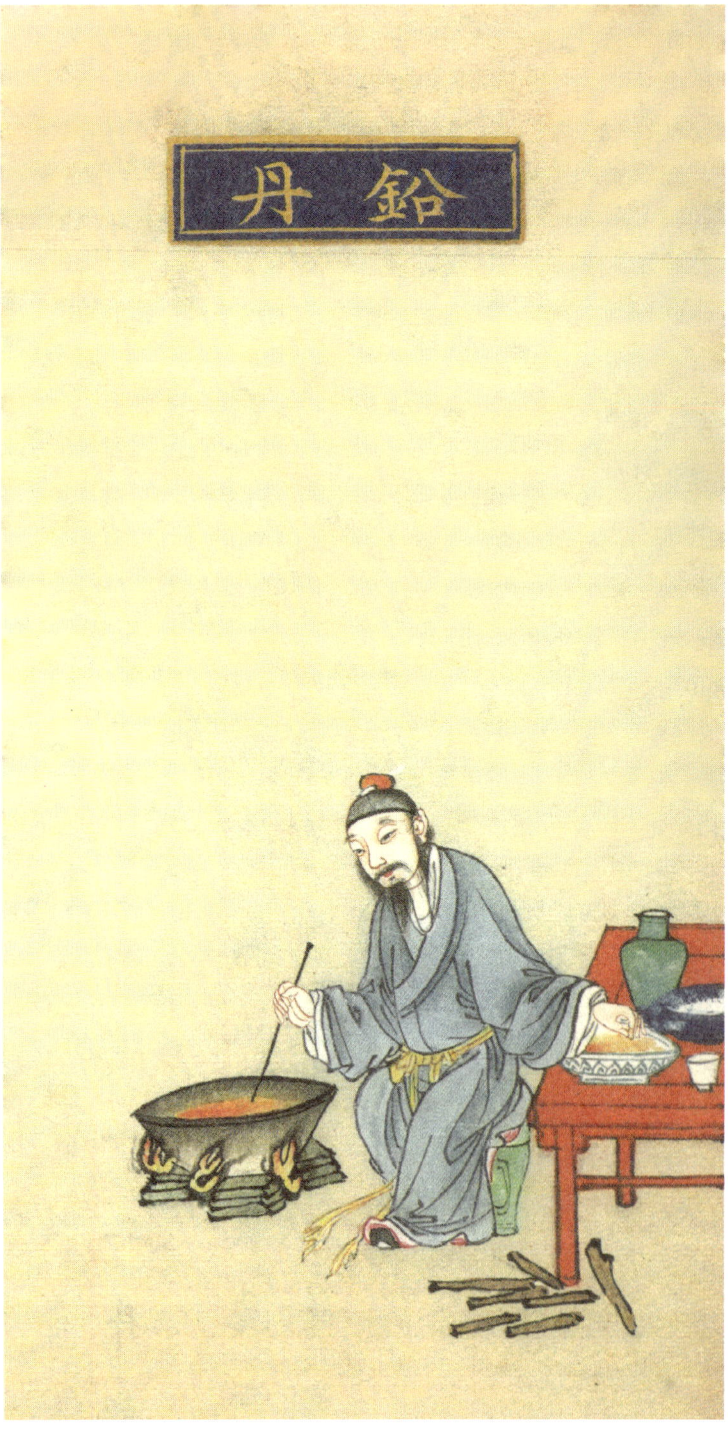

图中一人用棒搅动锅中熔化之铅，并从案上取硫黄及硝石投入同炼。

《品汇精要》

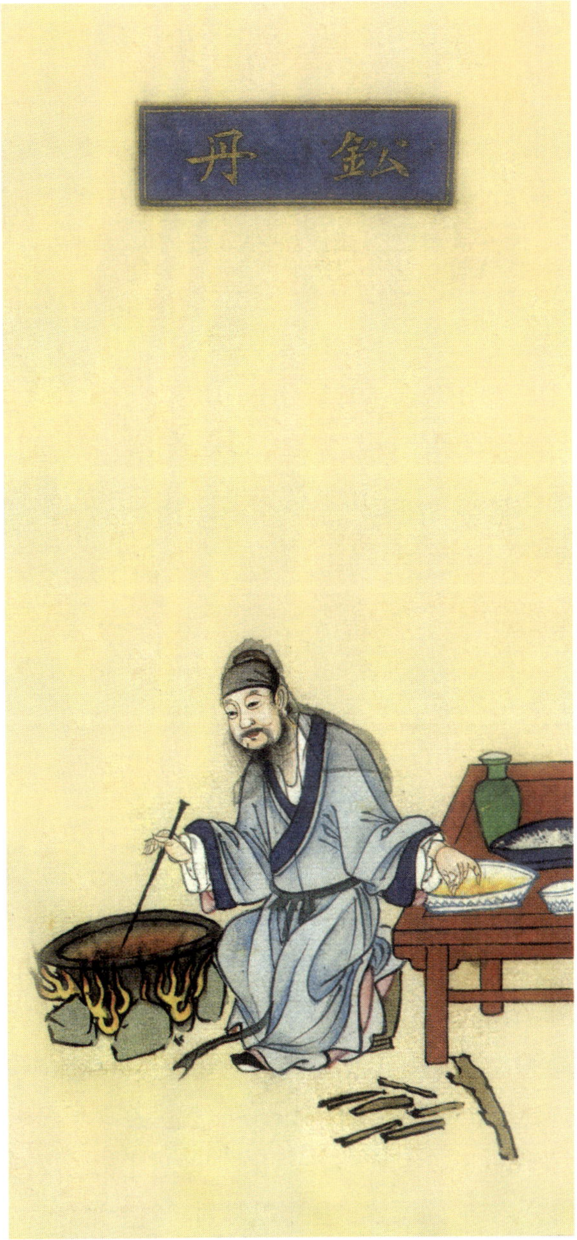

《炮制便览》

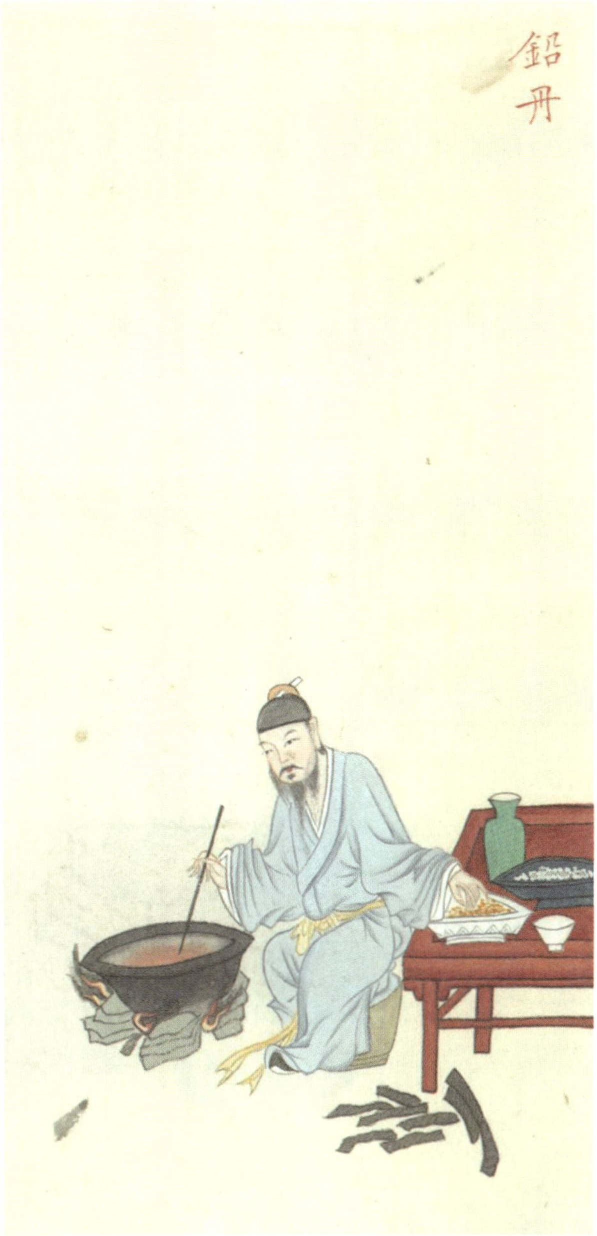

《金石昆虫》

【名称】

黄丹。

【来源】

四氧化三铅（Pb_3O_4）。

【制作技艺】

古代技艺

1. 铅丹即今熬铅所作黄丹也，画用者，俗方亦稀用，惟《仙经》涂丹釜所须。云化成九光者，当谓九光丹以为釜尔，无别变练法。（南梁·陶弘景《本草经集注》）

2. 出蜀郡平泽，即今熬铅而成者也。其制法以铅一斤、土硫黄一两、硝石一两，先熔铅成汁，下醋点之，滚沸时下土硫黄一小块，续更下消石少许，沸定再点醋，依前下消黄少许，待消黄沸尽，炒为末，乃成丹也。（明·刘文泰《本草品汇精要》）

3. 今人以作铅粉不尽者，用硝石、矾石炒成丹。（明·李时珍《本草纲目》）

4. 制黄丹法：黄丹先炒黑色，倾入缸内，用滚汤泡之，再浸凉水满缸，时时搅之，浸一宿，水飞，再翻一器内，澄其细者，断其杂砂之类，将细好者晒干，方研极细如尘，水气尽方可用。（明·窦梦麟《疮疡经验全书》）

现代工艺

将纯铅放在铁锅内加热炒动，利用空气使之氧化，然后放入石臼中，研成粉末。用水漂洗，将粗、细粉分开，漂出细粉，再经氧化 24 小时，研成细粉过箩。（《全国中药饮片炮制规范辑要》2016 年版）

【科学 · 解说】

魏晋南北朝至唐一般利用制备铅粉后的铅渣氧化成铅丹，铅丹炼制火候、通风条件掌握不精，故难以得到含量高于 90% 的四氧化三铅（Pb_3O_4），如陶弘景所谓“铅丹炼化还成九光”，应该是铅在不同火候（温度）、通风（氧化程度）和氧与铅比例等条件下“炼化”形成不同颜色的铅氧化物（即九光），如灰色的氧化亚铅（Pb_2O）、黄褐色的氧化铅（PbO）、深棕色的二氧化铅（PbO_2）、橘红色的三氧化二铅（Pb_2O_3）、红色四氧化三铅（Pb_3O_4）。如日本奈良正仓院保存的唐代鉴真和尚东渡日本时带去的铅丹，经化验，其四氧化三铅（Pb_3O_4）仅占 26.2%，尽管宋明时期改进了铅丹炼制工艺，增加氧化配方原料硫黄、硝石（主要成分为 KNO_3）长时间同炒，也难以得到高质量铅丹。

现代制备工艺则将电解铅加热熔后，制成铅粒，在 170℃ ~210℃进行球磨粉碎，经在 300℃低温焙烧后粉碎，研成铅粉（氧化铅），再在 480℃ ~500℃下进行高温焙烧氧化、粉碎，制得红色丹，即铅丹（Pb_3O_4）：

$$3Pb + 2O_2 \longrightarrow 6PbO + O_2 \longrightarrow 2Pb_3O_4$$

公元初欧洲希腊医师门克拉泰斯（Menecrates）发明铅膏药工艺，以植物油与氧化铅在水中共热，皂化成油酸铅作为基质，副产物甘油水洗，比我国古代铅膏药制备工艺简单。

铅丹主要用途有二，一是颜料，因其成分为四氧化三铅（Pb_3O_4），呈鲜红色，自古以来就作为红颜料被广泛使用。经考证，秦始皇陵中兵马俑身上的红色颜料之一就是铅丹。二是熬制外贴膏药。传统的外用膏方在古代又被称作“薄方”或“贴方”。在南齐·龚庆宣《刘涓子鬼遗方》中载有“治痈疽肿松脂贴方：当归、黄芪、黄连、芍药、黄芩、大黄、腊蜜、芎䓖各一两，松脂一斤半，陈腽脂一合半。上十味细切，合煎，微火三上下，膏成，绵布绞去滓，向火涂纸上贴之”，其中腊蜜为蜂蜡，陈腽脂为存放较久的油脂。主要基质为松脂、腽脂，其次为蜂蜡，刺激性较小，且不含铅。

但是中医最常用的传统制剂是铅膏药，即主要以油酸铅为基质的膏药，如去腐生肌的“乌膏”（硬膏药），清热收敛的“赤膏”（软膏药）。在东晋·葛洪《肘后备急方》中载有“神明白膏”：“清麻油十三两（菜油亦得），黄丹七两。二物铁铛文火煎，粗湿柳批篦搅不停，至色黑，加武火，仍以扇扇之，搅不停，烟断绝尽，看渐稠，膏成。煎须净处，勿令鸡犬见。齿疮帖，痔疮服之。”此明为白膏，实则黑铅膏药，膏质过老（硬），其配方、剂量、制法一应俱全，制备过程包括熬油、下丹、成膏、去火毒等多个工序。炼制过程中油脂类发生复杂的皂化、聚合、氧化等化学反应，最终形成的铅膏药性质稳定、透皮吸收效果好，一直到今天还在应用。

唐·孙思邈《千金翼方》中载有“赤膏”：“生地黄汁二升，生乌麻脂二两，薰陆香末、丁香各二钱匕，黄丹四钱，蜡如鸡子黄二枚，上六味，先极微火煎地黄汁、乌麻脂三分减一，乃下丁香、薰陆香，煎三十沸，乃下黄丹，次下蜡，煎之使消。以匙搅之数千回，下之，停凝用之。”由于油与丹未充分皂化，含有过多铅丹，故呈红色，同时膏质过嫩（软），即为软膏药，用于治疗火疮、灸疮、金疮等外科疾病。

如果在膏药炼制中还加入铅粉，称为白膏药。《刘涓子鬼遗方》中载有治小儿热疮“水银膏方”：“水银二两，胡粉二分，松脂二两，猪脂四升。上四味煎松脂，水银气出，下三物搅令不见银，放冷，以敷疮上。”这个水银膏方后收录《备急千金要方》：“水银、胡粉、松脂各三两。上三味以猪脂四升煎松脂，水气尽，下二物搅令匀，不见水银，以敷之。”方中药味相同，只是比例和制法有所变化。无论是加入铅丹还是铅粉，黑膏药或白膏药，都是利用油脂和铅化合物之间发生化学反应从而生成膏药的基质，作为中药透皮吸收的载体。

宋《太平惠民和剂局方》“神仙太乙膏”、明《疮疡经验全书》“金丝万应膏”的加减膏方“太乙膏”和“万应膏”先后传入日本，称“汉方流”；16 世纪欧洲铅膏药通过葡萄牙医师阿尔梅达（Luis de Almeida）和荷兰医学传入日本，称为“南蛮流”，18 世纪欧洲铅膏药由日本传入中国，称为“日精油”。日本外科膏药疗法产生中欧两个流派，但是中国铅膏药不如欧洲铅膏药使用广泛，可能是中国铅丹质量问题，同时副产物甘油没有水洗，工艺复杂、成本高。

【功能主治】

去腐生肌，收敛痈疮，外用于创伤、疮疖。作“齿疮贴”填充剂用于治疗龋齿。

铅　霜

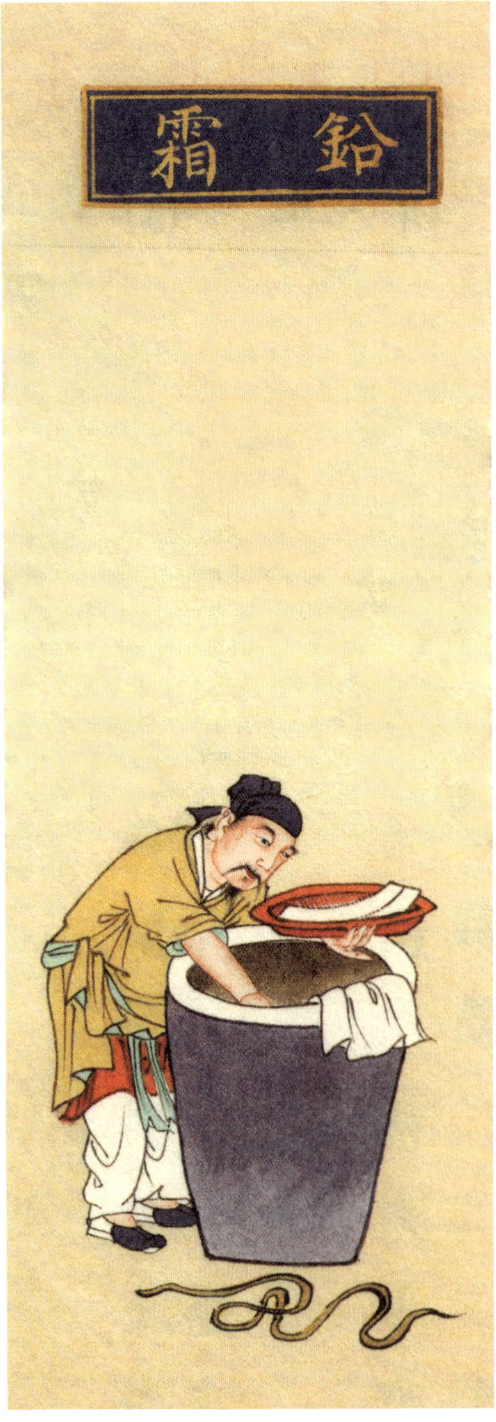

图中一人从大缸（醋缸中放铅及水银合炼）中取出铅霜，放入托盘；缸上有布，缸旁有绳，表明平时缸上以布覆盖，用绳扎在缸沿，以防他物混入。

《品汇精要》

【名称】

铅白霜。

【来源】

醋酸铅［（CH_3COO）$_2Pb$］。

【制作技艺】

古代技艺

1. 铅霜，亦出于铅。其法以铅杂水银十五分之一合炼作片，置醋瓮中，密封，经久成霜，亦谓之铅白霜，性极冷。入治风痰及婴孺惊滞药，今之医家用之尤多。（宋·苏颂《本草图经》）

2. 用蜀郡平泽铅十五两、符陵平土水银一两合炼作片，置醋瓮中，密封。经久成霜，谓之铅白霜，今医家多用之。（明·刘文泰《本草品汇精要》）

3. 以铅打成钱，穿成串，瓦盆盛生醋，以串横盆中，离醋三寸，仍以瓦盆覆之，置阴处，候生霜刷下，仍合住。（明·李时珍《本草纲目》）

现代工艺

将醋酸置瓷皿中，投入氧化铅，搅匀，加热熔解后，趁热过滤放冷，即析出醋酸铅结晶，铺于纸上，常温中干燥。如欲精制，再用醋酸加温，熔化过滤，干燥即得。（《矿物药真伪图鉴及应用》2014 年版。）

【科学·解说】

醋酸铅按其水合状态，三水合物和十水合物通常呈现白色晶体，故称之为“霜”。按宋·苏颂《本草图经》中铅霜的制备方法，铅与少量水银研合的铅汞合金（Pb·Hg）“合炼”则水银蒸发，部分产生氧化铅，在“密封”条件下生成铅白霜则为醋酸铅［（CH_3COO）$_2Pb$］。相对于铅粉，铅霜水溶性较高，即“性极冷”（凉甜收敛感）。其化学反应如下：

$$Pb + 2CH_3COOH \longrightarrow (CH_3COO)_2Pb + H_2$$

明代李时珍发明了一种新的铅霜制法：即将铅块打成片状的钱，并穿成串，类似于今天利用“铅花”（PbO）泡于醋酸中微微加热使之熔解，过滤，放冷后，析出结晶而制得铅霜（醋酸铅）。此法目的在于增加铅与醋酸的接触面积，加快化学反应，以生成更多较为纯净的铅霜。

16 世纪欧洲人瓦仑丁发明氧化铅与醋酸作用，制得醋酸铅，称其为“铅糖”。

【功能主治】

止惊悸，祛风痰。用于中风、胸膈烦闷、痰实。

雄　黄（附雌黄）

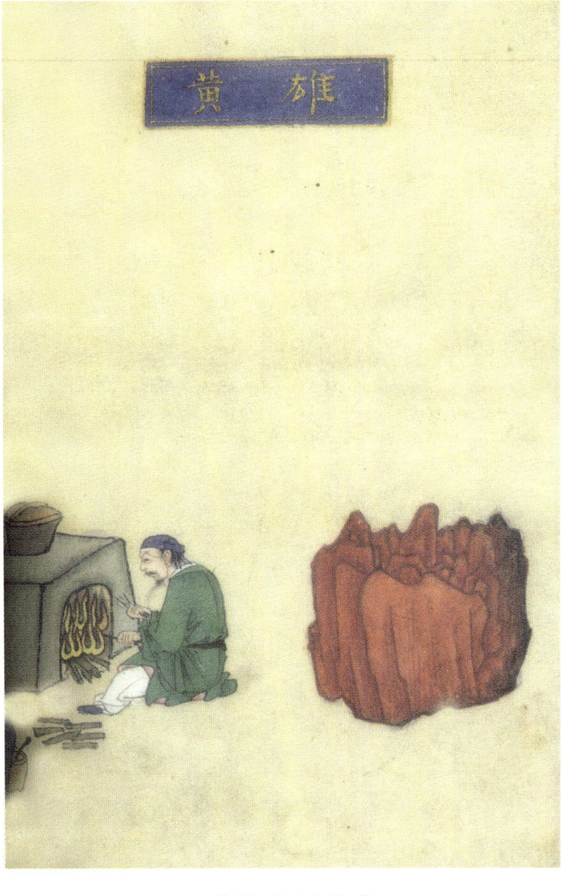

《炮制便览》

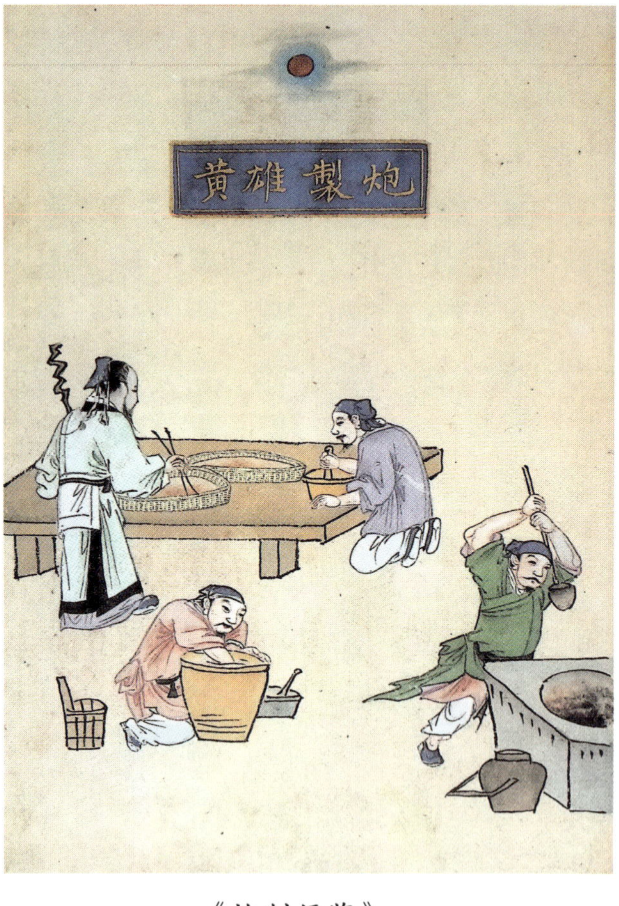

《炮制便览》

左图一人烧火煮雄黄。右图炮制雄黄中四人，右下一人舂捣雄黄，左下一人用水飞澄研磨后的雄黄，右上一人在案上再研磨，另左上有一人用长筷将笸箩中的雄黄摊开，背景为红日，示意晒干。

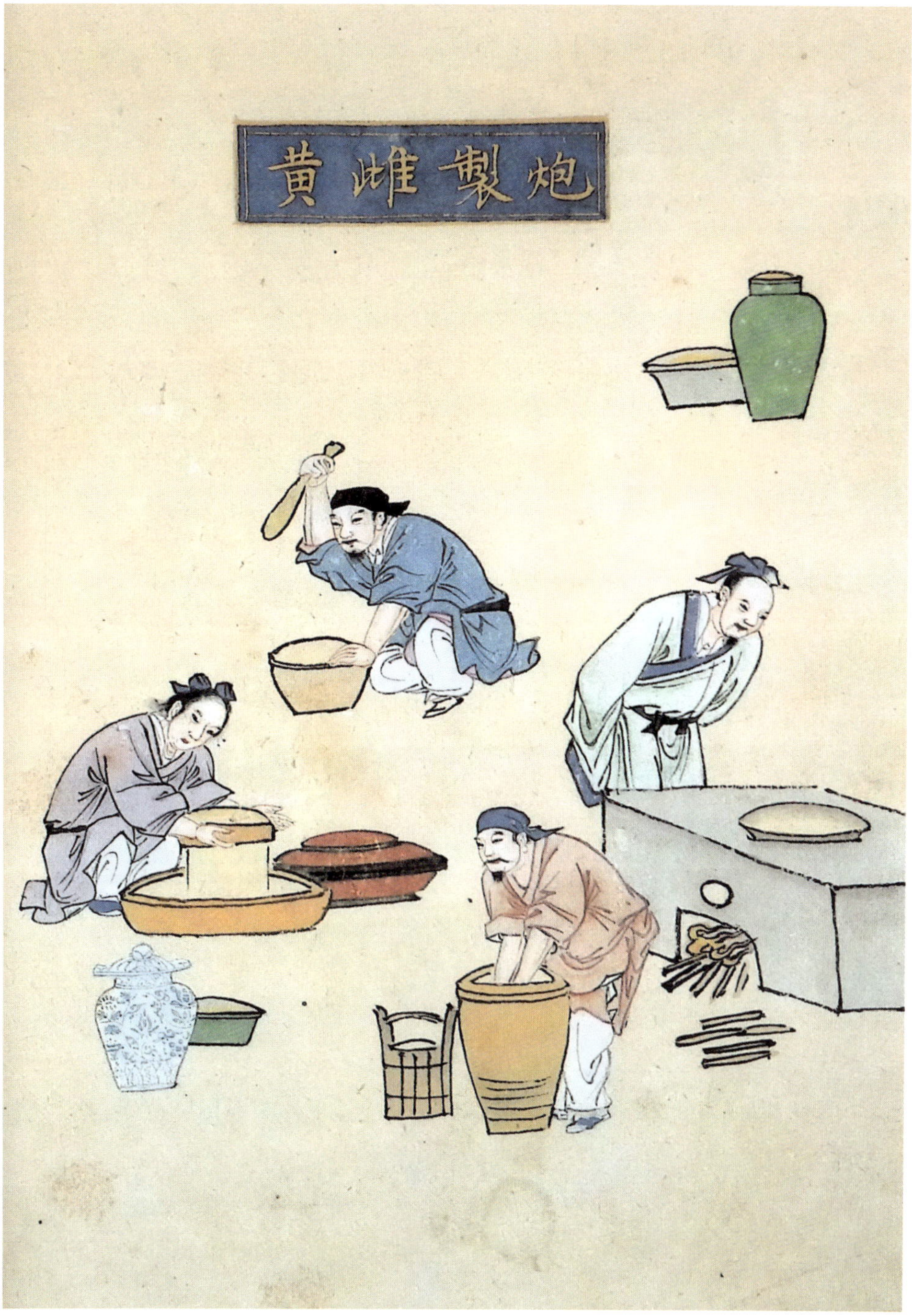

《炮制便览》

图中四人，按雷公法，右上一人观察煮药，右下一人淘洗，左上一人捣研，左下一人筛末，旁有带盖朱盒，供收贮雌黄用。

【名称】

雄精、明雄、烧雄、赤乳。

【来源】

雄黄（As_4S_4）、雌黄（As_2S_3）。

【制作技艺】

古代技艺

1. 凡修事，先以甘草、紫背天葵、地胆、碧棱花四件，并细锉，每件各五两，雄黄三两，下东流水入坩锅中，煮三伏时；漉出，捣如粉，水飞，澄去黑者，晒干再研，方入药用。（刘宋·雷敩《雷公炮炙论》）

2. 凡使，先打碎研细，水飞过，灰碗内铺纸渗干，始入药用。（宋·《太平惠民和剂局方》）

3. 取透明，色鲜红，质嫩者，研如飞尘，水飞数次。（清·刘若金《本草述》）

现代工艺

采挖后，除去杂质。取雄黄照水飞法制备，晾干。（《中国药典》2020 年版）

【科学·解说】

雄黄为硫化物类矿物雄黄族雄黄，主要含四硫化四砷（As_4S_4）。雄黄的商品通常分为雄黄、明雄、烧雄等规格，其中明雄又名雄精，色鲜红，半透明，为杂质较少者。雌黄主要含三硫化二砷（As_2S_3），药用较少，宋·寇宗奭曰："入药最稀，服石者宜审谛。治外功多，方士点化术多用，亦未闻其终始如何。画工用之。"

雄黄可以通过氧化生成雌黄：

$$As_4S_4 \xlongequal{O_2} 2As_2S_3+SO_2\uparrow$$

南梁·陶弘景谓："炼服雄黄法，皆在《仙经》中，以铜为金，亦出黄白术中。"东晋·葛洪谓："取雌黄、雄黄烧下其中铜，铸以为器，覆之三岁淳苦酒上，百日，此器皆生赤乳，长数分，或有五色琅玕，取理而服之，亦令人长生。"说明早期雄黄多以"炼""烧"工艺制备，是术士们的炼丹服食行为，但是雌黄、雄黄加热升华为"赤乳"，均生成较纯的剧毒产物三氧化二砷（As_2O_3），服之绝无长生之理。

因此，雄黄雌黄入内服药多采用水飞或者研磨的方法，即取杂质较少的明雄为原料，研成极细粉，反复水飞，避免了 As_4S_4 在高温下生成有毒成分 As_2O_3。如《黄帝内经》中的"水磨雄黄"。清·张秉成《本草便读》明确提出雄黄"忌火煅"。

我国很早就已经利用天然的砷化合物来治疗疾病。如用于抗寒、止痛的"小灵丹"，即采用 4 份精制雄黄和 1 份硫黄共升华（隔绝空气加热）而制成红色透明块状物，因为有还原剂硫黄，产物是不含砒霜的纯雄黄。治疗疥癣、狂犬病的"金粟丸"，系以精制雌黄于密闭容器内升华而制备

“如镜面光明红色”之纯雌黄，与“小灵丹”相似。

【功能主治】

燥湿祛痰，解毒杀虫，截疟。治疥癣、秃疮、痈疽、走马牙疳、缠腰蛇丹、破伤风、蛇虫螫伤、腋臭、臁疮、哮喘、喉痹、惊痫、痔瘘。

砒　霜

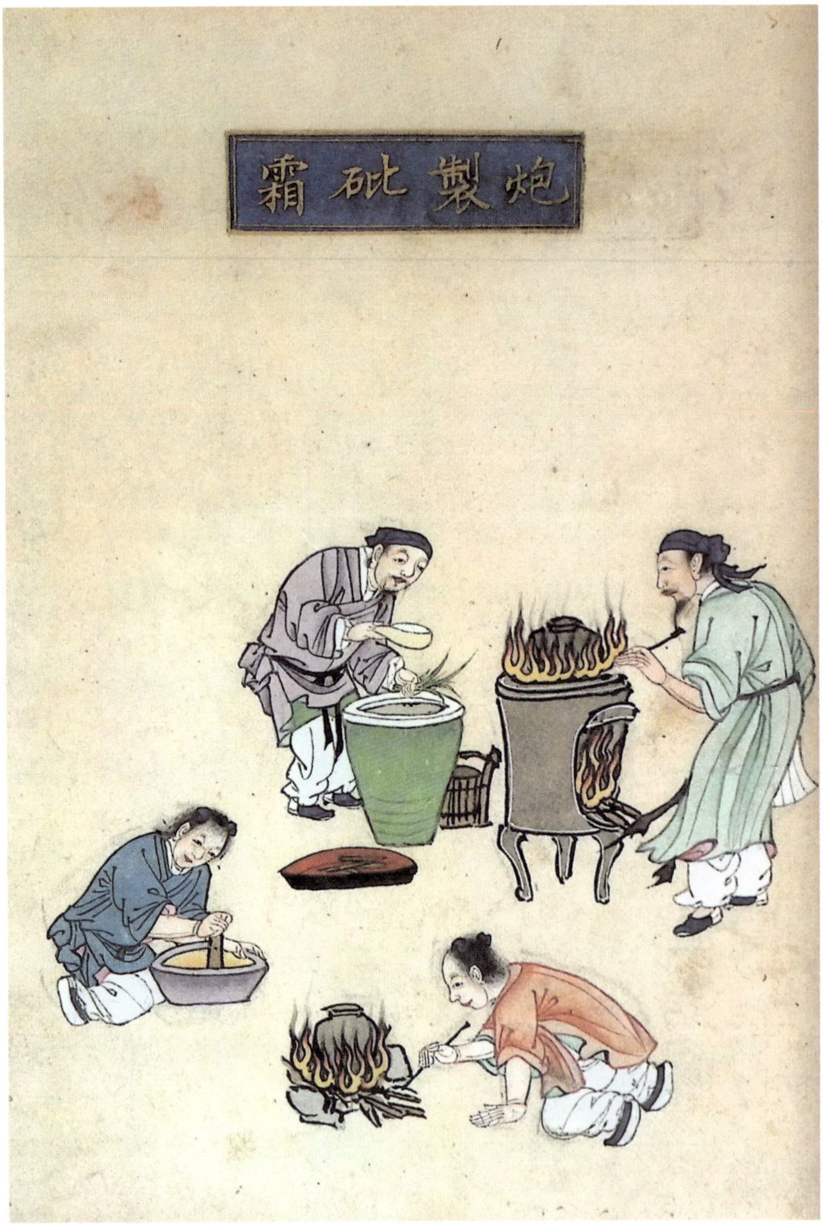

《炮制便览》

图中四人，右上一人将砒霜与其他草药同煅，左上一人持一草药投入瓮中，用甘草水浸，右下一人用石架罐再煅，左下一人研磨。

【名称】

砒石、信石、砒黄、生砒。

【来源】

三氧化二砷（As_2O_3）。

【制作技艺】

古代技艺

1. 雷公云：凡使，用小瓷瓶子盛后，入紫背天葵、石龙芮二味，三件便下火煅，从巳至申，便用甘草水浸，从申至子，出，拭干，却入瓶盛，于火中煅，别研三万下用之。（刘宋·雷敩《雷公炮炙论》）

2. 取砒之法：将生砒就置火上，以器覆之，令砒烟上飞，着覆器，遂凝结，累然下垂，如乳尖长者为胜，平短者次之。《图经》言大块者。其大块者已是下等，片如细屑者极下也。入药当用如乳尖长者，直须详谨。（宋·寇宗奭《本草衍义》）

3. 每将砒石一两打碎，用明矾一两为末，盖砒上贮罐中，入明火一煅，以枯矾为度，砒之悍气随烟而去，驻形于矾中者庶几无大毒，用之不伤也。（明·罗周彦《医宗粹言》）

现代工艺

取净砒石，置煅锅内，上盖一个口径较小的锅，两锅接合处用盐泥封固，上压重物，盖锅底贴一白纸条或放几粒大米，用文武火加热煅至白纸或大米成老黄色，离火待凉透后，收集盖锅上的结晶。（《常用中医药鉴定大全》1993 年版）

【科学·解说】

砒霜主要成分为三氧化二砷（As_2O_3），《雷公炮炙论》中所载的火煅工艺可使砒石中的三氧化二砷（As_2O_3）升华，得到纯度大、毒性更强的精制品砒霜。故李时珍谓："医家皆言生砒轻见火则毒甚，而雷氏治法用火煅，今所用多是飞炼者，盖皆欲求速效，不惜其毒也，曷若用生者为愈乎？"指出了雷公法的不当之处。宋《开宝本草》"飞炼砒黄而成"及《本草衍义》"取砒之法"不但已与现代砒霜的"升华制霜法"相近，而且还指出了砒霜形态与纯度之间的关系，可见宋人制备砒霜工艺之精妙。

汉唐时期在制备雄黄（As_2S_2）或礜石（FeAsS）时，常用"炼""烧"工艺，产物均为砒霜：

$$2As_2S_2 + 7O_2 = 2As_2O_3 + 4SO_2 \uparrow$$

$$2FeAsS + 5O_2 = As_2O_3 + Fe_2O_3 + 2SO_2 \uparrow$$

东晋《肘后备急方》首用砷剂治疗疟疾，唐《备急千金要方》推广砒霜疗疟法，其"太乙神精丹"以雄黄、雌黄为主，配方中采用曾青（碱性碳酸铜）。通过升华，曾青烧成氧化铜与磁石（氧化铁）通过催化、氧化作用，得到"光明皎洁如雪"的质量较纯的砒霜，制成如"黍粒"大小的枣泥丸，为世界上比较先进的治疟药。1786 年英国医生福勒（T. Fowler）发明以砒霜与碳酸钾制得亚砷酸钾（西药“福勒氏液”）治疗疟疾，晚于唐朝药王孙思邈发明砒霜治疟千余年。

梅毒是 13 世纪末由西方海员传至岭南地区，15 世纪蔓延到长江流域，20 世纪中叶前遍及全国的疾病。对于该难治的外来性病，明代发明轻粉（Hg_2Cl_2）疗法，但是效果不佳。明崇祯五年（1632）陈司成《霉疮秘录》提出“生生乳”治疗梅毒，“生生乳”配方为礜石（FeAsS）、硝石（KNO_3）、绿矾（$FeSO_4 \cdot 5H_2O$）、食盐（NaCl）、枯矾［$KAl(SO_4)_2$］、朱矾（HgS），通过升华法制得，主要成分为砒霜（As_2O_3），部分产物白降丹（$HgCl_2$）通过甘草牙皂液煎煮除去，其治疗梅毒效果比轻粉好。16—18 世纪欧洲发明砒霜、福勒氏液治疗梅毒。

1865 年德国医师莱萨尔（Lissauer）和瓦伦琴纳（Valentiner）首先尝试福勒氏液治疗白血病，1931 年美国医师福柯纳（Forkner）和斯考特（Scott）证明砷剂会降低慢性粒细胞白血病（CML）白细胞数量。20 世纪 70 年代中国哈尔滨医科大学张亭栋开始使用林甸县卫生院验方“癌灵注射液”，其与明代梅毒疗法处方非常相似，主要含砒霜、水银粉、蟾酥等。后来发现三氧化二砷（As_2O_3）治疗急性早幼粒细胞白血病（APL）效果最好，有效率达 90%。经过上海第二医科大学瑞金医院血液病研究所重复临床试验和机理研究，成果发表于 1996 年美国 *Blood*（《血液》）杂志，首次将中国砒霜治疗白血病“哈尔滨方案”介绍到西方，成为第一个源自中医药的被美国食品药品监督管理局（FDA）批准的创新药。

东晋·葛洪谓：“取雌黄、雄黄烧下其中铜，铸以为器，覆之三岁淳苦酒上，百日，此器皆生赤乳，长数分，或有五色琅玕，取理而服之，亦令人长生。”说明术士们煅炼（加热升华）雌黄、雄黄（炼丹行为）的产物“赤乳”系较纯的三氧化二砷（As_2O_3），毒性极强，因此汉魏南北朝要求砒霜“入药以醋煮杀毒乃用”及明代以等量明矾［$KAl(SO_4)_2 \cdot 12H_2O$］粉碎，煅成枯矾［$KAl(SO_4)_2$］为反应终点，火煅能使砒霜中的 As_2O_3 反复升华，得以提纯。加醋酸、明矾虽然与三氧化二砷并不能发生反应，但是能通过降低 As_2O_3 的溶解度和浓度从而降低毒性。

8 世纪阿拉伯人贾比尔发明硫化砷灼烧氧化砷剂，传承到 11 世纪阿维森纳发明升华法制备“赤砷”（雌黄）和“黄砷”（雄黄），再升华制得“白砷”（砒霜）。13 世纪欧洲才采用升华法制备白砷（氧化砷）。

【功能主治】

劫痰截疟，杀虫，蚀恶肉。治寒痰哮喘、疟疾、休息痢、梅毒、痔疮、瘰疬、走马牙疳、癣疮、溃疡腐肉不脱。配方时，按照毒性中药管理规定执行。

玄明粉
（附芒硝、西瓜霜）

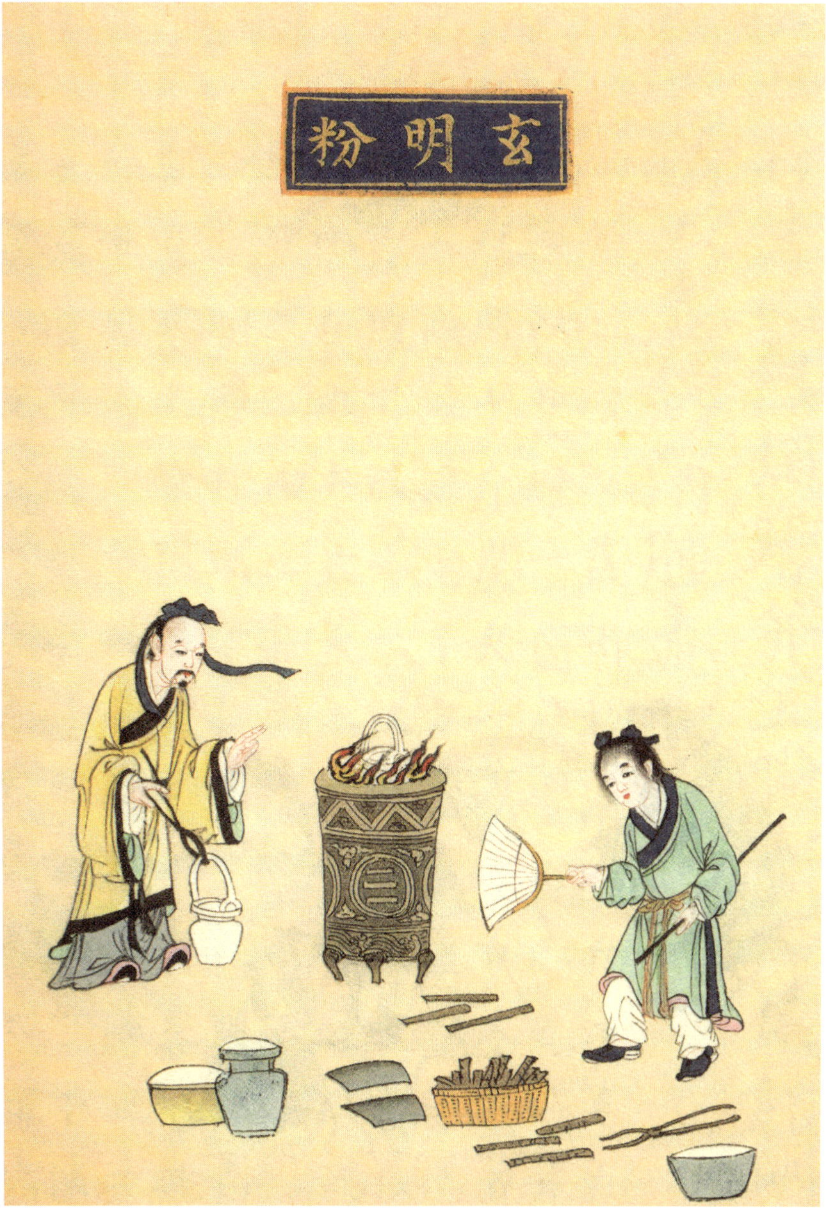

“玄明粉”图有二人在煅炼玄明粉，其中左一人用火钳夹持装药之罐，右一人在扇火。炉中已有一罐药物。地上放有火钳、盛器、覆盖煅罐所用的瓦片等物。

《品汇精要》

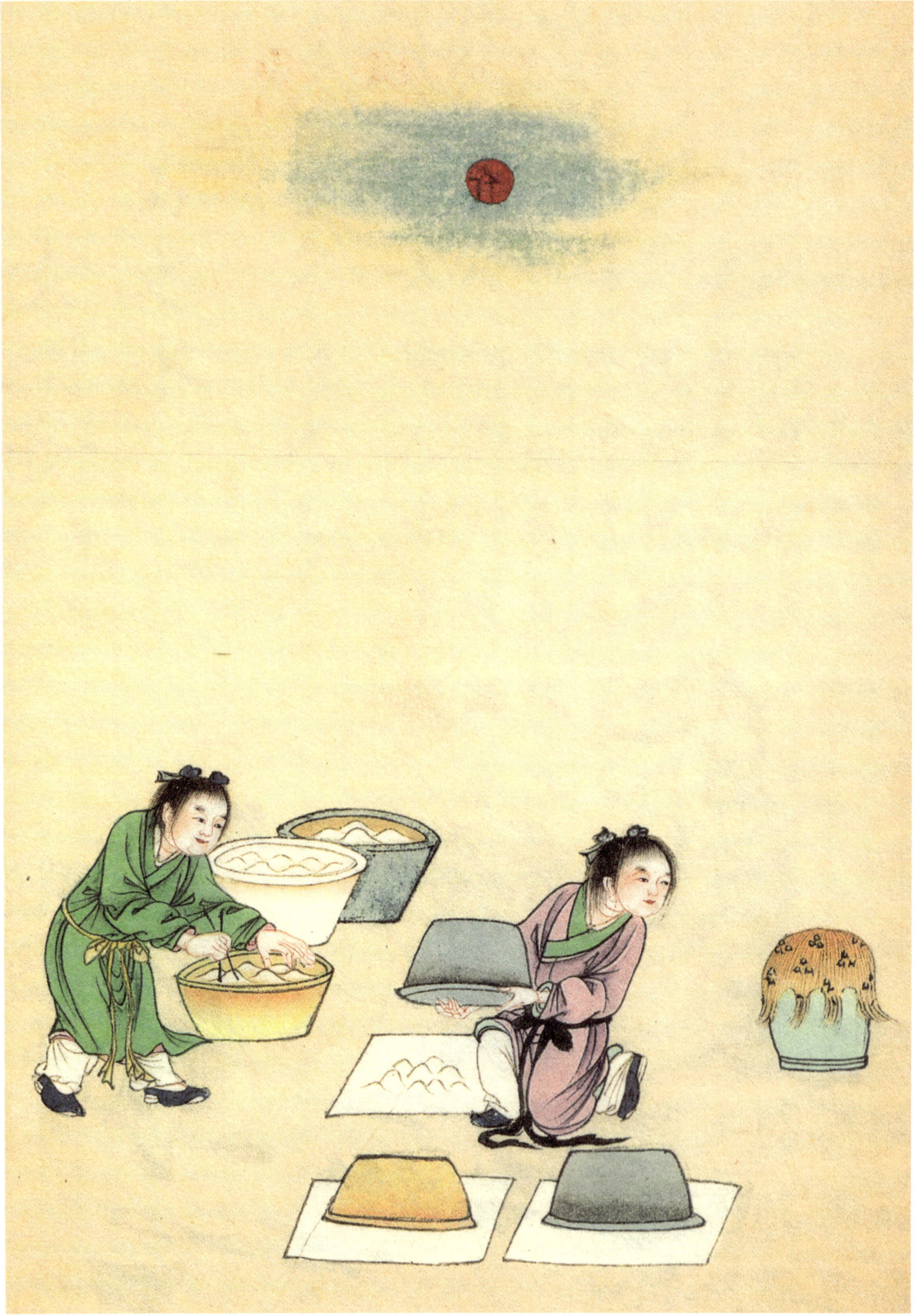

《品汇精要》

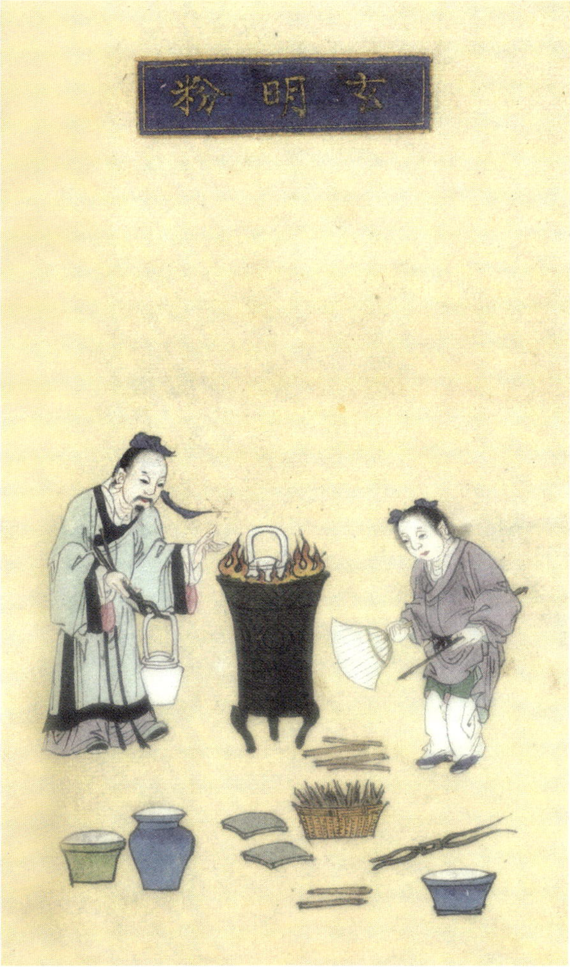

《炮制便览》

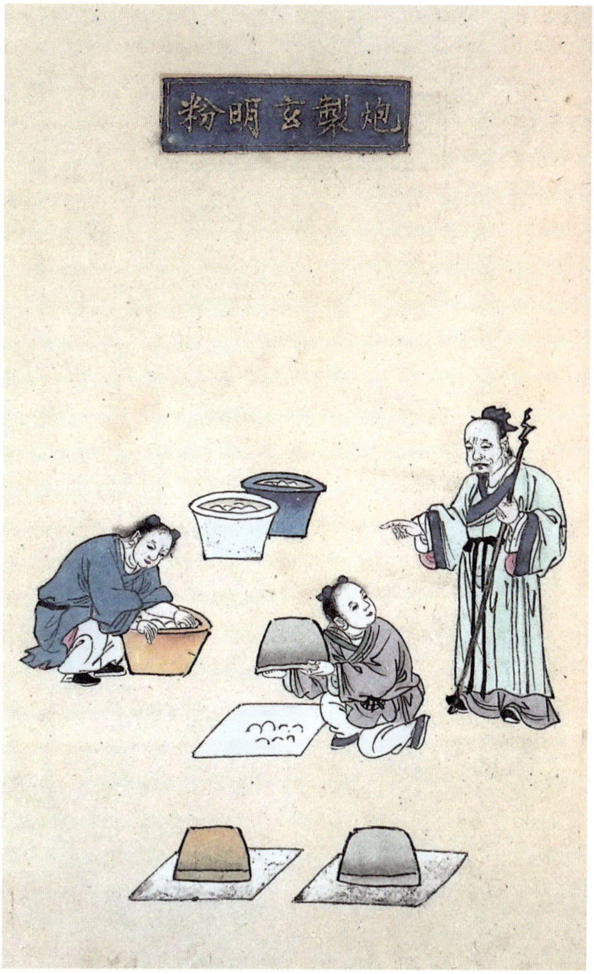

《炮制便览》

“炮制玄明粉”图增绘一老者，指挥二童将盆盂所盛之物倾覆在纸垫子上晾干。《品汇精要》原图一覆盖草苫的瓮被删去。

◀ 图中二人，一人研磨，另一人倾倒芒消（硝）溶液入瓮，旁有一带把木桶。上方有一扁平锅，下有炭火，锅中有熬干之硝。

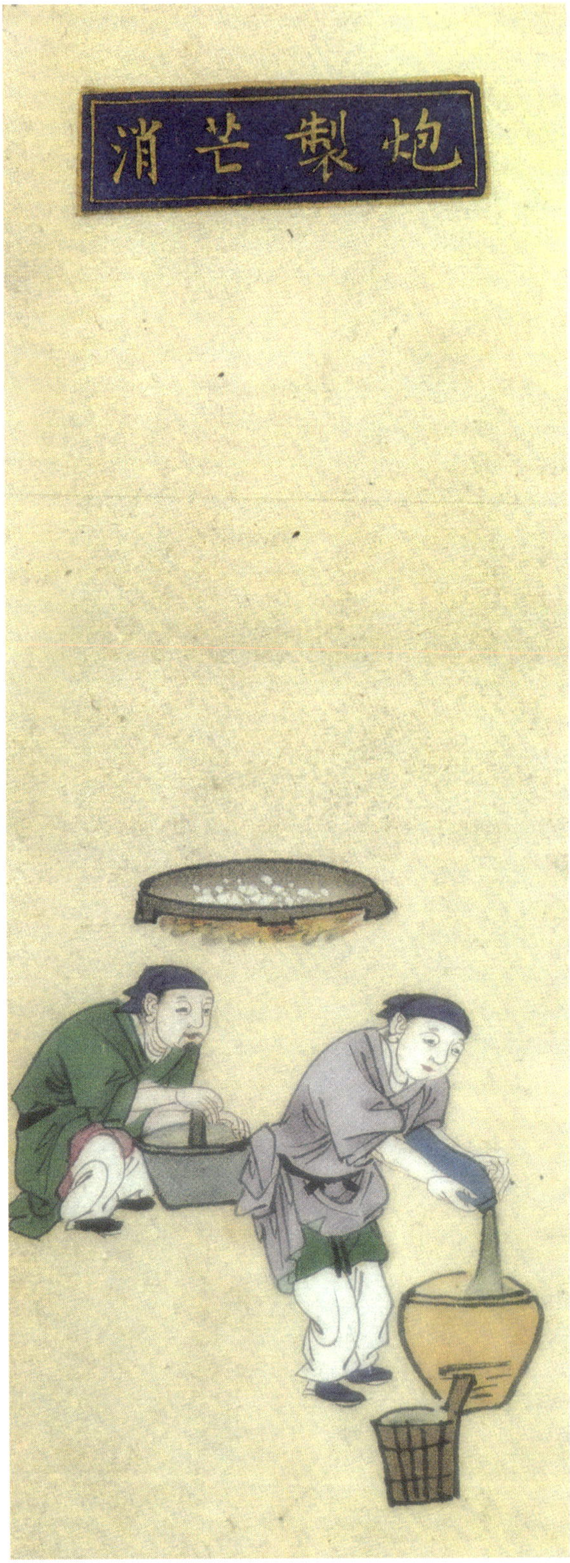

《炮制便览》

《炮制便览》

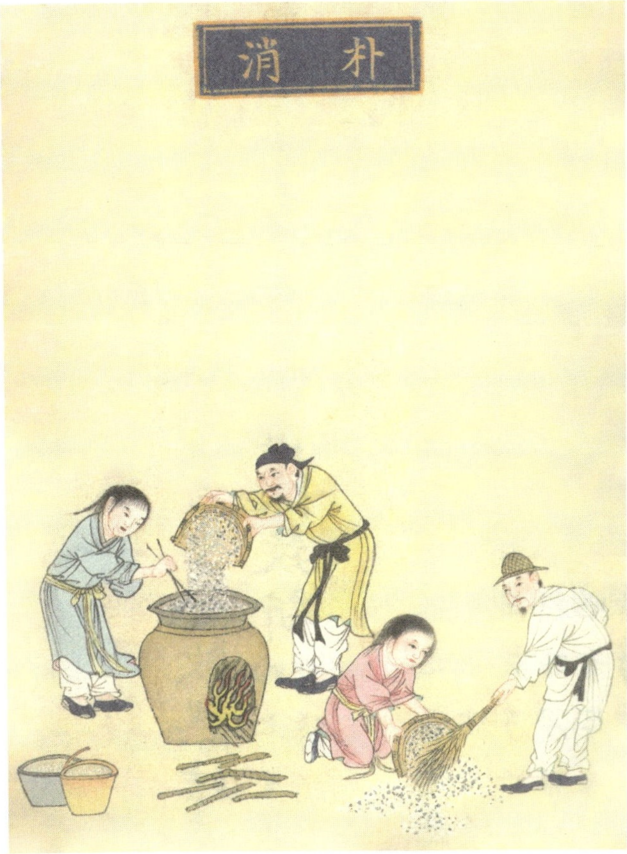

《品汇精要》

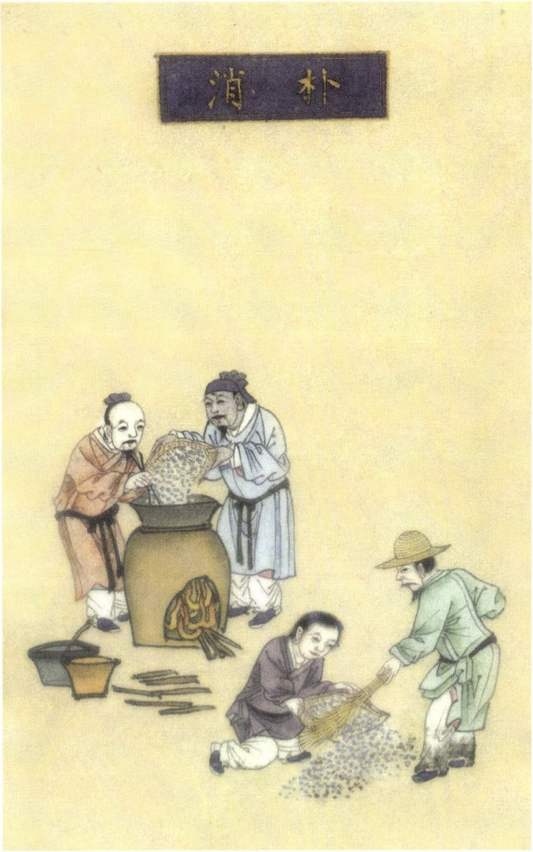

《炮制便览》

图中四人，左二人在煮炼朴消（硝），右二人在集拢炼成的朴硝。

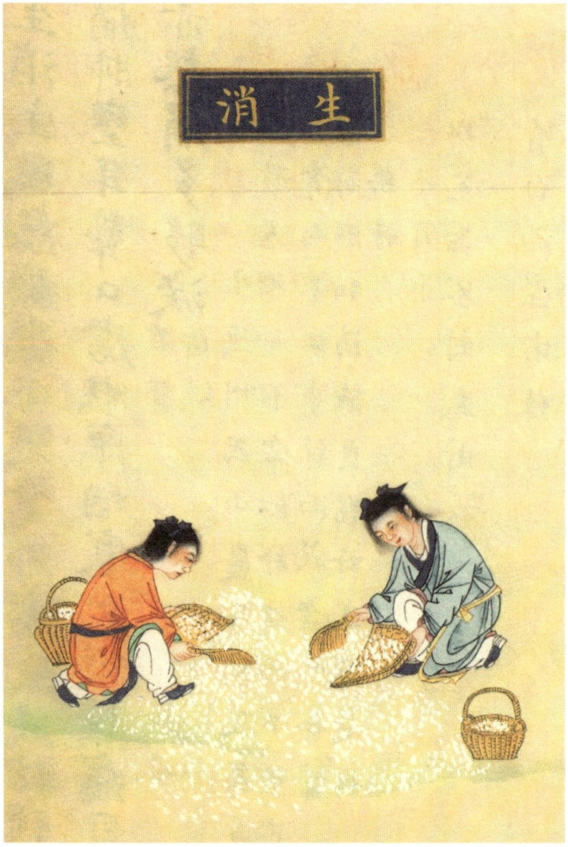

《品汇精要》

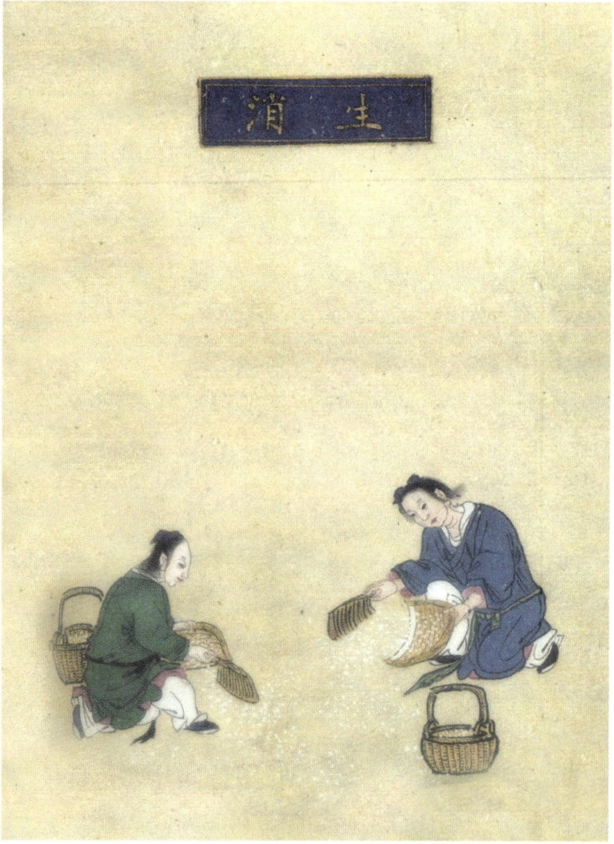

《炮制便览》

图示采集法，二人在扫取地面生消（硝），盛于篮中。

【名称】

芒硝、朴硝、皮硝、西瓜霜、西瓜硝、银粉雪、琼瑶雪。

【来源】

芒硝（$Na_2SO_4 \cdot 10H_2O$）：硫酸盐类矿物芒硝族芒硝加工精制而成的结晶体。

玄明粉（Na_2SO_4）：芒硝经风化干燥制得。

西瓜霜（Na_2SO_4）：皮硝与葫芦科植物西瓜［*Citrullus lanatus*（Thunb.）Matsum. et Nakai］的成熟新鲜果实经加工制成的结晶体。

【制作技艺】

古代技艺

玄明粉

1. 朴硝二斤，须是白净者，以瓷炉一个叠实，却以瓦一片盖炉，用十斤炭火一煅，炉口不盖，着炭一条，候沸定了，方盖之。复以十五斤炭煅之。放冷一伏时，提炉出药，以纸摊在地上，盆盖之一伏时，日晒取干。入甘草二两，生熟用，细捣罗为末。（宋·唐慎微《证类本草》）

2.《太阴经》云：以益州朴硝二斤，须是白净者，以瓷罐一个叠实。却以瓦一片盖罐，用十斤炭火一煅，罐口不盖，着炭一条，候沸定了方盖之。复以十五斤炭煅之，放冷一伏时，提罐出药，以纸摊在地上，盆盖之一伏时。日取干，入甘草一两，生熟用细捣罗为末。《别录》云：明净朴硝不拘多少，于腊月霜雪凝寒之际，用皂荚三两重，略炮捶碎，温热汤六碗，按去渣，浸化，薄纸二重，滤过澄清，入铁锅内煮至一半，候温倾出瓦盆内于见天处露一宿，次早结块，再用净熟水六碗，化开，入大萝卜八两重，切作二分厚一片用，煮见萝卜熟为度，仍倾在瓦盆，去萝卜片，再放在见天处露一宿，次日结块，去水取出，滤干，入好皮纸袋盛，悬挂当风处自然成粉。（明·刘文泰《本草品汇精要》）

3. 用朴硝十斤，水一桶，同入锅内溶化，掠去面上油腻，其水将细布并好纸滤去渣滓，仍用萝卜十斤，冬瓜五斤，豆腐三斤，俱切厚片，同硝水入锅内煮沸六七次，捞去萝卜等物，又掠去油腻，将细布好纸再滤过，务令渣滓去净，然后放入瓦盆，置诸星月之下，自然生出硝芽片子，取出放于桌面上，任其风干，将原水又煎沸一次，入瓦盆内令其再生，如是者数次，以水内无硝片为度。将前风干消芽，用泥裹罐子装盛按实，碎炭周围，不走火气，如法煎炼，候水干尽，仍听罐内消汁不响，复如法固封罐口，再加猛火煅炼一昼夜，玄明粉成矣。（明·王文洁《太乙仙制本草药性大全》）

4. 用白净朴硝十斤，长流水一石，煎化去滓，星月下露一夜，去水取硝，每一斗用萝卜一斤，切片同煮热，滤净再露一夜，取出；每硝一斤，用甘草一两，同煎去滓，再露一夜，取出以大沙罐一个，筑实盛之，盐泥固济，厚半寸，不盖口，置炉中，以炭火十斤，从文至武煅之，待沸定，以瓦一片盖口，仍前固济，再以十五斤顶火煅之，放冷一伏时，取出，隔纸安地上，盆覆三日，出火毒，研末，每一斤入生甘草末一两，炙甘草末一两，和匀，瓶收用。（明·李时珍《本草纲目》）

5. 冬至后，用洁净朴硝十斤，水一斗五升，白萝卜五斤，打碎，同入锅中，将硝煮化，候汤滚足，捞去萝卜，以绵纸二层铺竹丝箕内，架在新缸上，将硝汤徐入箕内，随滤随添，以汤滤尽为度，将缸移在天井露三日，其硝结在缸内，倾去余水，沥干为止，将硝取下，再用砂锅顿炭炉上，将硝一碗化开煎滚，以铜匙铲搅，将凝结时，铲入小鱼酢罐内，上空寸许，余硝陆续照上法炼毕。每一罐用三钉品字样插入地中，留寸半在外，将罐浮顿钉头上，用瓦片盖口，周围用段砖砌百眼炉围绕，离罐寸半许，着炭火入炉内，四围底火顶火务要周匝，候罐硝红，为度。次日取出硝来，预用大绵纸摊在洁净阴土上，将硝碾细，用绢筛筛在纸上约一钱厚，再不许多，门窗具关闭，不令人见，三日后，其硝自然复活，色白如粉，轻虚如片，将钵盛贮，内用纸盖，再放入乱纸寸许，已收潮气，庶不凝结。（明・陈实功《外科正宗》）

6. 朴硝煎化，用莱菔煮，再同甘草煎，入罐火煅，以去其咸寒之性。（清・汪昂《本草备要》）

芒硝

1. 生于朴硝。乃是朴硝以水淋汁，澄清，再经熬炼减半，倾木盆中，经宿，遂结芒有廉棱者。（宋・寇宗奭《本草衍义》）

2. 生于卤地，刮取煎炼。在底者，为朴硝；在上有芒者，为芒硝；有牙者，为马牙硝；置风日中，消尽水气，轻白如粉，为风化硝。（清・汪昂《本草备要》）

3. 生斥卤盐地，取以煎炼而成，在下者为朴硝，在上者为芒硝，以芒硝再经煎炼，在上者为之元明粉，悬风处化成粉者为之风化硝。（清・张秉成《本草便读》）

西瓜霜

1. 制西瓜硝：觅上号头藤西瓜，或一个，或二个，用稻柴垫好放在干燥厨内。至立冬日，将瓜盖揿去，腹中瓤取去七分，皮上肉剩三分。用皮硝二斤或斤半，看瓜之大小，盖好，用线络之，悬向背阴屋檐下，至冷冻之期，其硝自飞出瓜皮外，颜色如霜。用刷帚轻轻拂下，以盘盛之，包好，至三五日一取。至春间将瓜内所剩之硝安好，候到立冬，将新鲜瓜盛之，再加半斤或一斤，仍旧悬好，皮外飞出取之，如此二次，中间之硝亦好，不必再做。可治喉癣、喉疳诸火症。溃烂者吹之不痛。外皮飞出者名银粉雪，其功可并紫雪。（清・张宗良《喉科指掌》）

2. 西瓜霜法：用大黄泥钵一个，将西瓜一个照钵大小松松装入钵内，将瓜切盖，以皮硝装满瓜内，仍以瓜盖盖，竹签扦定，再以一样大黄泥钵一个合上，外用皮纸条和泥将缝封固，放阴处过数日，钵外即吐白霜，以鹅毛扫下收好，仍将钵存阴处，再吐再扫，以钵外无霜为度，收好。每用少许吹之。（清・顾世澄《疡医大全》）

现代工艺

玄明粉

取芒硝用纸或适宜包材包裹，悬挂于通风处，使其风化，全部成洁白的粉末。（《全国中药饮片炮制规范》1988年版）

西瓜霜

并取尚未熟透的西瓜，取皮切成小块，每10斤加皮硝15斤，拌匀，装入黄沙缸内，缸底先铺一层瓜皮作垫，待拌硝的瓜皮装满后，上面再用一层瓜皮铺设，将缸盖好，置通风处。数天后，黄沙缸的外面即有白色粉霜不断析出，将霜轻轻扫下，至霜析尽为止。扫下的白霜拣去沙屑，即成纯净的西瓜霜。或选重 6~7 斤的西瓜一个，在瓜蒂处切开，挖去部分肉瓤，用皮硝 1 斤（或更多些）装满瓜内，然后将切下的瓜皮盖上，用竹签钉牢，悬挂于阴凉通风处，10 余天后瓜皮外面即不断析出白霜，将霜陆续扫下即可。制得的西瓜霜宜存放石灰缸或密闭于瓷瓶中，置阴凉、干燥处，防潮，防热。(《中药大辞典》1977 年版,《中华本草》1999 年版)

【科学 · 解说】

朴硝为硫酸盐类矿物，含有较多杂质，不可直接入药，经重结晶后可以得到洁净度高的芒硝，主要成分为 $Na_2SO_4 \cdot 10H_2O$，用于临床，贮藏时应密闭，防风化。

芒硝含有结晶水，在干燥通风处放置，失去结晶水后而得到玄明粉，主要成分为 Na_2SO_4。

以朴硝和新鲜西瓜为原料制备的西瓜霜主要成分为芒硝，还含有西瓜中的多种有机物及铁、锰、铜、镁等无机成分，因此功效也发生了变化。

【功能主治】

玄明粉：泻下通便，润燥软坚，清火消肿。用于实热积滞、大便燥结、腹满胀痛；外治咽喉肿痛、口舌生疮、牙龈肿痛、目赤、痈肿、丹毒。

芒硝：泻下通便，润燥软坚，清火消肿。用于实热积滞、腹满胀痛、大便燥结、肠痈肿痛；外治乳痈、痔疮肿痛。

西瓜霜：清热泻火，消肿止痛。用于咽喉肿痛、喉痹、口疮。

盐（附卤碱）

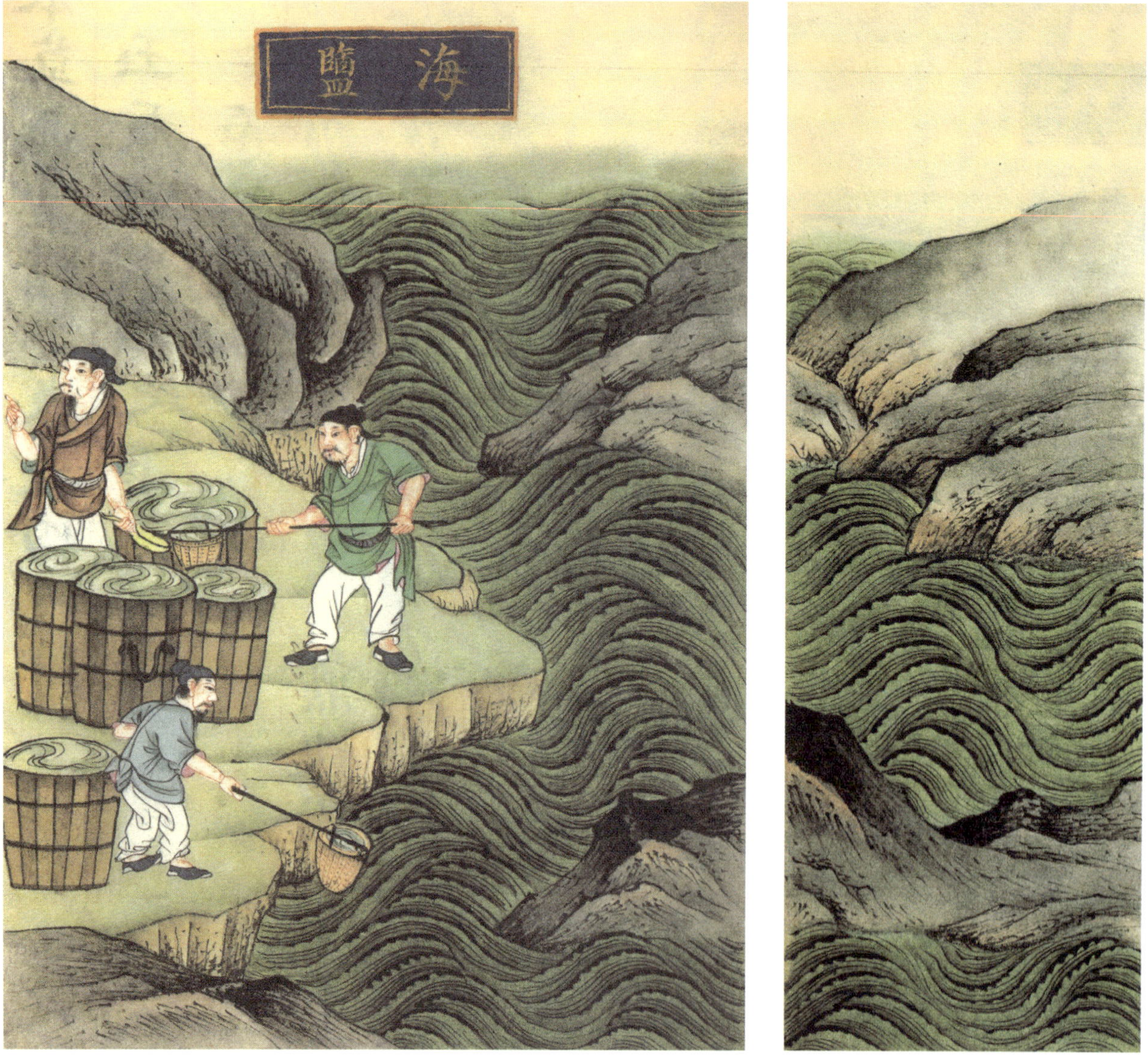

《品汇精要》

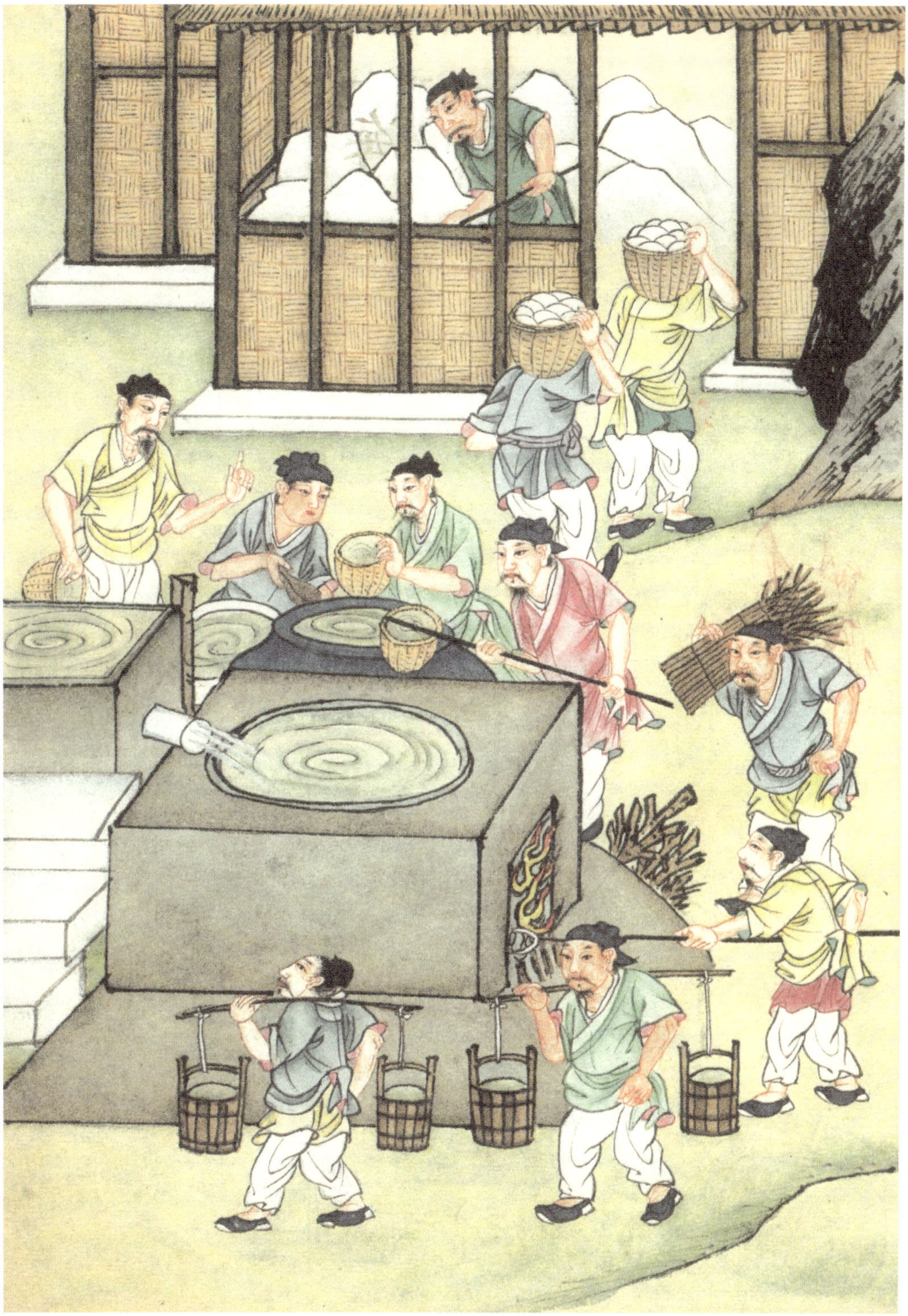

《品汇精要》

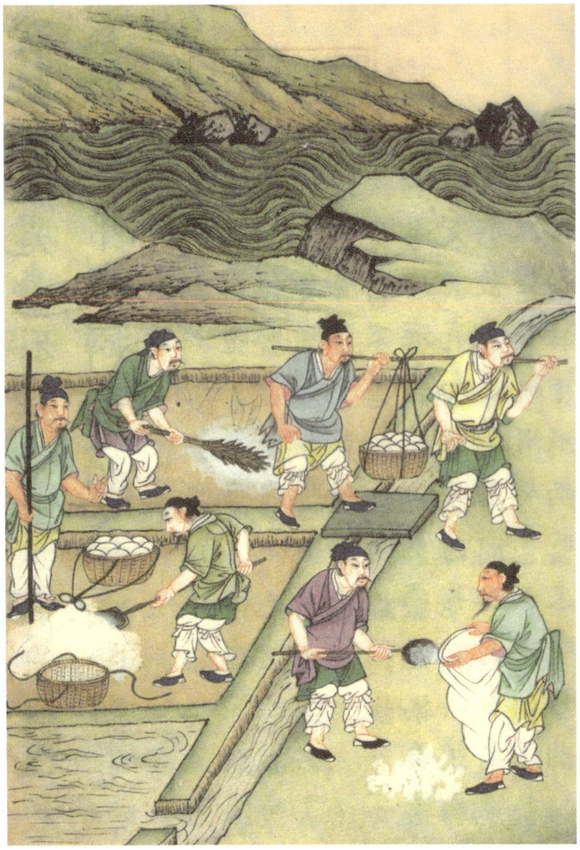

《品汇精要》

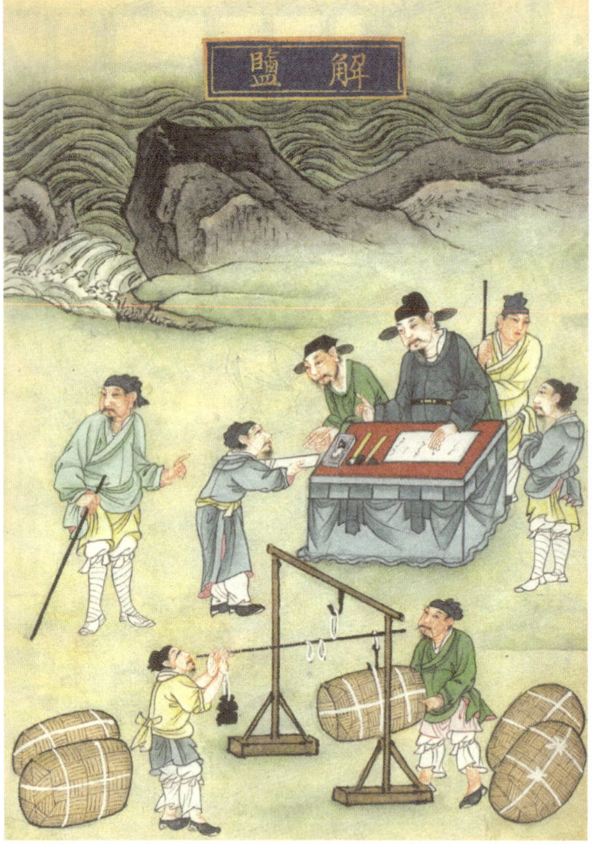

《品汇精要》

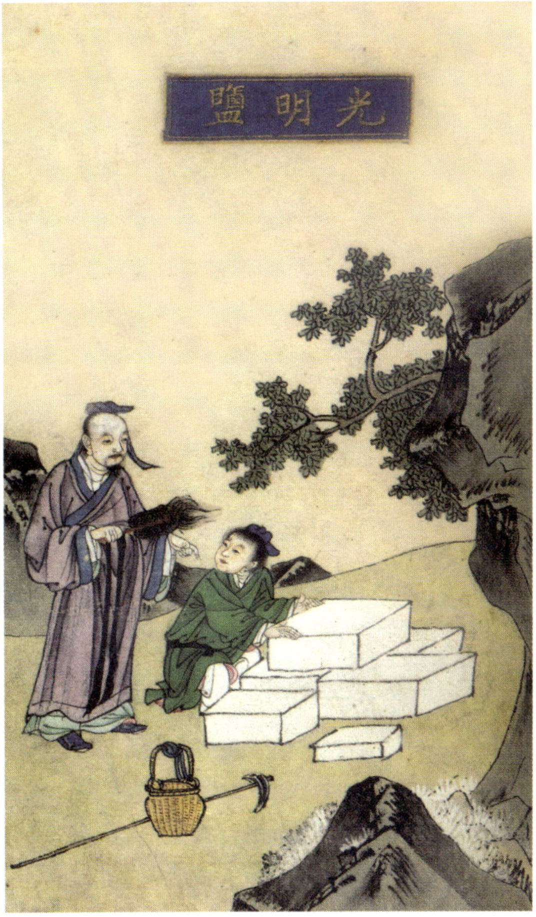

《炮制便览》

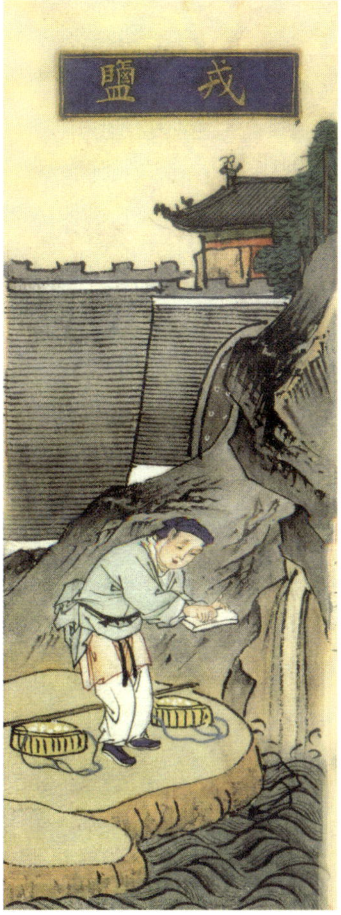

《炮制便览》

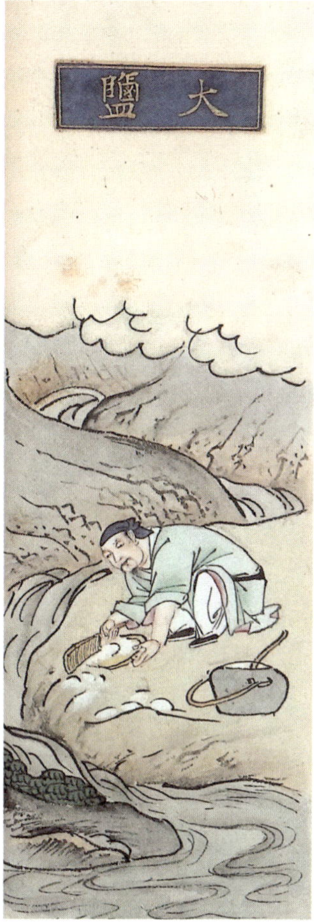

《炮制便览》

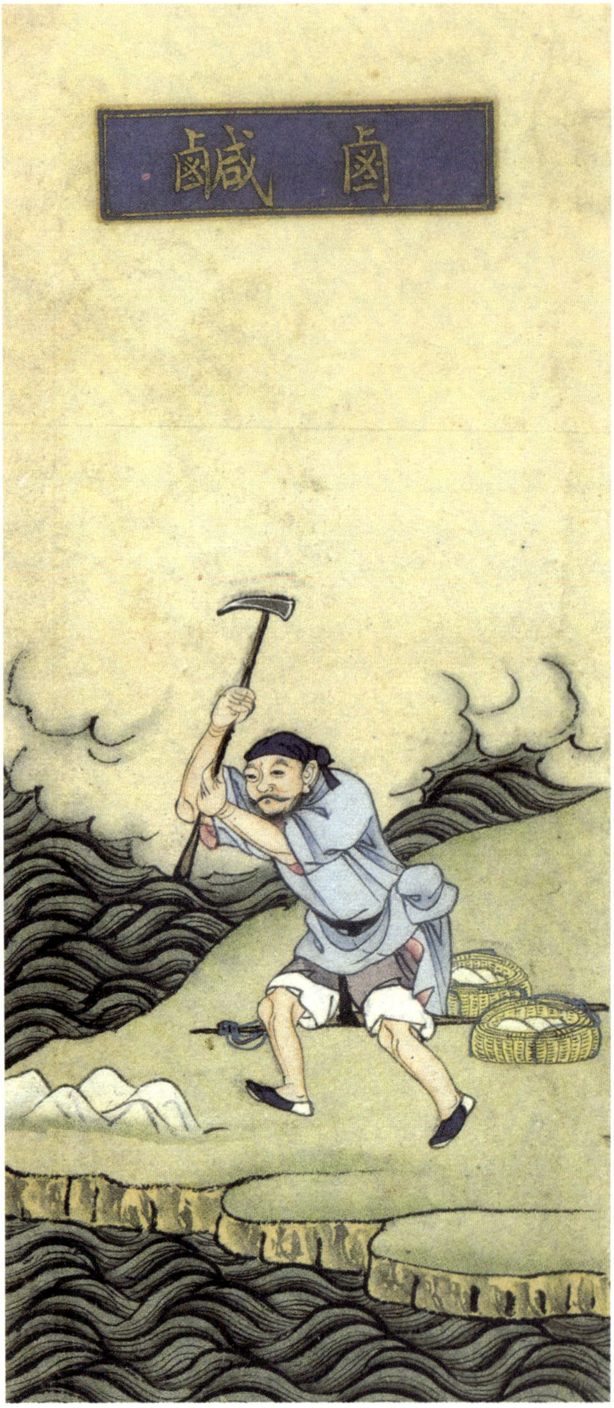

《炮制便览》

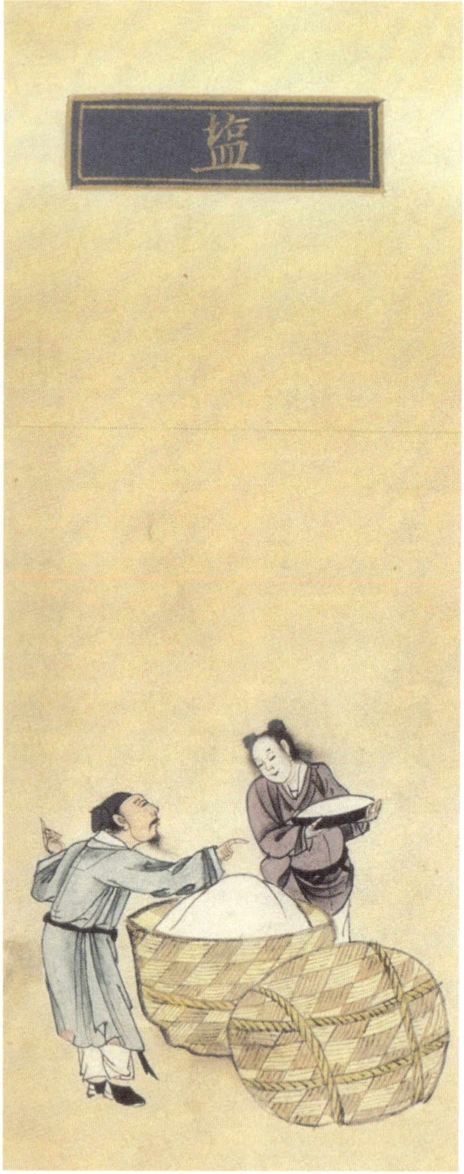

《食物本草》

◀ 一人在海边平地上掘取卤碱。辅助说明该盐出产及采集情况。

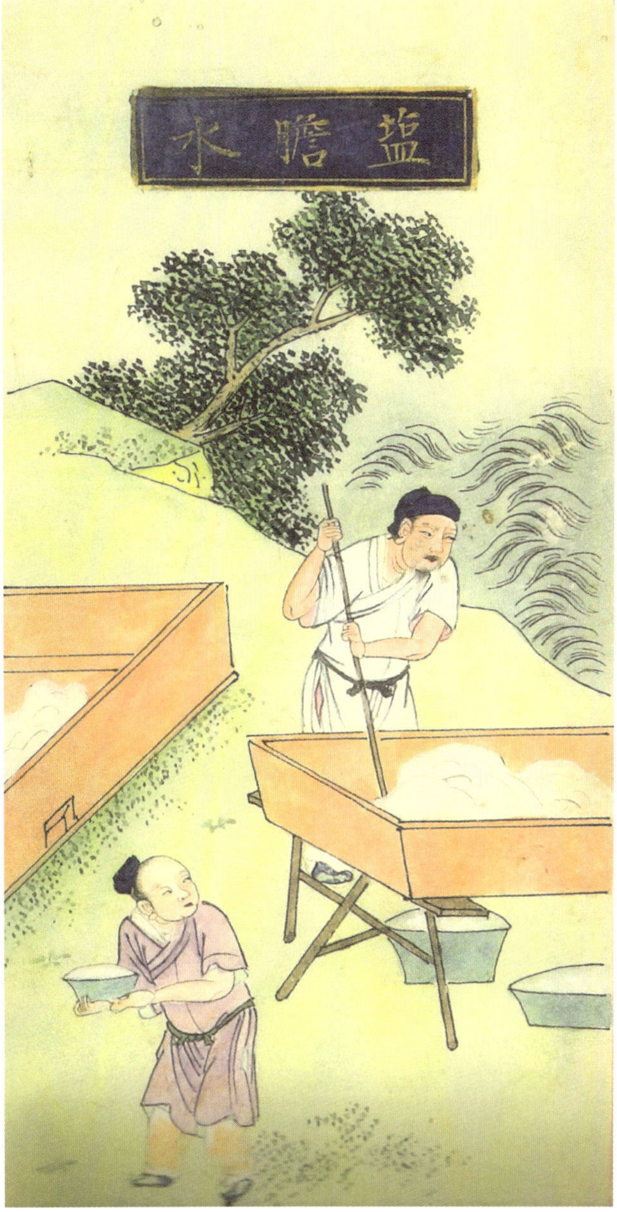

《食物本草》

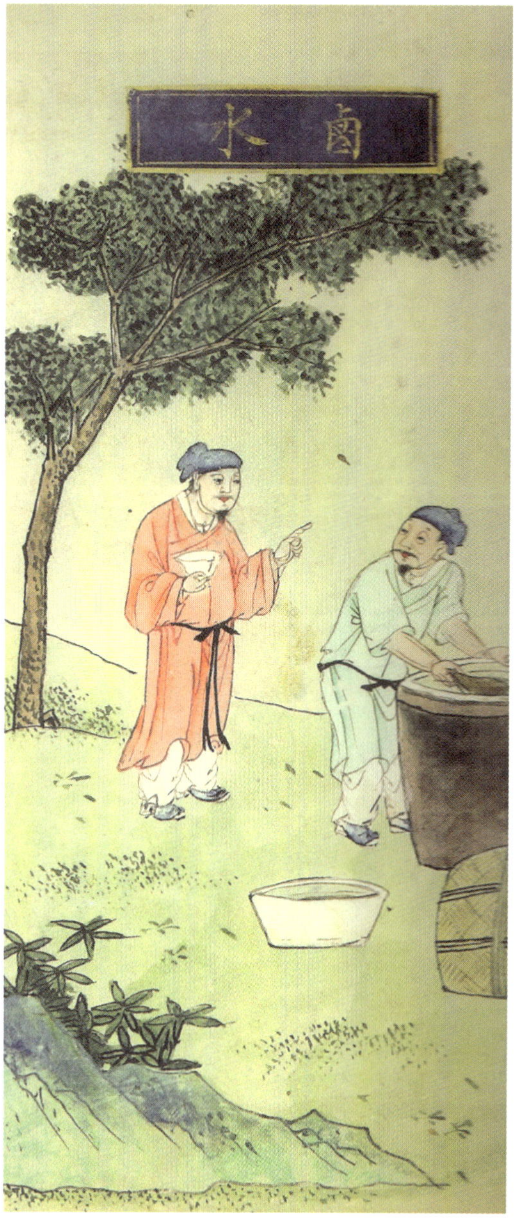

《食物本草》

【名称】

海盐、井盐、池盐、崖盐、矿盐、湖盐、大盐、土盐、戎盐、胡盐、解盐、光明盐。

【来源】

盐为氯化钠（$NaCl$）。卤碱为碳酸钠（Na_2CO_3）。

【制作技艺】

古代技艺

盐

1. 海水煎成者，但味和。（宋·寇宗奭《本草衍义》）

2. 白如霜雪者佳，炒研用。（明·李中梓《雷公炮制药性解》）

3. 海盐，取海卤煎炼而成。井盐，取井卤煎炼而成。卤盐，刮取卤土煎炼而成。池盐，疏地为畦垄而堑围之，引清水注入，待夏秋南风大起，一夜结成。崖盐，生于土崖，状如白矾。（明·倪朱谟《本草汇言》）

4. 炒赤，或水飞过，不可多用。（明·李梴《医学入门》）

5. 盐中多以矾硝灰石之类杂秽，须水澄复煎乃佳。河东天生者及晒成者，无毒。其煎炼者，不洁，有毒。（清·朱本中《饮食须知》）

卤碱

1. 卤碱既生河东，其河东盐不以釜煎，于此论之明非凝滓，此是碱土，名卤碱。今人熟皮皆用之，此则碱地掘取者是也。研细用。（唐·苏敬《新修本草》）

2. 卤碱一升，青梅二十七个，古钱二十一文。新瓶盛，密封，汤中煮一炊时，三日后取点，日三、五度。（宋·王怀隐等《太平圣惠方》）

3. 用上好碱土，热汤淋取汁，石器熬干刮下，入麝香少许，研，掺之。（金·刘完素《宣明论方》）

现代工艺

盐

取原材料，除去杂质。

卤碱

1. 取卤块用水洗净，打碎，入盆内加热熔化，用纱布或白布过滤后，将滤液煎熬，再加等量水，用急火煎熬，保持沸腾状态，勿搅拌，待水分蒸干，刺激性气体挥发，并由深褐色液体变为白色固体，即为卤碱。（《中华本草》1999 年版）

2. 取卤块用水洗净，打碎，入盆内，每盆以 2~3 斤为宜，稍加热熔化，用 6 层纱布或两层白布过滤后，将滤液煎熬，再加等量水，用急火煎熬，保持沸腾状态，切勿搅拌。待水分蒸干，刺激性气体基本挥发，并由深褐色液体变成白色固体，即为卤碱。煎熬需 1.5~2 小时。每斤卤水可熬卤碱 3.5 两左右。将卤碱压成粉末，装瓶密闭，干燥封存。（《中药大辞典》1977 年版）

【科学 · 解说】

盐是人们生活中不可缺少的物质，可维持细胞外液的渗透压，参与体内酸碱平衡的调节。氯离子在体内参与胃酸的生成。盐在中药加工炮制中常作为防腐和炮制辅料使用。

盐的主要成分为氯化钠（NaCl），因来源、制法等的不同，夹杂物质的质与量都有所差异。盐经重结晶精制后可得到高纯度的氯化钠用于食用或药用，而残留物含有大量的氯化镁、氯化钠和金属离子，称为胆巴，为炮制中药附子的辅料之一。

《说文解字》"宿沙初作煮海盐"，从生物进化角度来说，人类最易获得的盐为来自海洋的食盐。但是早期历史文献如《尚书· 说命》"若作和羹，尔惟盐梅"，《尚书· 洪范》"润下作咸"，《诗经· 鸨羽》"王事靡盐"，《礼记 · 礼运》"未有火化，食草木之实，鸟兽之肉，饮其血" 等记载说明内陆地区先民获取盐非常困难，一般以动物血为盐的主要来源。历史上中国人就地取材，发现盐源有如下几类：①海盐，如《禹贡》"厥贡盐絺，海物惟错"；②池盐，如《山海经 · 北山经》"南望盐贩之泽"（山西运城盐池）；③苦盐（未精制含镁粗盐）、散盐（粉末状海盐、池盐、井盐等）、形盐（大块结晶岩盐）、饴盐（精制纯盐），如《周礼 · 天官 · 冢宰》"祭祀，供其苦盐、散盐；宾客，供其形盐；王之膳羞（馐），供其饴盐"。

本草记载的药用盐：汉《神农本草经》载有戎盐（来自边疆民族地区的盐）、大盐（大型结晶盐），唐《本草拾遗》也记载 "盐惟西南诸夷稍少，人皆烧竹或木盐当之"，说明西南地区缺盐而不得不利用植物灰中的钾盐（KCl 或 K_2CO_3）替代钠盐。

除西南地区木盐外，东北地区也有使用木盐的记载，如《魏书 · 勿吉传》"勿吉国（今东北）水气咸凝，盐生树上"，《北史》"新罗（今朝鲜）水气咸，盐生于木皮之上"，《唐书》"黑山靺鞨（今东北）有盐泉，盐凝于树颠（巅）"，宋《证类本草》"胡中有树盐，亦称木盐"。明《天工开物》"作咸" 项谓："海、池、井、图、崖、砂石，略分六种。而东夷树叶、西戎光明不与焉。赤县之内，海卤居十之八，而其二为井、池、土碱。" 明代 80% 使用海盐，东北木盐与西来光明盐（精制盐）则可略二不计。根据考证，东北地区典型的木盐为柽柳科泌盐植物，干燥时树叶出现一层盐霜。

关于卤碱，即天然的碳酸钠（Na_2CO_3），来自池泽地区，早在《周礼 · 考工记》和《礼记 · 内则》已被记载用于洗涤，能够与食用池盐区分使用。古埃及亚历山大城附近湖中出产的 "natran"，欧洲考古学者认为即后来古希腊和古罗马人将植物灰碳酸钾和天然碳酸钠用作洗涤剂时所统称的 "nitrum"，1762 年马格拉夫称碳酸钾（K_2CO_3）为植物碱、碳酸钠（Na_2CO_3）为矿物碱。

【功能主治】

清热，凉血，明目。用于吐血、尿血、牙龈肿痛出血、目赤肿痛、风眼烂弦。

炉甘石

《品汇精要》

【名称】

鍮石、羊甘石、卢甘石、陵石、脱梯牙。

【来源】

生品碳酸锌（$ZnCO_3$），煅制品氧化锌（ZnO）。

【制作技艺】

古代技艺

凡用炉甘石，以炭火红，童便淬，或黄连煎水淬七次，洗净研粉，水飞过晒干用。（清·严西亭等《得配本草》）

现代工艺

采挖后，洗净，晒干，除去杂石、杂质，打碎。置适宜的容器内，煅至红透，再水飞，干燥。（《中国药典》2020年版）

【科学·解说】

春秋战国时期《管子·地数》记载“上有陵石，下有铅锡”，说明已经认识到锌矿及锌、铅矿物的共生关系，宋《证类本草》记载：“陵石，……生华山，其形薄泽”，与现代陕西华山地区菱锌矿在产地与矿形吻合。

鍮石作为古波斯与印度舶来品，自汉代到明代被广泛使用。最初指一些金黄色的黄铜矿（$CuFeS_2$）、黄铁矿（FeS_2）、锌铜矿（$CuZnS_2$）等，劳费尔最早提出脱梯牙（波斯鍮石）来自波斯语tūtiya的音译。

煅烧有利于$ZnCO_3$转变为ZnO，还可减少毒性成分；煅后用湿法粉碎方法（水飞）可得到极细腻的炉甘石粉末，进一步除去水溶性杂质，消除了由于颗粒粗而造成的对敏感部位的刺激，可用于眼部疾病。宋代以来常用煅制品治疗外科皮肤溃烂、脓水淋漓、湿疮、瘙痒等病。明代开始，炉甘石成为眼科主药，李时珍用煅炉甘石制剂治疗自己的眼疾，配方除煅炉甘石（ZnO）外，都是利用青矾［$Fe_2(SO_4)_2$］、明矾［$KAl(SO_4)_2$］、胆矾（$CuSO_4$）、朴硝（$Na_2SO_4 \cdot 10H_2O$）等硫酸盐，与氧化锌作用而得硫酸锌（$ZnSO_4$），几乎与现代硫酸锌眼用制剂成分、工艺一致。

此外，中医临床常用黄连拌制甘石，即100份煅炉甘石与12.5份黄连煎汁拌匀，吸尽晒干再碾细粉。明《普济方》眼科成药“七宝散”就是由煅炉甘石、明矾、黄连配制而成，与欧洲引进的“沃古林眼药水”主成分硫酸锌、小檗碱基本相同。

16世纪德国医师阿格里科拉（G. Agricola）提到制备黄铜（铜锌合金）时有升华性的白粉即氧化锌可药用，与我国煅炉甘石相似。18世纪才发明以硫酸作用于锌制备硫酸锌。

市场上还有一种“浮水甘石”，系与炉甘石矿菱锌矿伴生的水锌矿，主要成分为碱式碳酸锌$Zn_5(CO_3)_2 \cdot (OH)_6$，一般不作为炉甘石正品使用。

【功能主治】

解毒，明目，退翳，收湿，止痒，敛疮。用于目赤肿痛、睑弦赤烂、翳膜遮睛、胬肉攀睛、溃疡不敛、脓水淋漓、湿疮瘙痒。

制造类

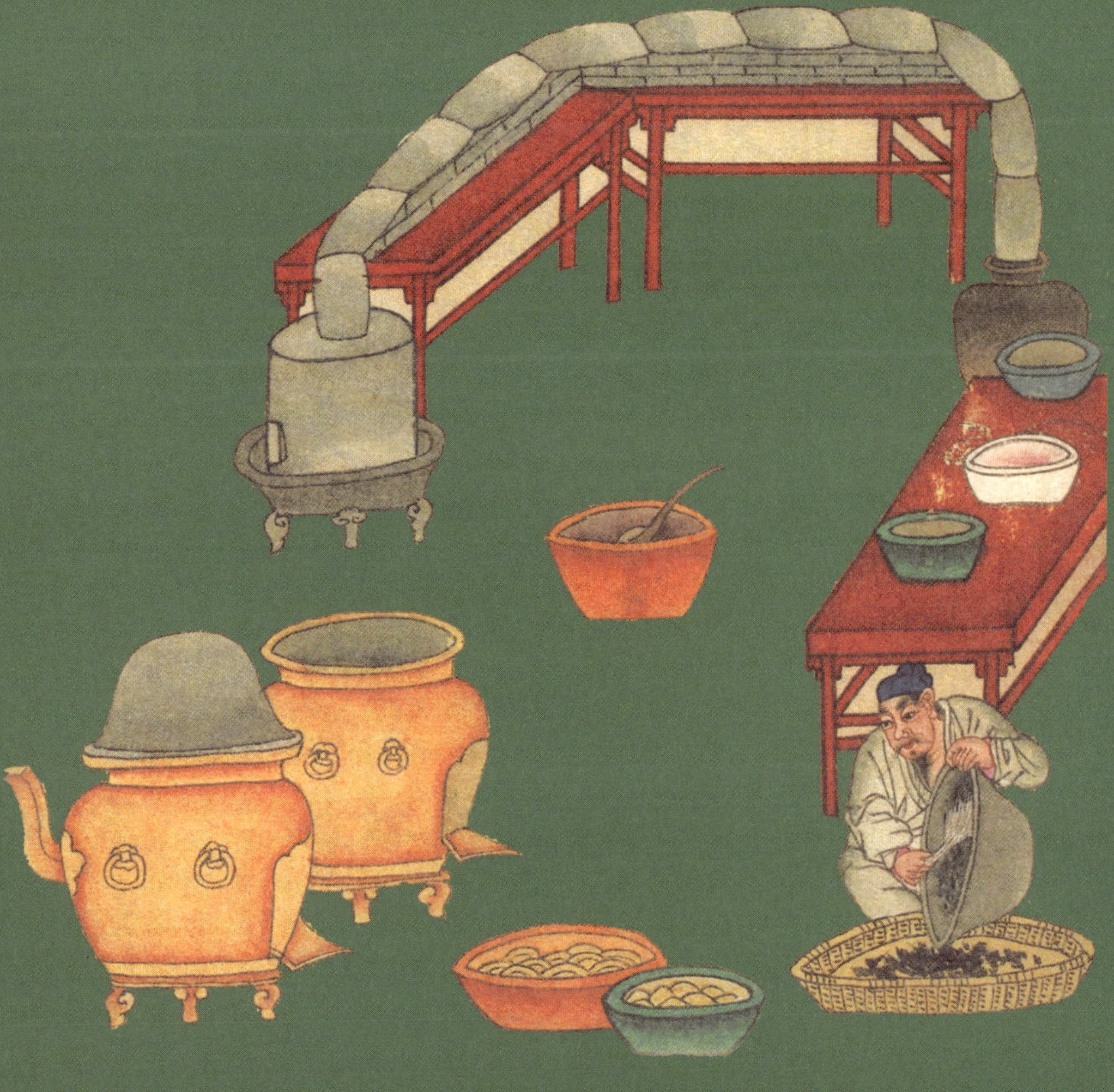

大豆黄卷

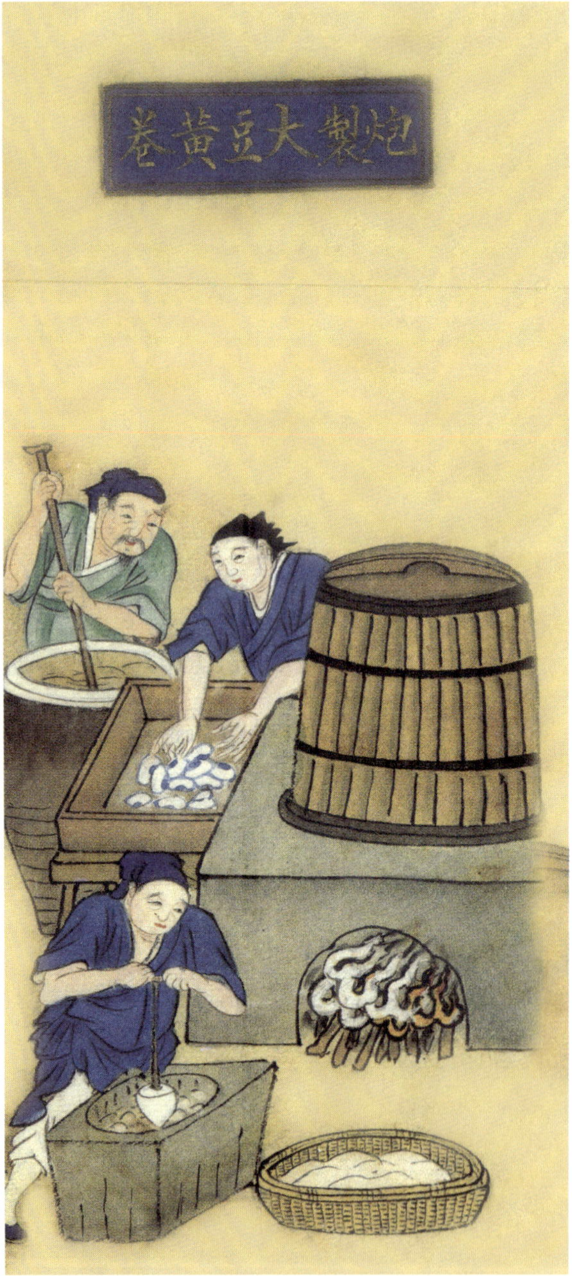

《炮制便览》

图中三人按传统发芽法制造。图中右上一人拔弄大豆。

【来源】

豆科植物大豆［*Glycine max*（L.）Merr.］的成熟种子经发芽干燥的炮制加工品。

【制作技艺】

古代技艺

1. 以水渍乌豆抽芽，取以暴干。（宋·陈衍《宝庆本草折衷》）

2. 以大豆不拘多寡，先以井水淘净，堆置筐内，筐口封罨蒲草，外以缸覆之，令其温暖，每日频频汲水灌溉，候其发蘖，取出日干用之。（明·刘文泰《本草品汇精要》）

3. 壬癸日以井华水浸大豆，候生芽，取皮，阴干用。（明·李时珍《本草纲目》）

4. 浸黑大豆，出芽长五寸，去皮干之。（清·王翃《握灵本草补遗》）

现代工艺

1. 大豆黄卷：取黑大豆洗净，浸泡至外皮微皱，捞出，置竹箩内，上盖湿蒲包，每日淋水 1~2 次，促使发芽。至芽长 1 厘米时，取出摊在筐内，先置有风处吹至半干（防止脱壳），再行晒干即成。制大豆黄卷：取大豆黄卷置锅内，加入用淡竹叶、灯芯草煎成之药汁共煮，至药汁吸尽后，取出晒干（每 100 斤大豆黄卷，用淡竹叶 20 两，灯芯草 10 两）。（《中药大辞典》1977 年版）

2. 取净大豆，用水浸泡至膨胀，放去水，用湿布覆盖，每日淋水 2 次，待芽长至 0.5~1 厘米时，取出，干燥。（《中国药典》2020 年版）

【科学·解说】

发芽法是古代制备“蘖”类饮片的传统技艺，原料包括麦芽、谷芽等，要求胚芽长到 1 厘米左右即可。而食品豆芽通常芽长 10 厘米。因大豆的芽蘖干燥品色黄，故名大豆黄卷。古代医家认为黄大豆入脾，再以水浸生芽而为黄卷，则有升达脾胃之气，宜于治疗上下表里水湿之邪，故能解表，更因其舒通达秉之天性而能破瘀舒筋。

【功能主治】

解表祛暑，清热利湿。用于暑湿感冒，湿温初起，发热汗少，胸闷脘痞，肢体酸重，小便不利。

蟾　酥

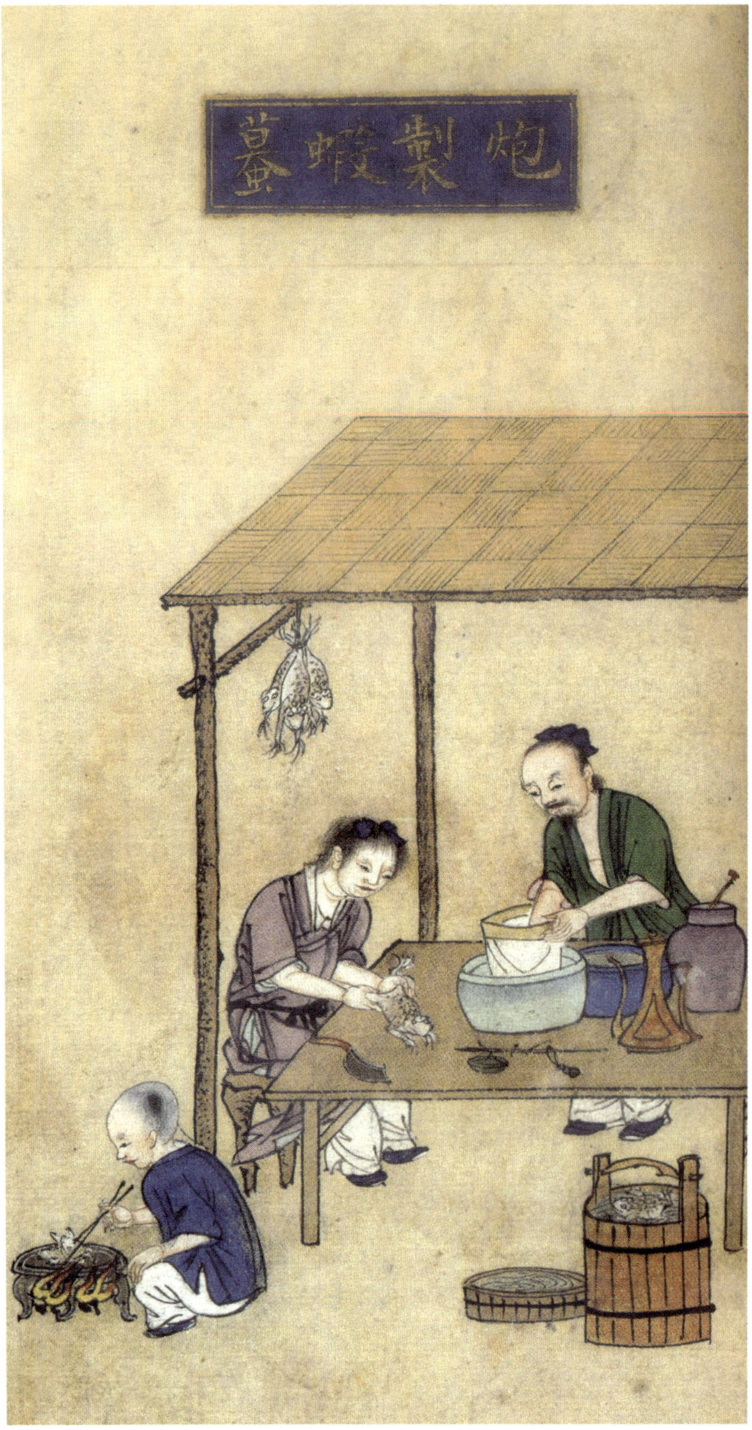

图中三人，按雷公法炮制药物。棚中左一人在清除蛤蟆非药用部分，其上方系挂清洁后的蛤蟆，示意本品须经阴干。左下一人用火炙本品。右上一人用一带篾圈的布袋从盆中漉取药物。按雷公法，此示意炮制黑虎（蛤蟆的一种）时须酒浸漉出。

《炮制便览》

【来源】

蟾蜍科动物中华大蟾蜍（*Bufo bufo gargarizans* Cantor）或黑框蟾蜍（*Bufo melanostictus* Schneider）的干燥分泌物。

【制作技艺】

古代技艺

1. 五月五日取，眉间裂破，取汁。（元·吴瑞《日用本草》）

2. 五月五日取，食取眉间白汁，谓之蟾酥，以油单裹眉裂之，酥出单上，入药用。（明·刘文泰《本草品汇精要》）

3. 取出用轻粉收之，日干用也。（明·郑宁《药性要略大全》）

4. 五月五日取东行者，阴干用。（明·李时珍《本草纲目》）

现代工艺

1. 多于夏、秋二季捕捉蟾蜍，洗净，挤取耳后腺和皮肤腺的白色浆液，加工，干燥。取蟾酥，捣碎，加白酒浸渍，时常搅动至呈稠膏状，干燥，粉碎，即为蟾酥粉。（《中国药典》2020 年版）

2. 取蟾蜍，洗净，挤取耳后腺及皮肤腺所分泌的白色浆液，加工，干燥。（《广西壮族自治区中药饮片炮制规范》2007 年版）

【科学·解说】

古籍记载蟾酥生两眉间，取时应慎防入目，可用紫草汁解毒。

蟾酥中的主要成分为蟾毒配基类，20 世纪 30 年代北京协和医学院陈克恢发现蟾酥的强心苷具有强心作用，但同时具有一定毒性，需经酒制解毒。

清初苏州雷允上首倡“六神丸”即端午日取眉酥，入朱砂、麝香为丸麻子大的微型水丸成药。日本在 20 世纪 70 年代以含蟾酥六神丸开发救心丸，成为强心救急药。我国痧药、灵宝如意丹、至宝丹等以蟾酥为主药配方，早就作强心剂使用。

【功能主治】

解毒止痛，开窍醒神。用于痈疽疔疮、咽喉肿痛、中暑神昏、痧胀腹痛吐泻。

虫白蜡（附蜜蜡）

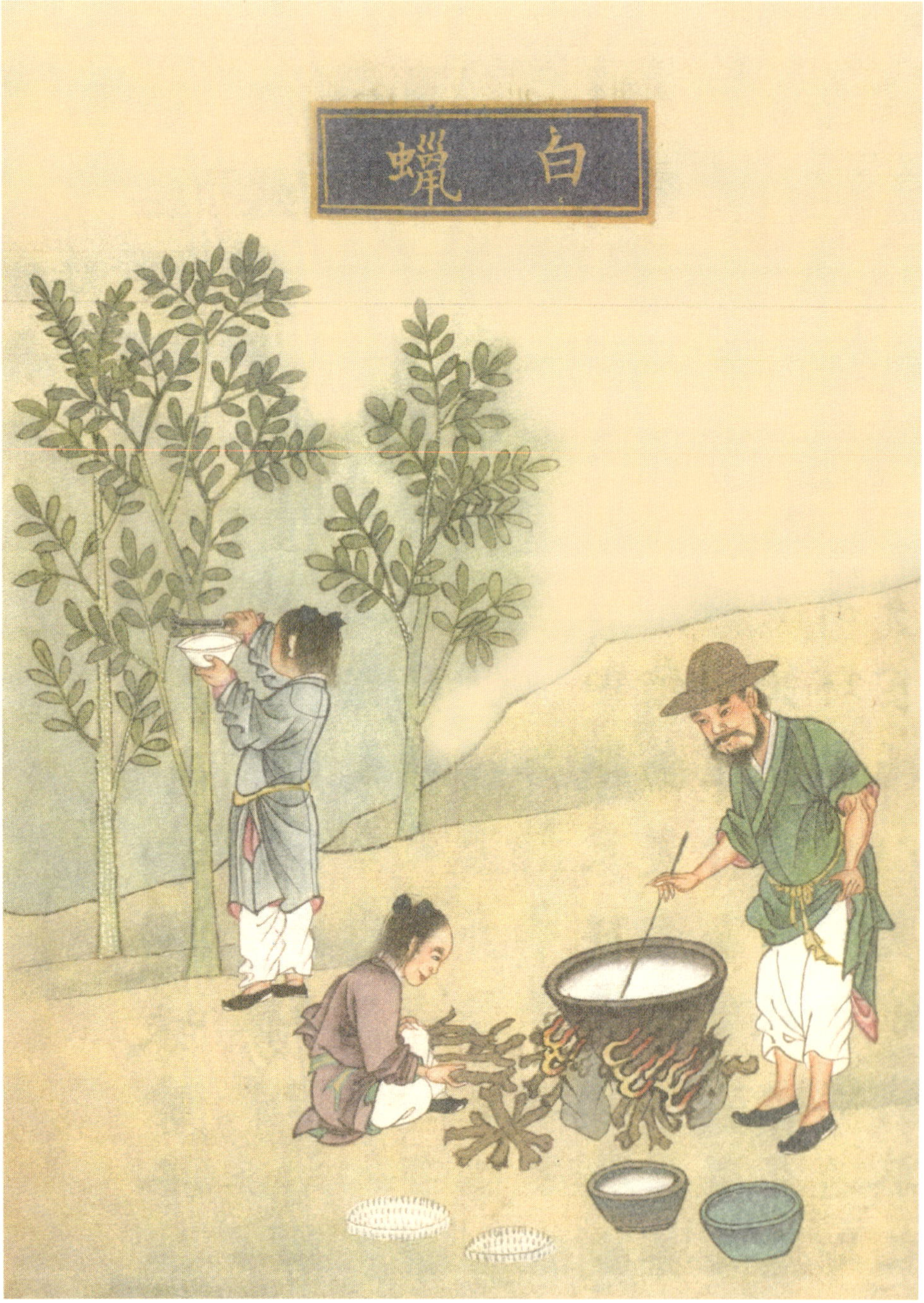

《品汇精要》

图中一人在树上取虫白蜡，另外两人共同熔化。

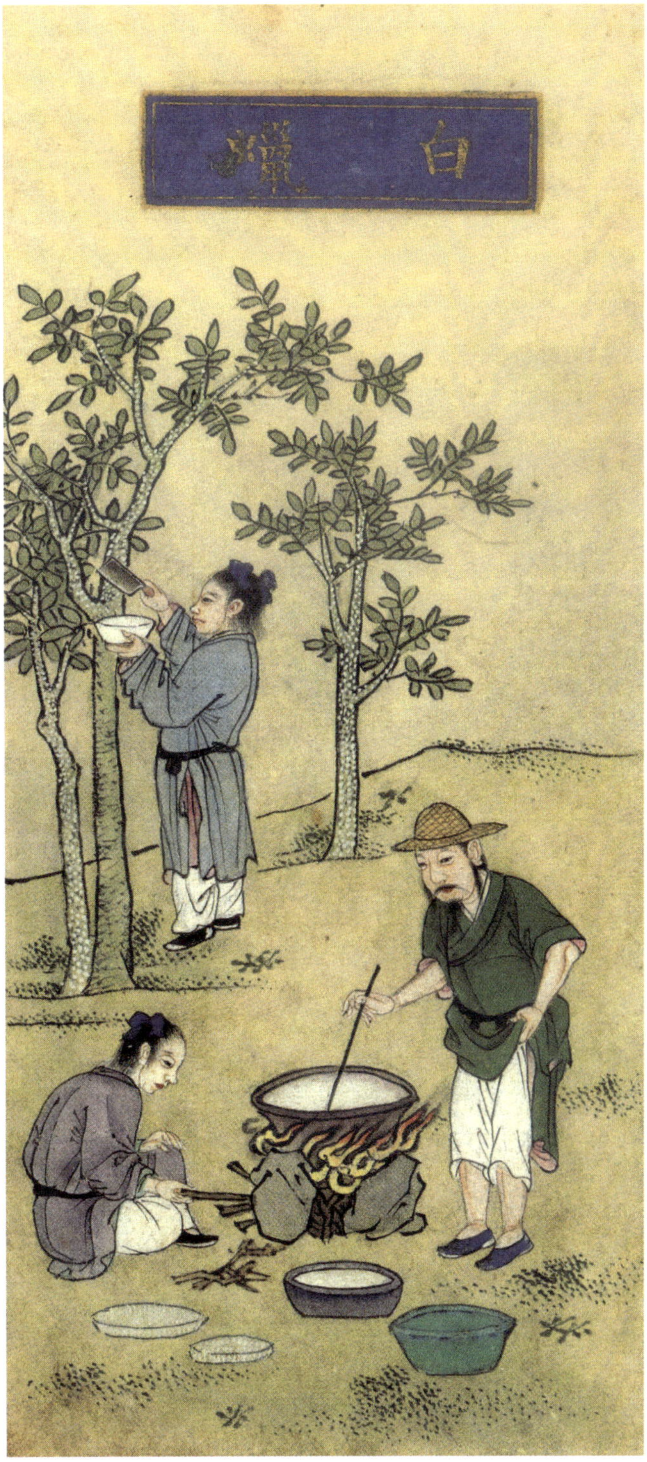

《炮制便览》

【来源】

虫白蜡：介壳虫科昆虫白蜡虫［*Ericerus pela*（Chavannes）Guerin］的雄虫群栖于木犀科植物白蜡树（*Fraxinus* chinensis Roxb.）、女贞（*Ligustrum lucidum* Ait.）或女贞属他种植物枝干上分泌的蜡，经精制而成。

蜜蜡（黄蜡）：蜜蜂科昆虫中华蜜蜂（*Apis cerana* Fabricius）或意大利蜂（*Apis mellifera* Linnaeus）分泌的蜡。将蜂巢置水中加热，滤过，冷凝取蜡或再精制而成。

【制作技艺】

古代技艺

虫白蜡

1. 一种蜡树，即冬青树也。高及丈，时畜蜡虫于上，食其津液，日渐成膏，缠积枝干，于白露前采之，如法煎炼，水中烊十数过，遂成白蜡。熔化，滤去粗滓。（明・刘文泰《本草品汇精要》）

2. 虫白蜡，蜡虫营造女贞木上者也。出川、滇、衡、永者力胜。土人多种之，即名蜡树，状似冻青，负霜葱翠，振柯凌风，因名女贞。其虫嫩则色白造蜡，秋深老则紫赤，遗卵作房，营结枝畔，形如黍粟，入春则渐大如豆如芡，累累盈枝，若雀瓮螵蛸之类，即名蜡种，亦曰蜡子。内有白卵如虮，一包数十百，立夏后，逐枝摘取，分系各树，越芒种，接夏至，包拆虫生，延缘枝茎间，吮液吐涎，状如凝霜，处暑剥取，名曰蜡渣。过白露，粘牢难落矣。采得炼化，滤清，或甑蒸，滴沥磁器中，俟冷作块，蜡成矣。辛巳五月，常州郡邑，栽莳豆类，尽为青虫所啖。八月掘地，每株根底，获虫数十条，长四五寸，重三四两，僵白如脂，烧之都成白蜡。（明・卢之颐《本草乘雅半偈》）

蜜蜡

1. 此蜜蜡尔，生于蜜中，故谓蜜蜡。蜂皆先以此为蜜跖，煎蜜亦得之。初时极香软，人更煮炼。或加少醋、酒，便黄赤，以作烛色为好。（南梁・陶弘景《本草经集注》）

2. 蜜蜡，出武都山谷，生于蜜房木石间。蜡，蜜脾底也，初时极香，重煮治乃成。煎蜜得之，陈者色黄，新者色白。又种白蜡，人家多栽种冬青树，二三月多买蜡虫挂于树上，至九十月将枝上白壳皮刮下，用甑久蒸，滴下锅内者即白蜡也。（明・王文洁《太乙仙制本草药性大全》）

现代工艺

虫白蜡

昆虫白蜡虫雄虫群于白蜡树、女贞或女贞属他种植物枝干上分泌的蜡，经精制而成。（《中国药典》2020 年版）

蜜蜡

1. 将蜂巢置水中加热，滤过，冷凝取蜡或再精制而成。（《中国药典》2020 年版）

2. 春、秋二季，将取去蜂蜜后的蜂巢，入水锅中加热熔化，除去上层泡沫杂质，趁热过滤，放冷，蜂蜡即凝结成块，浮于水面，取出，即为黄蜡。黄蜡再经熬炼、脱色等加工过程，即成白蜡。（《中药大辞典》1977 年版）

【科学 · 解说】

虫白蜡和蜜蜡为昆虫的分泌物黏附在树皮上，采收时常含有树皮等杂质，需采用熬炼、过滤除杂来提高纯度，便于临床应用。

【功能主治】

虫白蜡味甘，平，无毒，疗久泄澼，后重，见白脓，补绝伤，利小儿。为外科之要药。此外作为制药辅料，用于制蜡丸。

阿胶

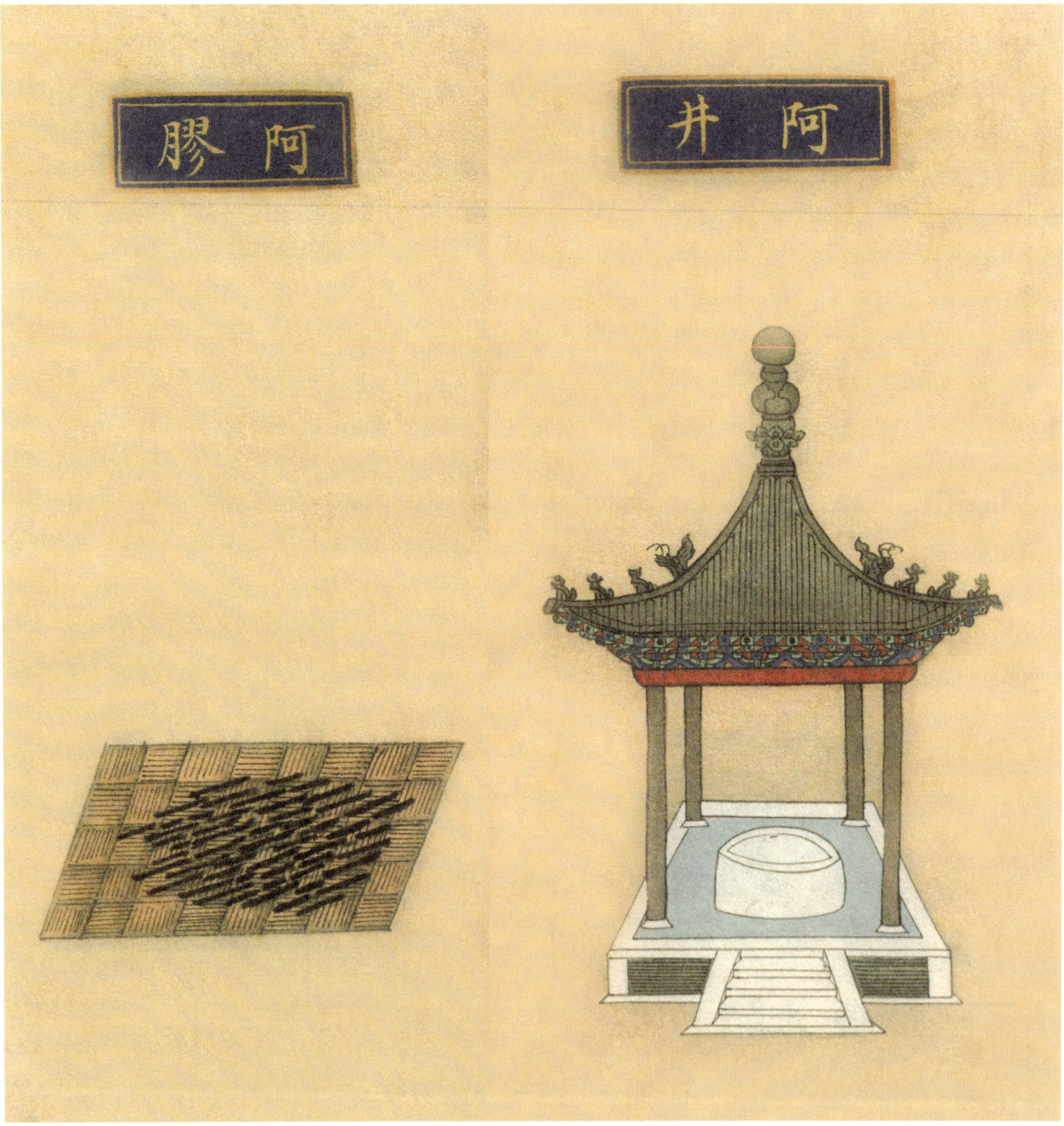

《品汇精要》

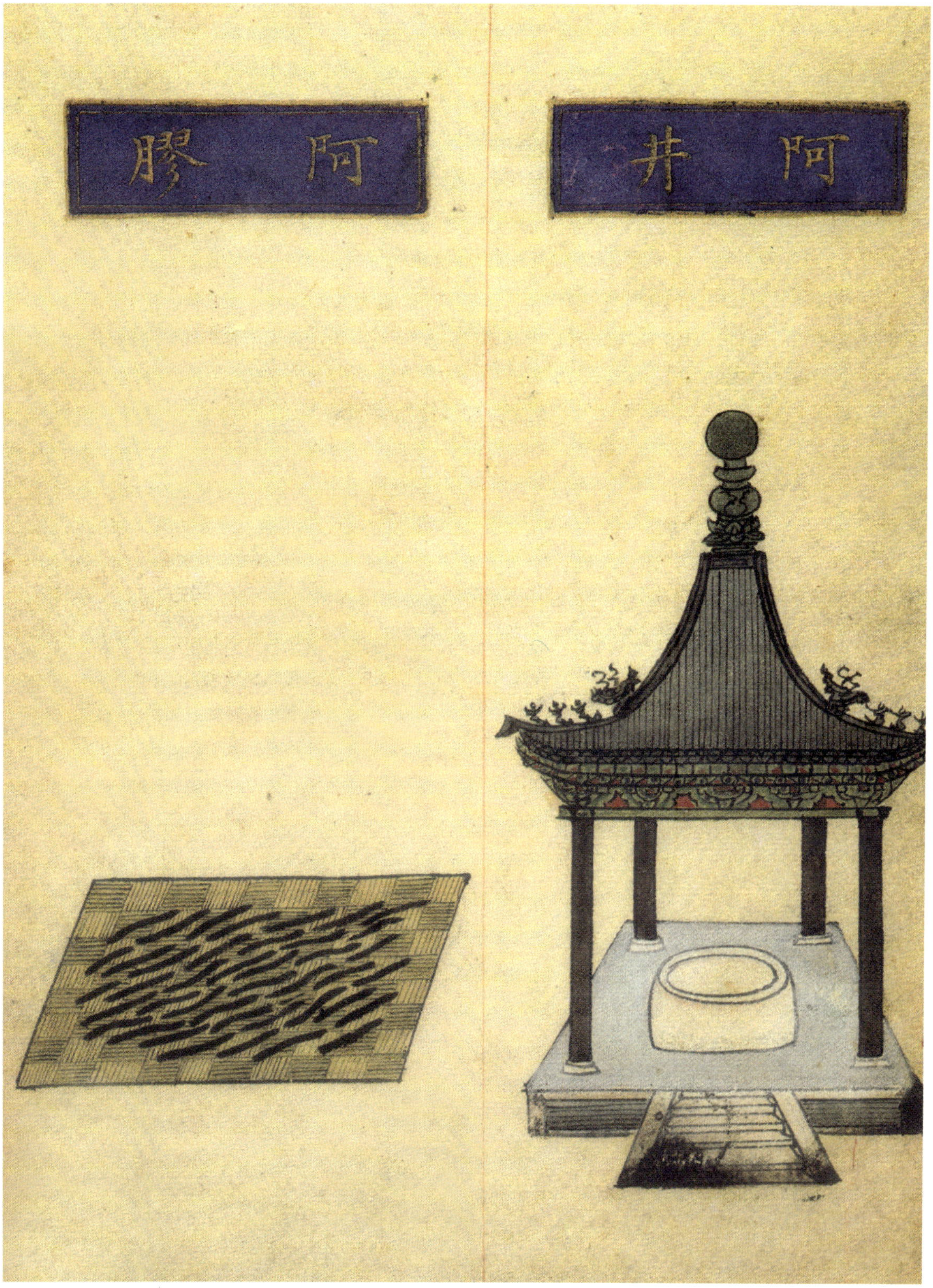

《炮制便览》

【来源】

马科动物驴（*Equus asinus* Linnaeus）的干燥皮或鲜皮经煎煮、浓缩制成的固体胶。

【制作技艺】

古代技艺

1. 凡造诸胶，自十月至二三月间，用牛、水牛、驴皮者为上，猪、马、骡、驼皮者次之，其旧皮、鞋、履等物者为下。俱取生皮，水浸四五日，洗刮极净。熬煮，时时搅之，恒添水。至烂，滤汁再熬成胶，倾盆内待凝，近盆底者名坌胶，煎胶水以咸苦者为妙。大抵古方所用多是牛皮，后世乃贵驴皮。（明・李时珍《本草纲目》）

2. 必取乌驴皮，牡者，刮净，急流水中浸七日，入火锅七口内，渐增阿井水煮至化，化后每日递减一口，聚其融化之极者，止得一口，熬时入鹿角一片即成胶。调经丸药中用，宜入醋重汤炖化，和药。胃弱作呕者，弗烊化服，打碎同蛤粉、蒲黄、牡蛎粉炒，随宜。（清・杨时泰《本草述钩元》）

现代工艺

1. 将驴皮浸泡去毛，切块洗净，分次水煎，滤过，合并滤液，浓缩（可加适量黄酒、冰糖和豆油）至稠膏状，冷凝，切块，晾干，即得。（《中国药典》2020 年版）

2. 将驴皮漂泡，去毛，切成小块，再漂泡洗净，分次水煎，滤过，合并滤液，用文火浓缩（可分别加入适量的黄酒、冰糖、豆油）至稠膏状，冷凝，切块，阴干。（《甘肃省中药饮片炮制规范》2009 年版）

【科学・解说】

古书记载，阿胶有补虚、祛风、养肺、益气、养血等功效。现代研究发现，阿胶中含有蛋白质、多肽、氨基酸、微量元素等成分，具有抗贫血、保护造血系统、升高白细胞、增强机体免疫力、抗疲劳等作用。中医之血，由气化之，具有补气作用的中药一般均具补血之功。肺主气司呼吸，在体为皮，其华在毛，阿胶乃驴皮，本属肺金之气化生而成，入肺补气，兼具滋阴，因而具有补血之功。对阿胶补血研究报道进行分析发现：阿胶补血机制可能是通过提高机体外周血细胞数目，提高机体免疫力，促进机体造血机制，从而改善机体的血虚状态，与中医血虚证的现代研究内涵相吻合。

【功能主治】

补血滋阴，润燥，止血。用于血虚萎黄、眩晕心悸、肌痿无力、心烦不眠、虚风内动、肺燥咳嗽、劳嗽咯血、吐血尿血、便血崩漏、妊娠胎漏。

底野迦

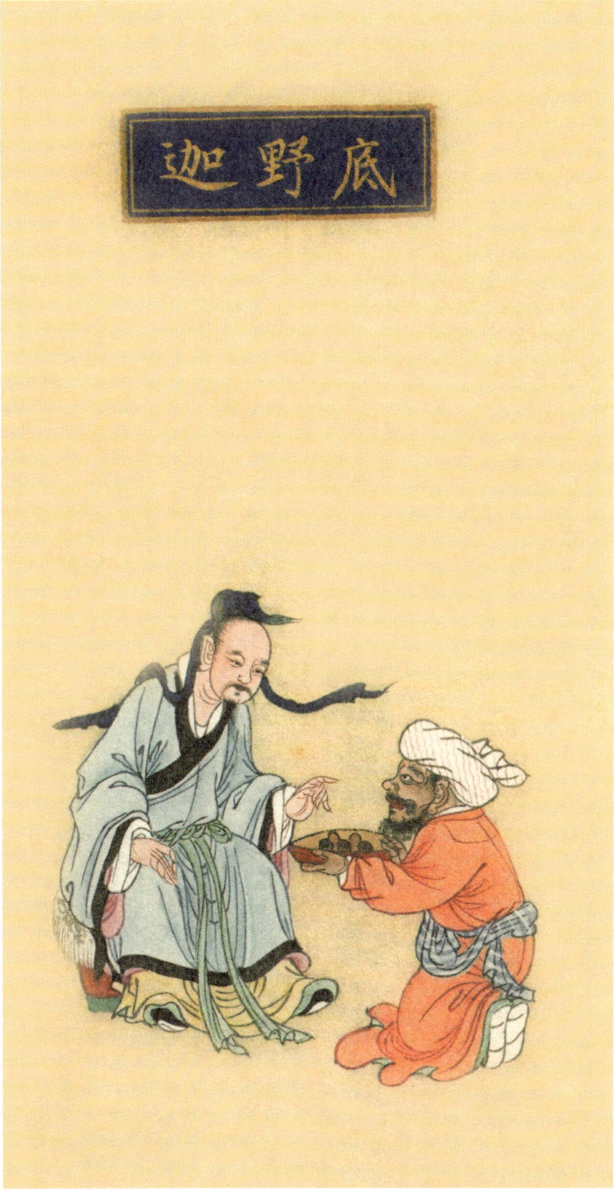

《品汇精要》

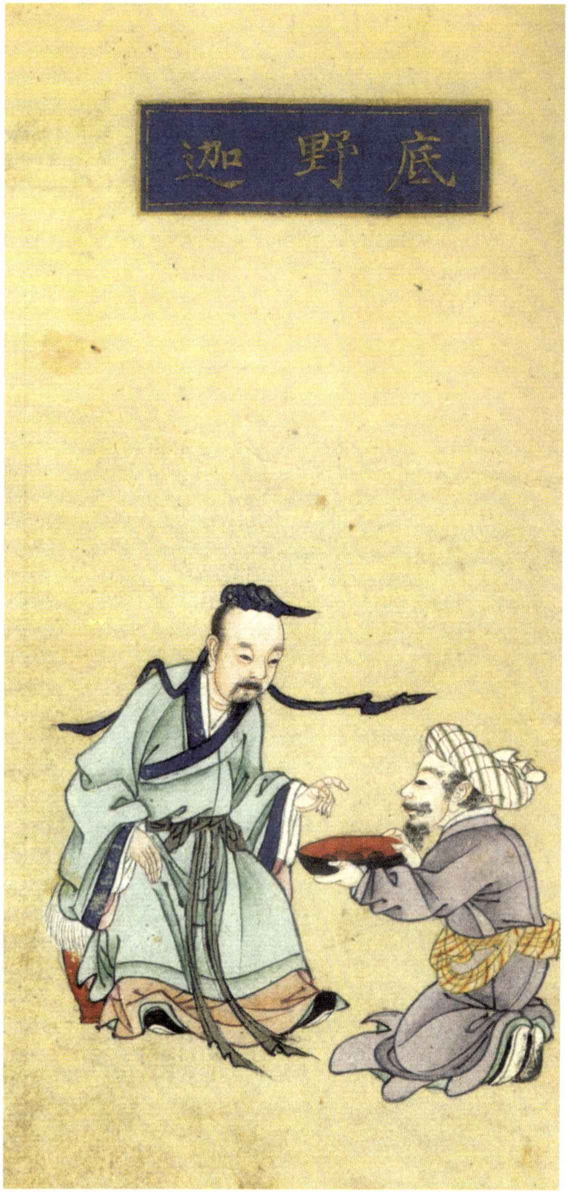

《炮制便览》

底野迦为唐代从西域传入中国的成药，故此图画一胡人托一盘向一老者跪献底野迦。

◀　底野迦制造原料实为罂粟。图为原植物。

▼　图中为取罂粟种子制作鸦片的过程。

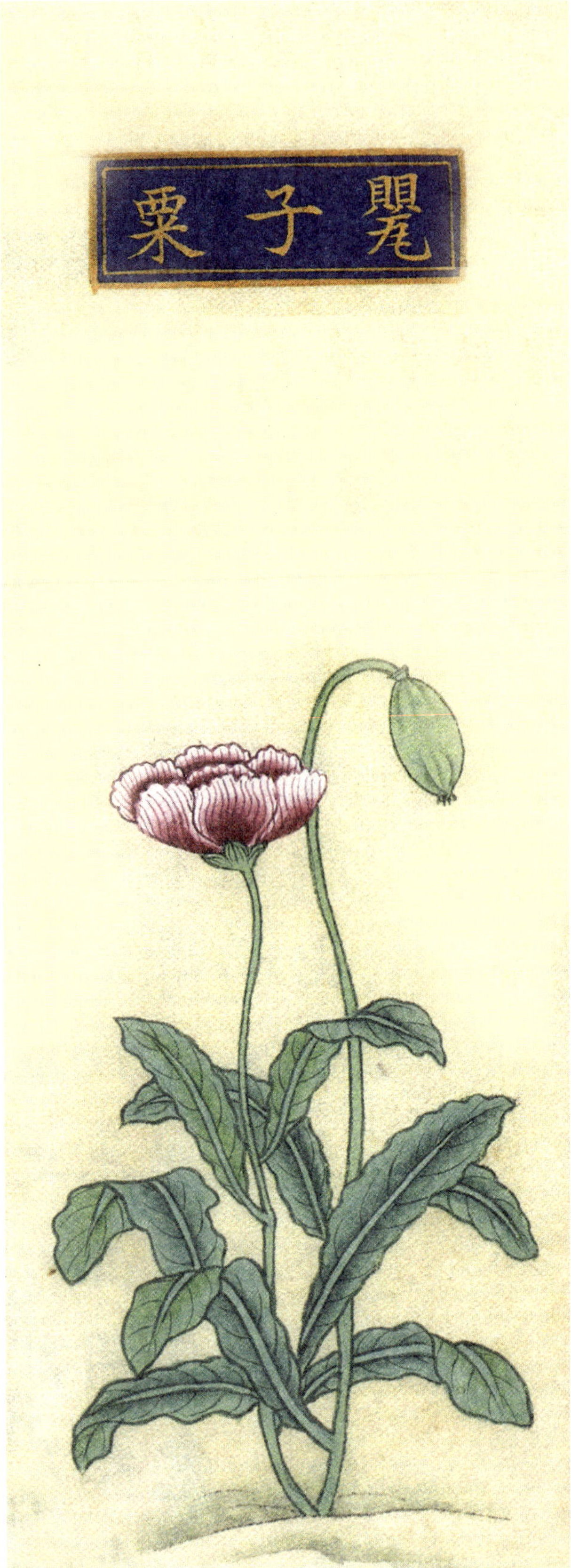

《品汇精要》

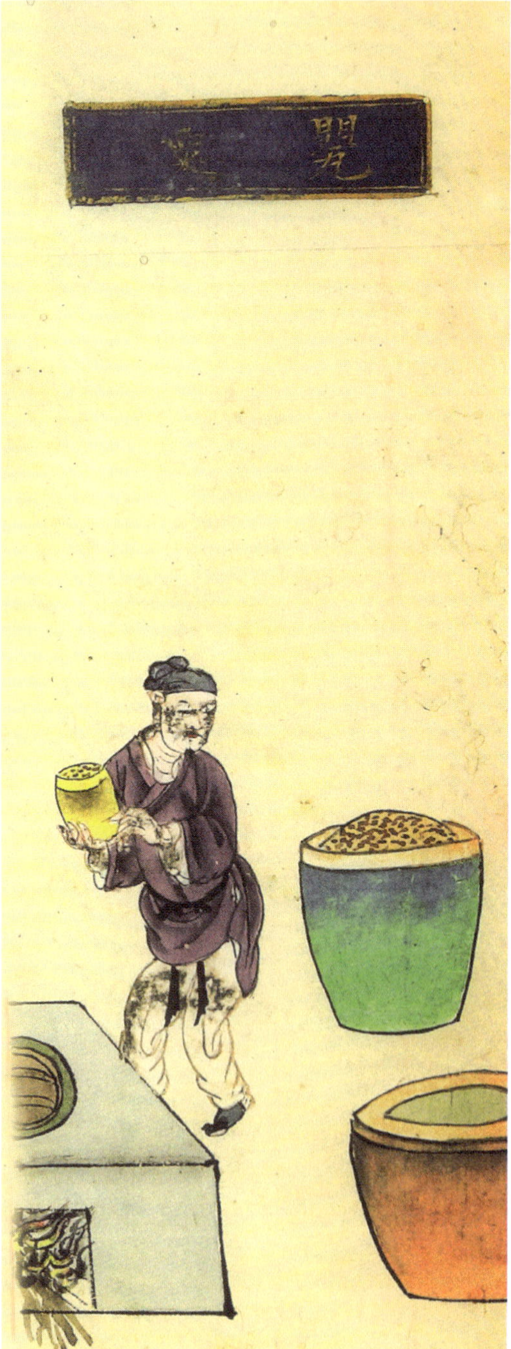

《食物本草》

【来源】
罂粟科罂粟（*Papaver somniferum* L.）的加工品。

【制作技艺】

古代技艺

1.引《图经》云：出西戎，彼人用诸胆合和作之，状似久坏丸药，赤黑色。今海南或有之。《唐本注》云：胡人时将至，此甚珍贵，试用有效。（明·刘文泰《本草品汇精要》）

2. 取鲜粟壳，不拘多少，捣烂，以净水砂锅内熬，漉起汁，又入水熬之，榨极干，查不用，只以二汁慢火熬干如膏，加入炒黑文蛤末，调和成饼，阴干。（明·罗周彦《医宗粹言》）

3. 罂粟结青苞时，午后以大针刺其外面青皮，勿损里面硬皮，或三五处，次早津出，以竹刀刮取，入磁器，阴干用之。（明·缪希雍《神农本草经疏》）

4. 用罂粟花津，阴干，加入轻粉、砒霜捣成。（清·戴葆元《本草纲目易知录》）

【科学·解说】
底野迦（theriaca）为古罗马拜占庭时代万应药，由鸦片、胆汁、没药等多种药物配制而成的丸剂。唐代传入中国后，处方先后调整，清代则为鸦片加轻粉、砒霜等矿物药，本草书籍记载其治疗范围由中恶、客忤、邪气侵袭引起的疑难杂症扩展到治疗药物或食物中毒、毒蛇或其他动物咬伤、病因病机不明确的多种病症。

【功能主治】
主治泻痢不止、脱肛，能涩丈夫精气。

干漆

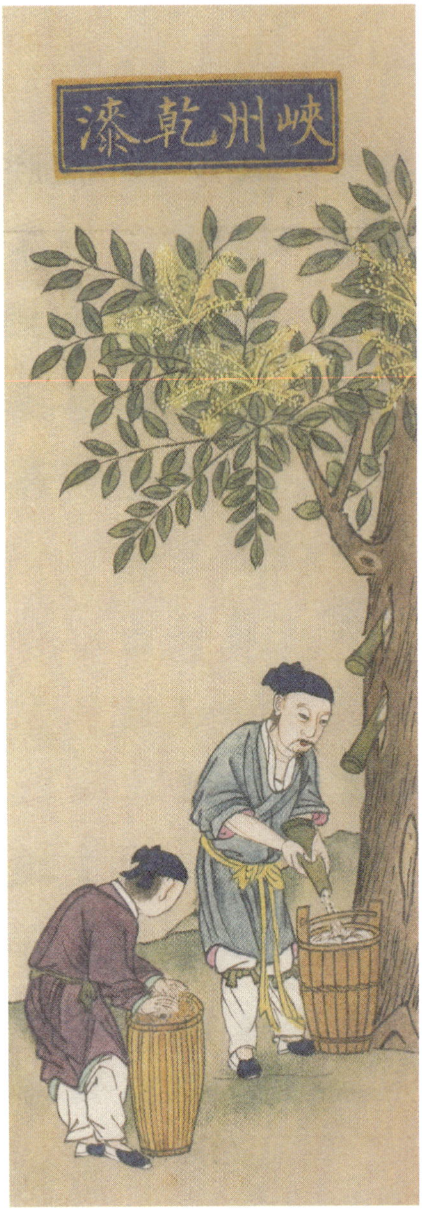

《品汇精要》

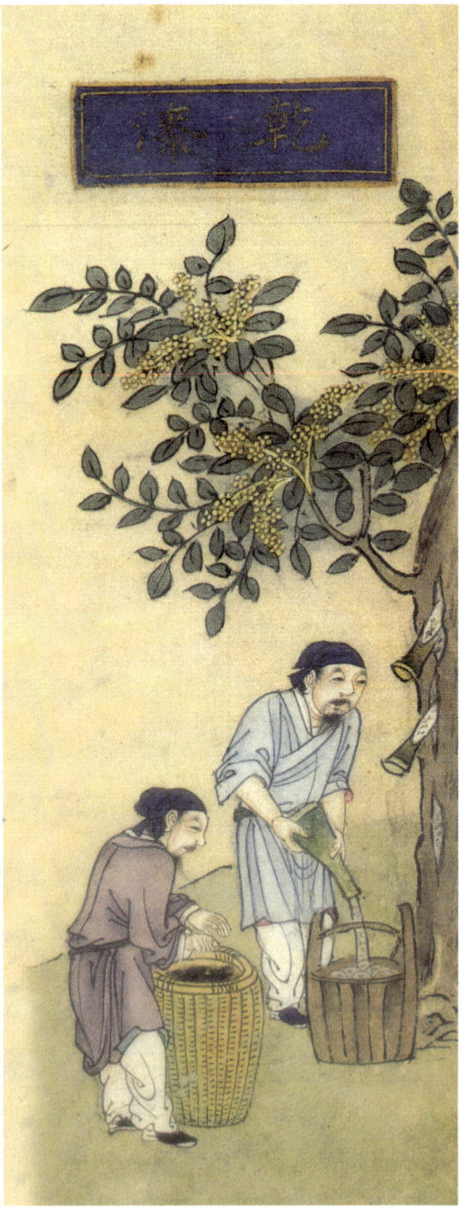

《炮制便览》

图中有二人在一漆树上插入竹筒做的楔子，使树汁流进竹筒，将竹筒中之漆倒入桶中，干则变黑。

【来源】

漆树科植物漆树［*Toxicodendron vernicifluum*（Stokes）F. A. Barkl.］的树脂经加工后的干燥品。一般收集盛漆器具底留下的漆渣，干燥。

【制作技艺】

古代技艺

1. 夏至后六七月，用竹筒钉入木中取之。其漆有在桶中，久而自干者，有在桶内干者，亦有用湿漆煎令干者。（宋・陈衍《宝庆本草折衷》）

2. 木高三二丈，皮白，叶似椿，花似槐，子若牛李，木心黄。六月、七月以竹筒钉入木中取之。捣碎，炒令烟尽，或湿漆煎干亦好。（明・刘文泰《本草品汇精要》）

3. 六月七月刻取滋汁。（明・李时珍《本草纲目》）

4. 旧云用漆桶中自然干者，状如蜂房，孔孔隔者。今多用筒子内干者，以黑如瑿，坚如铁石者为佳。（明・李中立《本草原始》）

现代工艺

1. 一般收集盛漆器具底留下的漆渣，干燥。（《中国药典》2020 年版）

2. 取擦净的干漆砸成小块，置煅锅内，上覆一口径较小的锅，上贴白纸，两锅沿的接合处，用黄泥封固，加热煅至白纸呈焦黄色为度。停火焖凉，取出打碎即成。或置锅内炒至烟尽、焦黑存性亦可。（《中华本草》1999 年版）

3. 取原药材，除去杂质，砸成小块，洗净，晒干后置煅锅内，上盖一个口径较小的锅，两锅接合处用盐泥封固，上压重物。盖锅底部贴一白纸条或放几粒大米，用武火加热，煅至白纸或大米成老黄色为度。离火，待凉后取出，剁成小块或碾碎。（《中药大辞典》1977 年版）

【科学・解说】

割伤漆树树皮，流出的树脂为生漆，干固后凝成的团块即为干漆。在此过程中，生漆中的漆酚在虫漆酶的作用下，在空气中氧化生成黑色树脂状物质，即为干漆主要药效成分。

【功能主治】

破瘀通经，消积杀虫。用于瘀血经闭、癥瘕积聚、虫积腹痛。

胡麻油

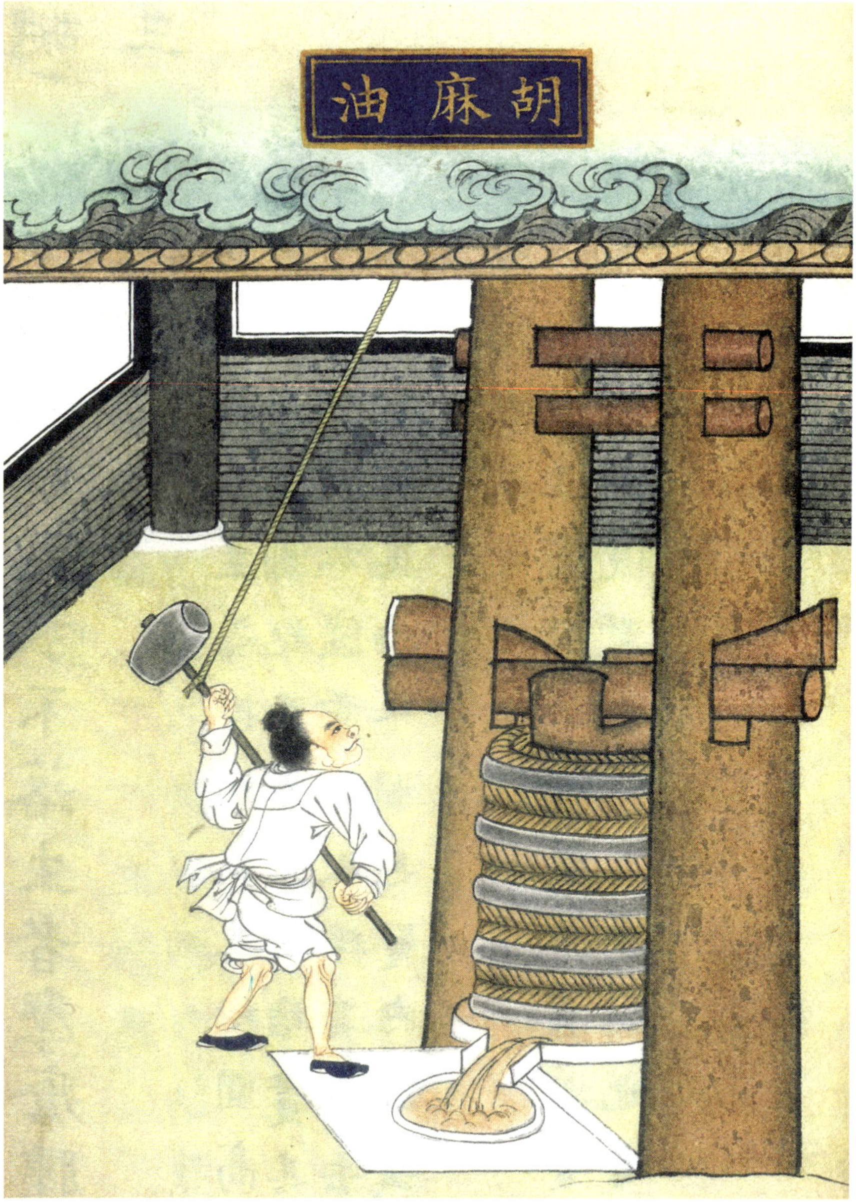

《品汇精要》

图中展示榨取胡麻油的器具和方法，一人在用大槌敲打木楔，压榨取油。

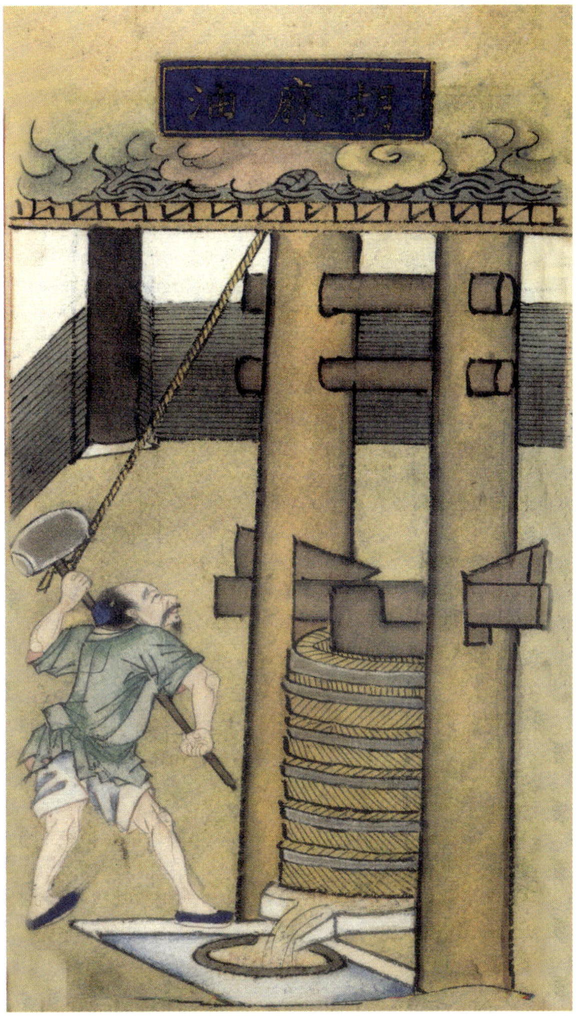

《炮制便览》

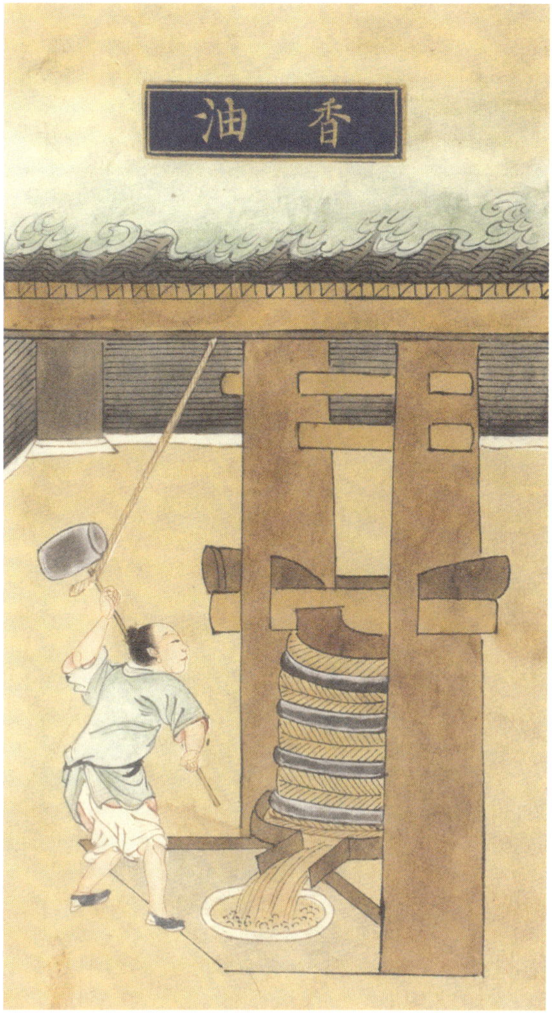

《食物本草》

【来源】

胡麻科芝麻（*Sesamum indicum* L.）的种子压榨或提取的脂肪油。

【制作技艺】

古代技艺

1. 胡麻春生苗，梗如麻，其梗圆，高三四尺而叶圆锐光泽，至秋结实，其实作角四棱、六棱者是。人采其实，去壳用仁，榨取其油，外润毛发，内滋脏腑，盖润利之功多也。熬熟入药，生亦可用。（明・刘文泰《本草品汇精要》）

2. 香油，冷，无毒。发冷疾，滑骨髓，发脏腑渴，困脾，下三焦热毒气，通大小肠，杀五黄及蛔心痛并一切虫。生则冷，熟则热，治饮食物，须逐日熬熟。用之经宿则动气，有齿牙、脾胃疾者，不可食。丹溪曰：香油须炒芝麻取之，人食之美，不致病。若又煎炼食之，与火无异。予以芝麻大寒，炒而取油，其性仍冷，复经煎炼，固热矣。未必至于无异于火。丹溪救时之弊，其忧深言切如此。（明・卢和、汪颖《食物本草》）

现代工艺

压榨法：胡麻籽→清理→软化→轧胚→压榨→毛油过滤→精炼→胡麻油。

溶剂浸提法：胡麻籽→破碎→溶剂浸提→混合油过滤→气提脱溶→毛油过滤→精炼。

【科学・解说】

胡麻油由芝麻制造而得，均含有饱和脂肪酸、单不饱和脂肪酸及多不饱和脂肪酸，可用于预防和治疗脑栓塞、高胆固醇症、高血压、气喘、过敏性疾病及癌症等多种慢性疾病。古代采用压榨法从种仁中提取植物油，现代则增加了溶剂浸提法，提取后还需经过精炼得到纯度高、质量稳定的植物油。

【功能主治】

解热毒、食毒、虫毒，杀诸虫蝼蚁。

芦 荟

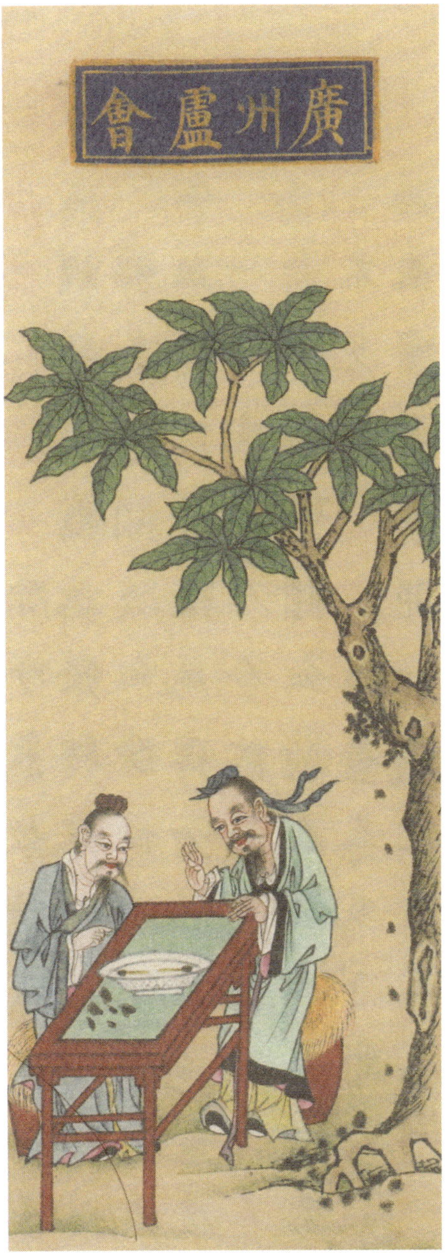

《品汇精要》

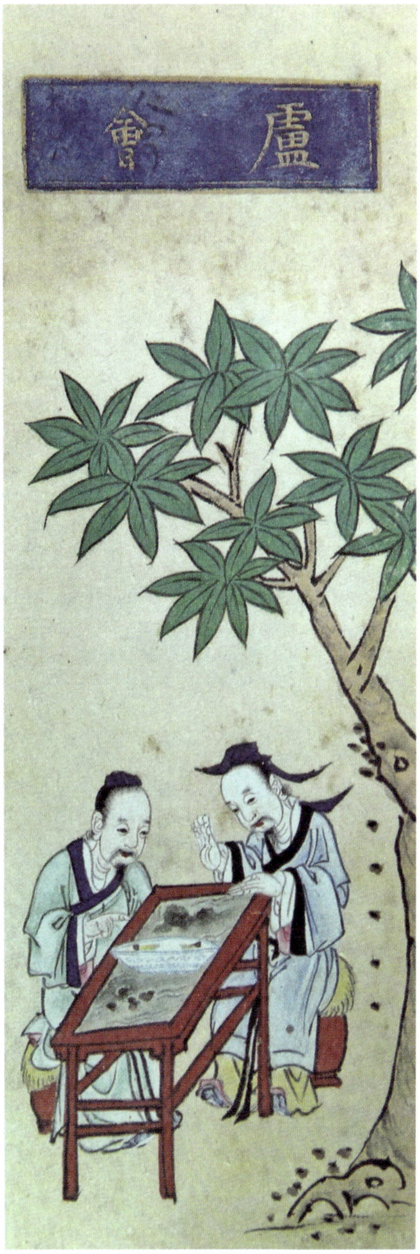

《炮制便览》

图中显示树上掉落胶状物。树下有两人辨识桌上树胶。

【来源】

百合科植物库拉索芦荟（*Aloe barbadmsis* Miller）、好望角芦荟（*Aloe ferox* Miller）或其他同属近缘植物叶的汁液浓缩干燥物。

【制作技艺】

古代技艺

1. 状似尾，草属也，采得以玉器捣成膏。（明・卢之颐《本草乘雅半偈》）

2. 出波斯国，状似黑锡，乃树脂也。采之不拘时月，味苦色绿者真。（清・凌奂《本草害利》）

3. 波斯国土所出，木滴脂泪结成。状类黑饧。（明・陈嘉谟《本草蒙筌》）

4. 其木生山野中，滴脂泪而成。采之不拘时月。俗呼为象胆，以其味苦而云耳。（宋・苏颂《本草图经》）

5. 雷公云：凡使，勿用杂胆，其象胆干了，上有青竹文斑并光腻，微微甘，勿使和众药捣，此药先捣成粉，待众药末出，然后入药中。此物是胡人杀得白象取胆，干，入汉中是也。（宋・唐慎微《证类本草》）

6. 木之脂液凝成，色黑如锡，用数块散至水中，化则自合者为真。（明・李梴《医学入门》）

7. 勿便和众药捣，此药先捣成粉，待众药末出，然后入药中。（刘宋・雷敩《雷公炮炙论》）

8. 烧红，醋淬。（元・朱震亨《丹溪心法》）

9. 乳浸。（明・龚廷贤《鲁府禁方》）

10. 或只以皂角水磨。（明・王肯堂《证治准绳》）

11. 碗盛，泥封固，置坑中，四面谷糠火煨透用。（明・龚廷贤《寿世保元》）

12. 蒸熔。（清・陈复正《幼幼集成》）

现代工艺

1. 砸成小块。（《中国药典》2020 年版）

2. 取芦荟研粉，过 5 目筛。（《上海市中药饮片炮制规范》2008 年版）

3. 取净芦荟块，照清炒法用文火炒至焦黑色。（《贵州省中药饮片炮制规范》2005 年版）

4. 以叶或叶的干浸膏入药。花亦供药用。四季可采，一般鲜用，或割取叶片收集流出的液汁蒸发到适当浓度，逐渐冷却硬固，即得干浸膏。（《全国中草药汇编》1978 年版）

5. 为百合科植物库拉索芦荟、好望角芦荟或斑纹芦荟的叶中的液汁经浓缩的干燥品。全年可采。割取叶片，收集其流出的液汁，置锅内熬成稠膏，倾入容器，冷却凝固。（《中药大辞典》1977 年版）

6. 种植 2~3 年后即可收获，将中下部生长良好的叶片分批采收。将采收的鲜叶片切口向下直放于盛器中，取基流出的液汁干燥即成。也可将叶片洗净，横切成片，加入与叶片同等量的水，煎煮 2~3 小时，过滤，将过滤液浓缩成黏稠状，倒入模型内烘干或曝晒干，即得芦荟膏。（《中华本草》1999 年版）

【科学 · 解说】

芦荟叶汁液中含蒽醌、苷类、糖类、蛋白质、草酸钙结晶及纤维，为其主要药效成分。在割取芦荟叶片时，切口处会流下黄色的苦液，苦液接触空气氧化则成黑色，凝固成一团，民间将这些苦液收集熬成稠膏经凝固后就成了“黑色的凝块”即中药芦荟。古籍记载说明，芦荟通常单独捣粉使用，作为外来药物，芦荟在古代的价格通常比较昂贵，捣粉使用能节约用药量。研磨过程中，可见用皂角水、乳汁、白酒作为辅助液体的方法，也有烧红后醋粹和蒸制使其融化的方法。目的均为使芦荟尽量分散开来，利于芦荟苷等有效成分的溶出。

【功能主治】

泻下通便，清肝泻火，杀虫疗疳。用于热结便秘、惊痫抽搐、小儿疳积；外治癣疮。

鹿角胶（附鹿角霜）

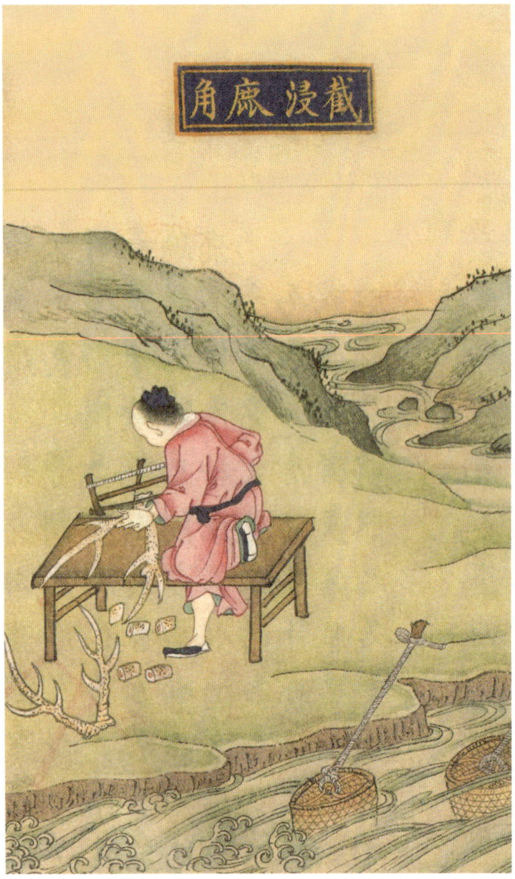

《品汇精要》

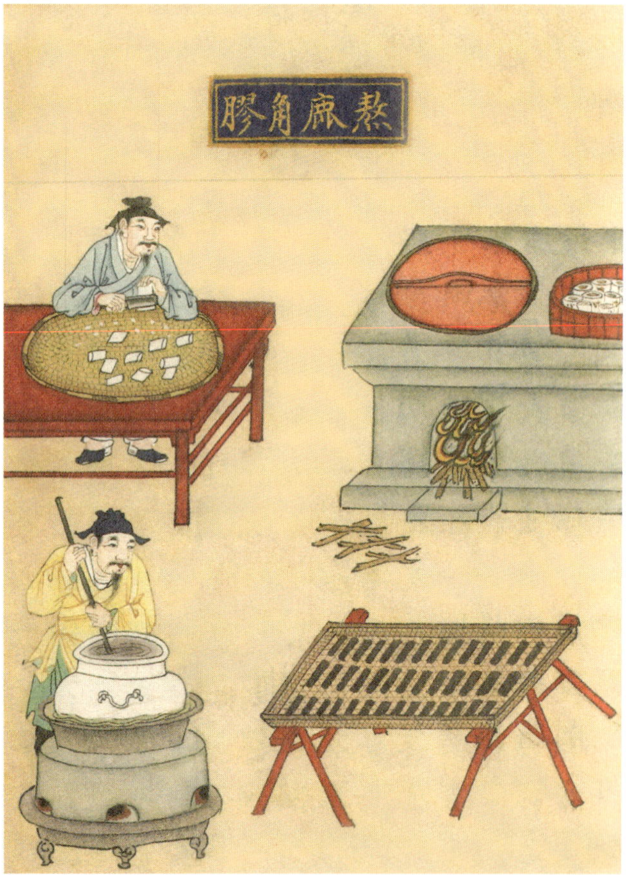

《品汇精要》

“截浸鹿角”图中一人用锯裁截鹿角，并将其装入篾笼，用绳栓笼置于流水中漂洗。“熬鹿角胶”图有两个灶，一个是砖砌大灶，上有锅可煮鹿角。又有一多方向开孔的灶，上置大瓮，一人边熬边搅拌。左上一人用刀将胶切成块，右下有木架，将切块之胶放架上晾干。

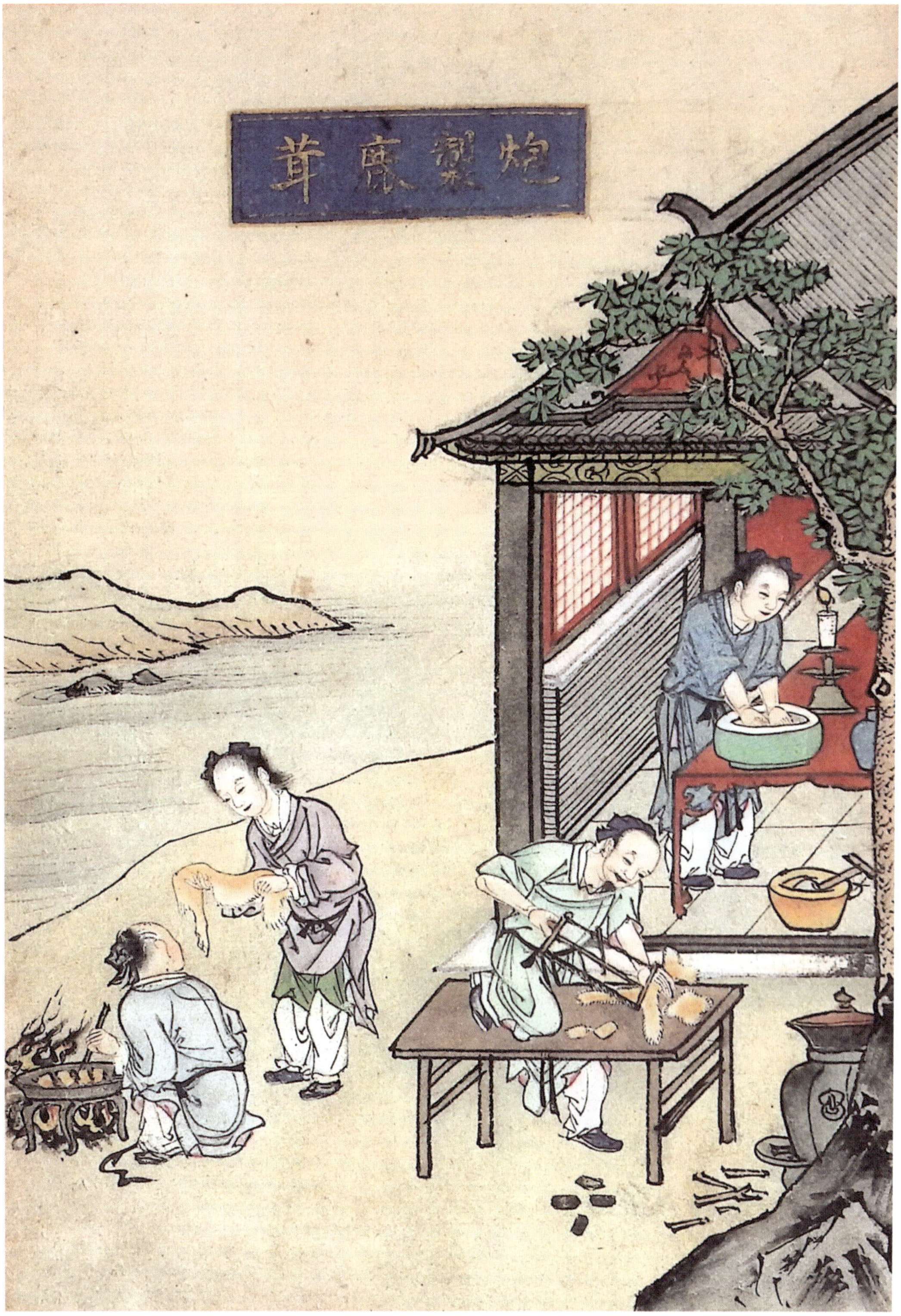

《炮制便览》

雷公法造胶极为繁复，此图四人，一人锯截鹿角成片，一人手捧鹿皮裹着的鹿角，给蹲在地上的人再加火炮制。室内一人则用手入盆。按雷公法，桌下有杵、臼，当为鹿角霜捣粉用。

【来源】

鹿角胶：鹿科动物梅花鹿（*Cervus Nippon* Temminck）或马鹿（*Cevus elaphus* Linnaeus）的角经水煎煮、浓缩制成的固体胶。

鹿角霜：鹿角去胶质的角块。春、秋二季生产，将骨化角熬去胶质，取出角块，干燥。

【制作技艺】

古代技艺

1. 凡使，采得鹿角了，须全戴者，并长三寸锯解之，以物盛，于急水中浸之，一百日满出，用刀削去粗皮一重了，以物拭水垢令净。然后用醶醋煮七日，旋旋添醋，勿令火歇，戌时不用著火，只从子时至戌时也。日足，其角白色软如粉，即细捣作粉，却，以无灰酒煮其胶，阴干，削了，重研，筛过用。每修事十两，以无灰酒一镒，煎干为度也。（刘宋・雷敩《雷公炮炙论》）

2. 今人少复煮作，惟合角弓，犹言用此胶尔。方药用亦稀，道家时须之。作白胶法，先以米沈汁，渍七日令软，然后煮煎之，如作阿胶法尔。又一法即细锉角，与一片干牛皮，角即消烂矣，不尔相厌，百年无一熟也。（南梁・陶弘景《本草经集注》）

3. 熬胶法，取角寸截，用长流水浸三日，刮净，入黄蜡煮三日夜，干即添水，三日夜足，去角取汁，重煎，滴水不化，胶成切片，阴干，不可日晒，晒则融化成水矣。（清・张璐《本经逢原》）

4. 修治之法，取全角锯断约二三寸，以物盛于急水中浸数十天或百日，取出，刮去筋膜净，以醶醋煮七日，旋旋添醋，勿令少歇，戌时不用火，摅去角霜，复以文火熬之成膏矣。（清・蒋介繁《本草择要纲目》）

5. 以鹿角寸截，米泔浸七日令软，再入急流水中浸七日，刮去粗皮，以东流水、桑柴火七日，旋旋添水，取汁沥净，加无灰酒熬成膏，冷则胶成矣。（清・张志聪《本草崇原》）

6. 寸截，水浸七日，令软，火煮七日，渐渐添水，取汁熬膏用，捣霜用，一法浸软，刮去粗皮，锉屑置薄瓶内，牛乳浸一日，乳耗再加，油纸封口，用大麦水浸一日，铺锅底，安瓶，四围以麦填满，入水煮一沸后，水耗渐加，待屑软如面，取出焙研成霜用。（清・顾靖远《顾松园医镜》）

7. 取鲜角锯半寸长，置长流水中浸三日，削去黑皮，入砂锅内以清水浸过不露角，桑柴火煮。从子至戌时止，旋旋添水，勿令火歇，如是者，三日角软，取出晒干成霜。另用无灰酒入罐内，再煎成胶，阴干。（明・李梴《医学入门》）

现代工艺

鹿角胶

1. 将鹿角锯断，漂泡洗净，分次水煎，滤过，合并滤液（或加入白矾细粉少量），静置，滤取胶液，浓缩（可加适量黄酒、冰糖和豆油）至稠膏状，冷凝，切块，晾干，即得。（《中国药典》2020 年版）

2. 熬制时间多在 11 月至翌年 3 月间。先将鹿角锯成小段，长 10~15 厘米。置水中漫漂，每日搅动并换水 1~2 次，漂至水清，取出，置锅中煎取胶液，反复煎至胶质尽出，角质酥融易碎时为止。将煎出的胶液，过滤合并（或加入明矾细粉少许）静置，滤取清胶液，用文火浓缩（或加入黄酒 3%，冰糖 5%）至稠膏状，倾入凝胶槽内，俟其自然冷凝，取出，分切为小块，阴干。(《中药大辞典》1977 年版，《中华本草》1999 年版）

鹿角霜

1. 春、秋二季生产，将骨化角熬去胶质，取出角块，干燥。(《中国药典》2020 年版）

2. 将骨化鹿角熬去胶质，取出角块，干燥，捣碎。(《湖南省中药饮片炮制规范》2010 年版）

【科学 · 解说】

古书记载，鹿角生用则散热行血，消肿辟邪；熬胶则益阳补肾，强精活血。现代研究表明，鹿角胶主要含有动物蛋白质，多种氨基酸、多肽、激素、糖类及少量的微量元素等成分。具有抗炎、镇痛、活血、抗乳腺增生、保护胃黏膜、抗骨质疏松、活血壮阳等作用。

【功能主治】

鹿角胶：温补肝肾，益精养血。用于肝肾不足所致的腰膝酸冷、阳痿遗精、虚劳羸瘦、崩漏下血、便血尿血、阴疽肿痛。

鹿角霜：温肾助阳，收敛止血。用于脾肾阳虚、白带过多、遗尿尿频、崩漏下血、疮疡不敛。

五倍子（附百药煎）

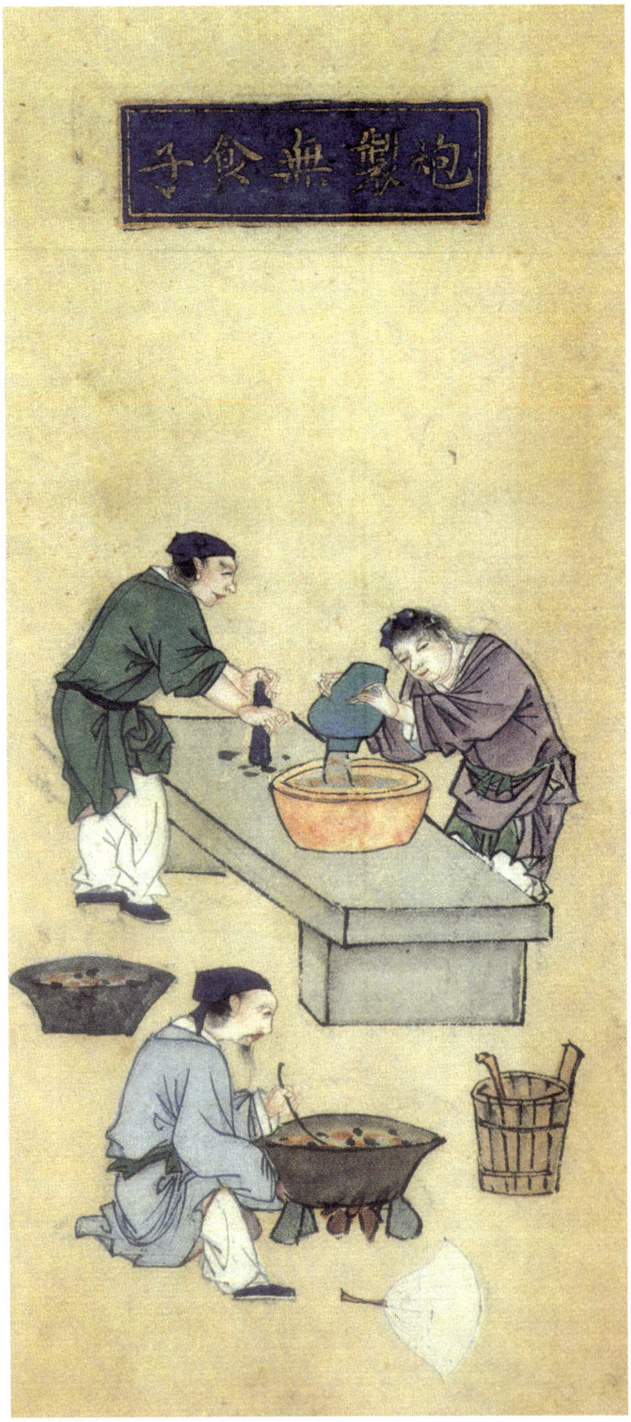

图中三人，按雷公法炮制。右上一人向砂盆中倾倒浆水，对面一人在石板上研磨本品。另一人坐于简易灶旁焙干药材。

《炮制便览》

【来源】

漆树科植物盐肤木（*Rhus chinensis* Mill）、青麸杨（*Rhus potaninii* Maxim）或红麸杨［*Rhus punjabensis* Stew. var. *sinica*（Diels）Rehd. et Wils.］叶上的虫瘿，主要由五倍子蚜［*Melaphis chinensis*（Bell）Baker］寄生而形成。

【制作技艺】

古代技艺

五倍子

1. 凡修事，用浆水于砂盆中或硬青石上研令尽，却焙干，研了用。勿捣，能为乌犀色。（刘宋·雷敩《雷公炮炙论》）

2. 五月采子，暴干，以虫蚀成孔者入药。凡作末勿犯铜铁，石上槌碎，焙干，复入石臼内，以石杵研细，勿捣。（明·许希周《药性粗评》）

3. 去枝梗，捣末用。（明·刘文泰《本草品汇精要》）

4. 去虫，汤药生用，丸药略炒。染须炒至烟起，以浓茶泼之，再炒至烟净，用青布包，以脚踏石，压干为末。（清·刘若金《本草述》）

5. 去虫，炒黄研，以浓煎松萝茶，每焙一斤，用茶半斤。熬搅至稠，又用糯米汤煮一日，如稀糊，俟味不涩止，晒干。或单用糯米粥汤煮稠，俟七月，发出黄黑毛，再擂晒，略干，又擂又晒，至可丸。（清·赵其光《本草求原》）

百药煎

1. 百药煎于宋代发明，在《太平惠民和剂局方》《圣济总录》《三因极一病证方论》等书中均应用了此药，但未提及制备方法。直到明·陈嘉谟的《本草蒙筌》才首次记录了百药煎的制备工艺。随后在李梴《医学入门》及李时珍《本草纲目》中也收录有百药煎5种制作方法，指明百药煎是由五倍子发酵而成。《本草正》："百药煎：即五倍子酿造者，味酸涩微甘，功用与五倍子颇同，但经酿造而成，其气稍浮，其味稍甘而纯。"《本草蒙筌》："造法：用五倍子十斤，乌梅、白矾各一斤，酒曲四两，又将水红蓼三斤煎水去渣，入乌梅煎，不可多水，要得其所，却入五倍粗末并矾曲和匀，如作酒曲样，入瓷器内，遮不见风，候生白取出，晒干听用。"《本草纲目》："又方五倍子一斤（研末），酒曲半斤，细茶一把（研末）。上用小蓼汁调匀，入钵中按紧，上以长稻草封固。另用箩一个，多着稻草，将药钵坐草中，上以稻草盖，置净处。过一七后，看药上长起长霜，药则已成矣。"

2. 时珍曰：用五倍子为粗末。每一斤，以真茶一两煎浓汁，入酵糟四两，擂烂拌和，器盛置糠缸中罯之，待发起如发面状即成矣。捏作饼丸，晒干用。嘉谟曰：入药者，五倍子鲜者十斤，舂细，用瓷缸盛，稻草盖，盦七日夜。取出再捣，入桔梗、甘草末各二两，又盦一七。仍捣仍盦，满七次，取出捏饼，晒干用。如无鲜者，用干者水渍为之。又方：五倍子一斤，生糯米一两（滚水浸过），细茶一两，上共研末，入罐内封固，六月要一七，取开配合用。又方：五倍子一斤（研末），酒曲半斤，细茶一把（研末）。上用小蓼汁调匀，入钵中按紧，上以长稻草封固。另用箩一个，多着稻草，将药钵坐草中，上以稻草盖，置净处。过一七后，看药上长起长霜，药则已成矣。或捏作丸，或作饼，晒干才可收用。（明・李时珍《本草纲目》）

现代工艺

1. 秋季采摘，置沸水中略煮或蒸至表面呈灰色，杀死蚜虫，取出，干燥。按外形不同，分为“肚倍”和“角倍”。敲开，除去杂质。（《中国药典》2020 年版）

2. 取原药，砸开，除去虫尸，抢水洗净，干燥。（《浙江省中药饮片炮制规范》2005 年版）

3. 取原药材，除去梗屑，敲开，剔去里面蚜虫屎杂质，筛去灰屑。（《湖南省中药饮片炮制规范》2010 年版）

【科学・解说】

五倍子为虫瘿，主要含有鞣酸类成分，涩性强，鞣酸能和很多重金属离子、生物碱及甙类形成不溶性的复合物，故可用作化学解毒剂。五倍子体外试验对金黄色葡萄球菌、链球菌、肺炎球菌以及伤寒、副伤寒、痢疾、炭疽、白喉、绿脓杆菌等均有明显的抑菌或杀菌作用。五倍子煎剂对接种于鸡胚的流感甲型 PR_8 株病毒有抑制作用，可能与其中所含鞣酸有关。

古代传统工艺提到了五倍子发酵最终有“生白”和“长霜”的现象，应是析出的没食子酸结晶。五倍子当中含有 60%~70% 的五倍子鞣酸，2%~4% 的没食子酸。在两种百药煎的制备工艺中，乌梅、小蓼汁中均含有一定的有机酸。其中五倍子鞣酸主要由 6~8 个没食子酸和 1 分子的葡萄糖缩合而成，遇酸可以分解为没食子酸。在常温状态下，没食子酸是一种白色结晶物质。瑞典化学家舍勒在 1786 年才利用化学方法，从没食子中提取出没食子酸，可见我国制作百药煎的历史要领先欧洲数百年。

【功能主治】

敛肺降火，涩肠止泻，敛汗，止血，收湿敛疮。用于肺虚久咳，肺热痰嗽，久泻久痢，盗汗，消渴，便血痔血，外伤出血，痈肿疮毒，皮肤湿烂。

墨（附百草霜）

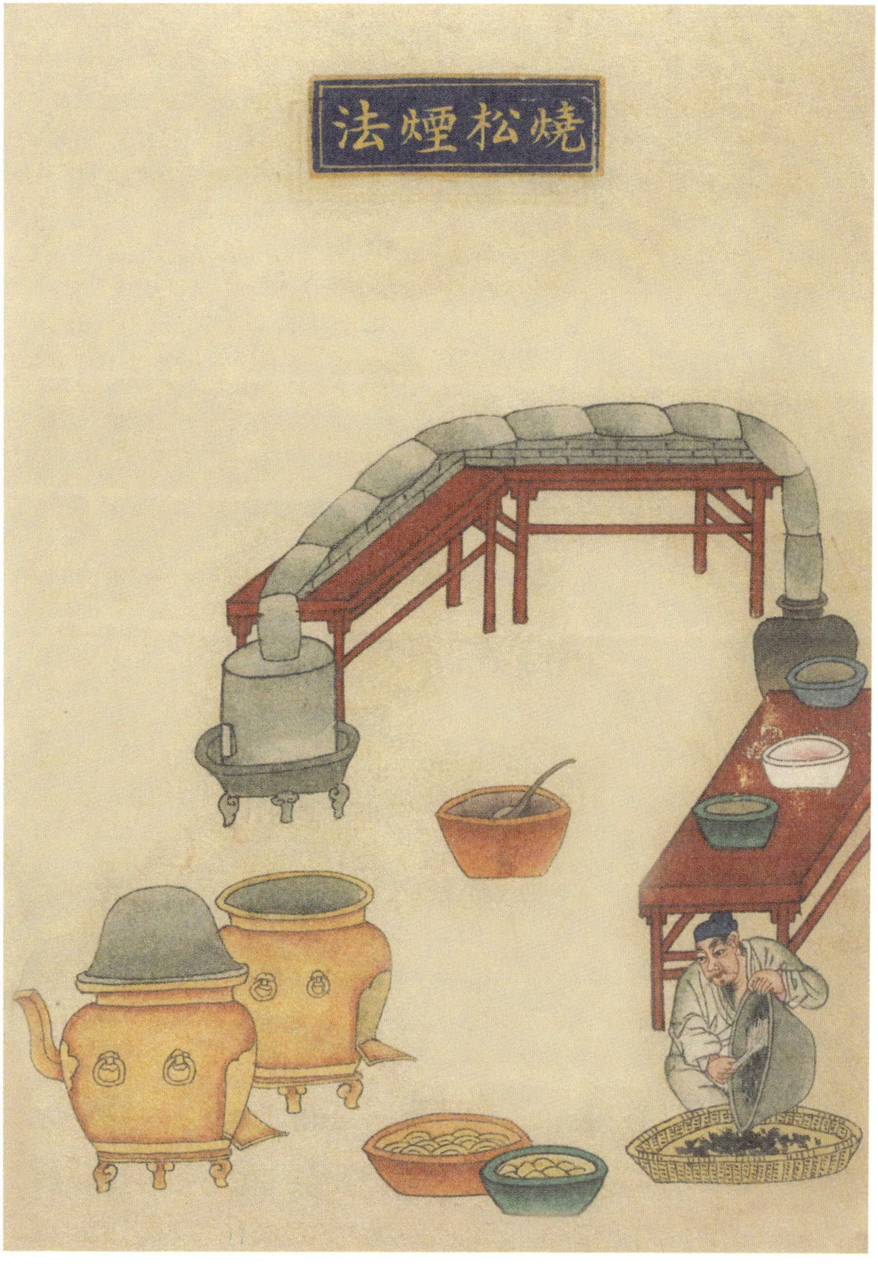

《品汇精要》

图中一人，以烧松烟法制墨。

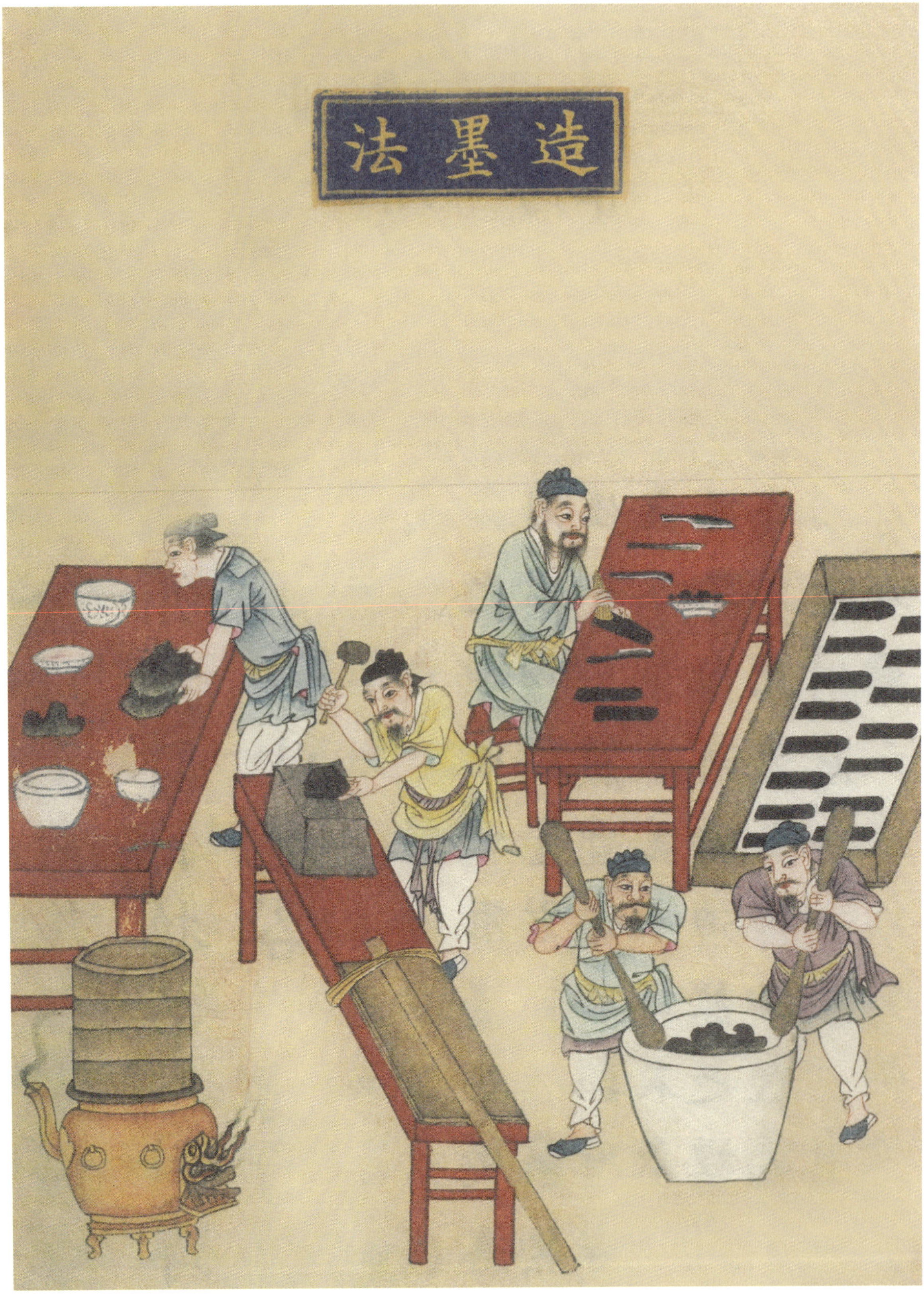

《品汇精要》

图中五人，以造墨法制墨。

图中一人刷锅底之黑煤灰造墨。

《炮制便览》

【来源】

墨：松烟、胶汁、香料等加工制成。

百草霜：柴草燃烧后附着在锅底或烟囱内的黑灰。

【制作技艺】

古代技艺

墨

1. 烧松油之法：先用砂埚窍其底，取松之老节者斫碎，竖于其中，盎器覆之。藉于瓷石盘上，其盘亦窍其底二寸许，下以瓷器承之，泥固其缝处，勿令气泄。外用文武火煨，逼油自沥，贮于所承之器。取油于瓷盏，以布作捻燃于灶，其灶以铜铁锅腔为之，上覆锅釜之类，湿纸固封其缝，或以砖埴砌之。其内务令泥镘光净，使烟不耗而易扫，上覆瓷缶之器亦得。一法：用明净松香贮铁器上就，以木片点入前灶，候至烟尽，发覆器扫出制墨。其松香取烟与松油同理，但为简易耳。每烟一斤，以秦皮、诃梨勒、酸石榴皮、黄檗各一两，苏木四两，汲新水浸一宿，煎耗十去其三，入锡罐内投洗净。广胶七两，阿胶三两二钱，候熔化已尽，研入血竭一两，龙脑减半，竹匙搅匀，滤滴烟内和之，更以杏仁去皮取油润剂及擦模内成笏。置炭灰上渗干，取出入药用。(明・刘文泰《本草品汇精要》)

2. 时珍曰：上墨，以松烟用梣皮汁解胶和造，或加香药等物。今人多以窑突中墨烟，再三以麻油入内，用火烧过造墨，谓之墨烟，墨光虽黑，而非松烟矣，用者详之。(明・李时珍《本草纲目》)

百草霜

1. 铛墨，诸铛、釜底积久火烟熏墨也。……合诸薪烧之，而烟气所成，即非有毒之物。(宋・王继先《绍兴本草》)

2. 铛墨是铛底煤也。又有灶额上墨，谓之百草霜。然百草霜入药必须山野人家釜底者为胜，盖因取杂草供爨，得众草之性，故有是名。研细用。(明・刘文泰《本草品汇精要》)

3. 百草灰，五月五日采。露取之一百种阴干。烧作灰，以井华水为团，重烧令白，以酽醋和为饼，腋下挟之，干即易。(宋・唐慎微《证类本草》)

4. 灶突墨，一名百草霜。即灶内墨烟也。不拘釜底灶门，具可用，须旧灶上，日久者方可采用。(明・许希周《药性粗评》)

现代工艺

墨

本品为松烟、胶汁、香料等加工制成。必要时捣碎配方。(《全国中药饮片炮制规范辑要》2016年版)

百草霜

本品为柴草燃烧后附着在锅底或烟囱内的黑灰。取原药材，除去杂质，有块状者揉碎。(《全国中药饮片炮制规范辑要》2016年版)

【科学 · 解说】

本草记载以墨为药的墨必须是松烟墨，制墨过程中加入了很多中药，对墨的品质有改善作用，同时药墨的功效范围随之扩大。目前一些地方标准收载药墨烟料有油烟，与本草不一致。墨的主要成分是碳化的细小颗粒，可能其粗糙的表面可促使凝血机制发挥作用。目前许多含墨复方制剂仍然在临床使用，其中著名的八宝药墨具有消炎解毒、活血止痛、凉血止血、消肿软坚、防腐收敛的功效，以疗效显著驰名中外。

【功能主治】

止泻止血，用于上吐下泻、吐血咳血。

牛 黄

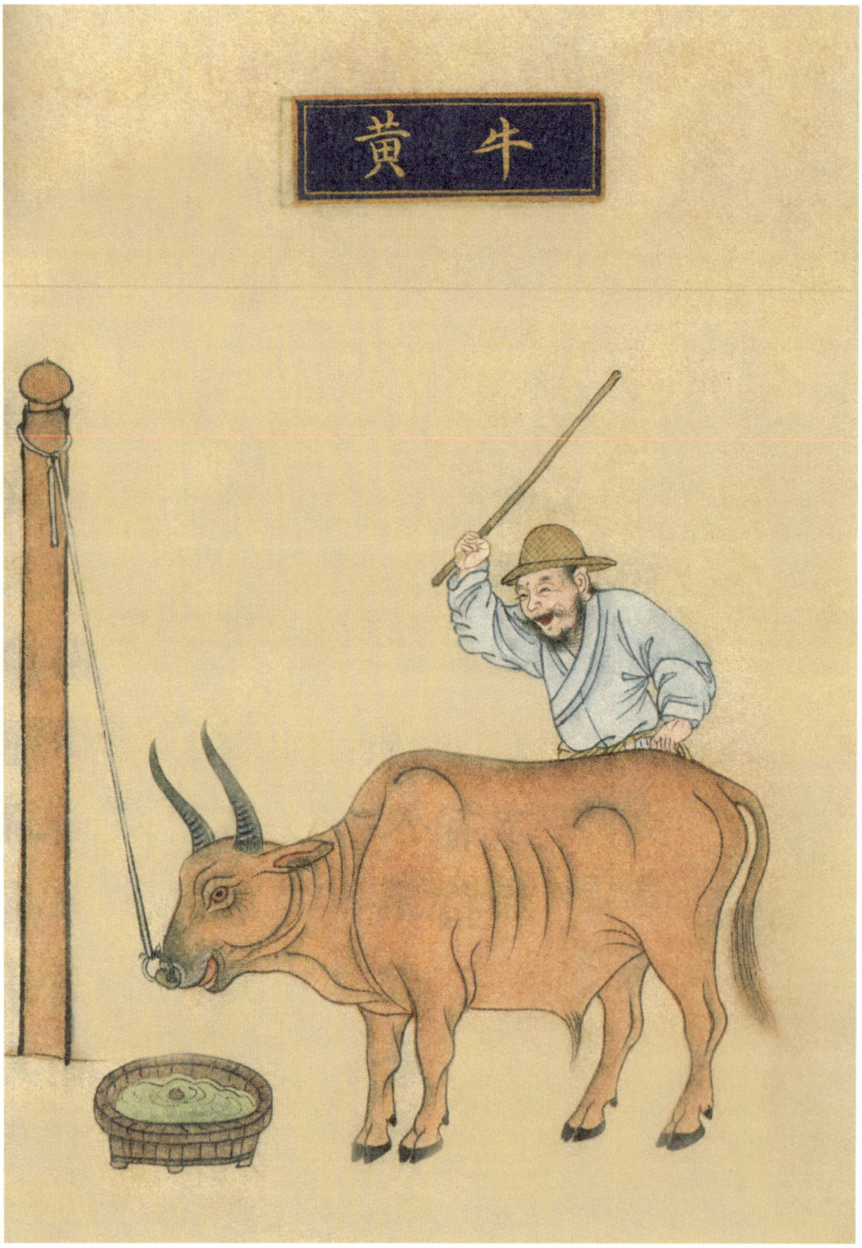

《品汇精要》

据《本草图经》记载“牛有黄者……好照水。人以盆水承之，伺其吐出，乃喝迫，堕下水中”之情景描绘牛黄来源。

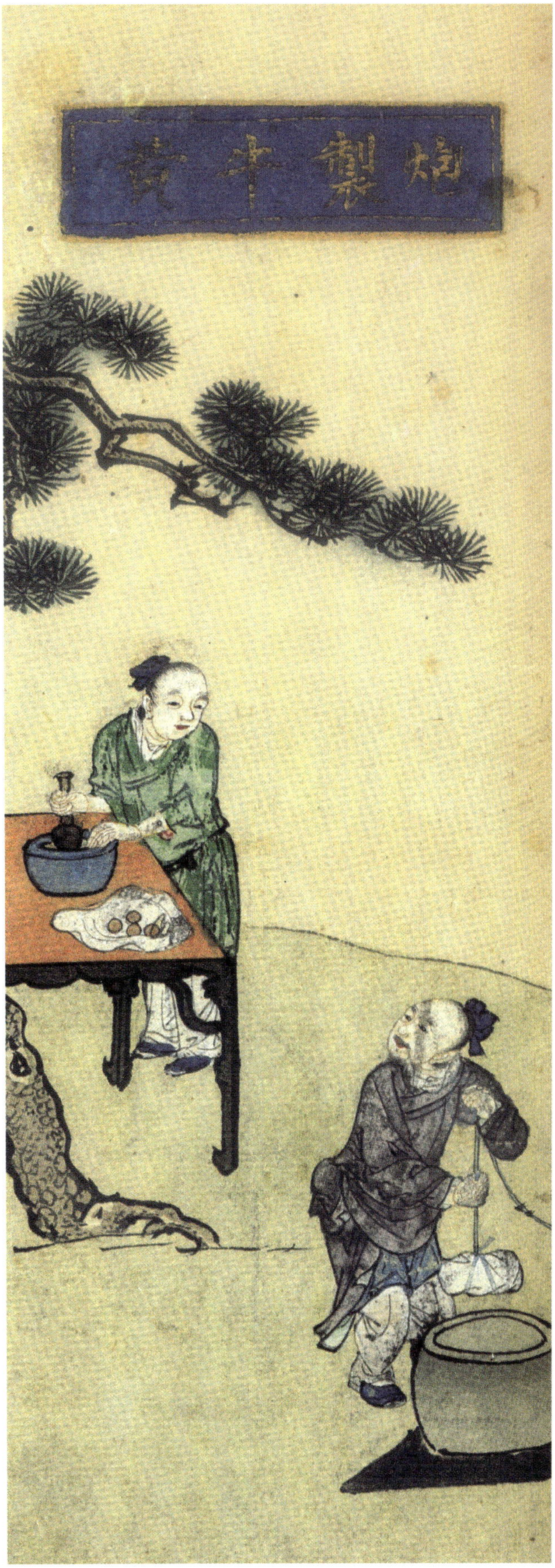

根据《品汇精要》正文“阴干百日乃成，无令见日月光”，绘一人将牛黄包裹后，用绳吊放入井中，示意不见日月光。然牛黄阴干，无须放入井中。另绘一人研磨药物。

《炮制便览》

【来源】

牛科动物牛（*Bos taurus domesticus* Gmelin）的干燥胆结石。

【制作技艺】

古代技艺

1. 黄有四种，一喝迫而得者，曰生神黄；一杀死，从牛角得者，曰角中黄；一牛病死后，从心中剥得者曰心黄，初在心中，如黄酱汁，取得便投水中，沾水乃硬，如碎蒺藜，及豆瓣，与帝珠子者是也；一从肝胆中得者，曰肝黄、胆黄。皆不及生黄为贵。（明・卢之颐《本草乘雅半偈》）

2. 牛黄生陇西及晋地之特牛胆中，得之须阴干百日使燥，无令见日月光。（清・张志聪《本草崇原》）

3. 牛有黄，必多吼唤，以盆水承之，伺其吐出，迫喝即堕水，名生黄，如鸡子黄大，重叠可揭。（清・吴仪洛《本草从新》，清・黄宫绣《本草求真》）

4. 凡用，须先单捣，细研如尘，却，绢裹，又用黄嫩牛皮裹，安于井面上，去水三四尺已来，一宿至明，方取用之。（刘宋・雷敩《雷公炮炙论》）

5. 生于牛，得之即阴干百日，使时燥，无令见日月光。（南梁・陶弘景《名医别录》）

6. 生晋地，于牛得之，即阴干，百日，使时燥，无令见日月光。（汉・《神农本草经》）

7. 牛有黄者，必多吼唤喝，拍而得之，谓之生黄，最佳。（唐・苏敬《新修本草》）

8. 吐出者，为“活黄”，最胜。杀得者次之。（清・徐大椿《药性切用》）

9. 生晋地平泽，于牛得之，即阴干百日，使时燥，无令见日月光。……牛黄一大豆研，和蜜水服之。姚和众治小孩初生三日，去惊邪，辟恶气。牛黄一大豆许，细研，以赤蜜酸枣许熟研，以绵蘸之，令儿吮之，一日令尽。（宋・唐慎微《证类本草》）

现代工艺

1. 牛黄，即滤去胆汁，将牛黄取出，除去外部薄膜，阴干。（《中国药典》2020 年版）

2. 于宰牛时注意牛的胆囊、胆管及肝管中有无硬块，如有即为牛黄，应立即滤去胆汁，将牛黄取出（迟则为胆汁浸润而变黑）。除净外部薄膜，先裹以灯心草或通草丝，外面再包以白布或毛边纸，置阴凉处阴干。干燥时，切忌风吹、日晒、火烘，以防破裂或变色。研为极细粉末用。（《中药大辞典》1977 年版）

【科学・解说】

天然牛黄主要成分为胆汁酸及胆红素类化合物，具有良好确切的疗效。天然牛黄形成年限较长，来源匮乏，难以满足临床治疗需求，经过几十年的发展，我国先后开发了人工牛黄、培植牛黄、体外培育牛黄等牛黄替代品，以期解决天然资源短缺的问题。人工牛黄是由牛胆粉、胆酸、猪去氧胆酸、牛磺酸、胆红素、胆固醇、微量元素等加工制成，技术简单，可工业化生产，但与天然牛黄成分不完全一致，尤其在临床急重病症的治疗方面，不能完全替代天然牛黄的功效。培植牛黄，是利用活体牛，以外科手术的方法在牛的胆囊内插入致黄因子，使之生成牛黄。培植牛黄成分与天然牛黄相似，但较难产业化，且因个体差异、培育时间不同等，质量难以控制。体外培育牛黄是模拟体内胆红素钙结石形成的生化过程，以牛的新鲜胆汁作为母液，加入去氧胆酸、胆酸、复合胆红素钙等培育的牛黄，是天然牛黄的理想代用品，与天然牛黄几乎完全一致，并且质量稳定、可控，实现了牛黄的工业化生产。

【功能主治】

清心，豁痰，开窍，凉肝，息风，解毒。用于热病神昏、中风痰迷、惊痫抽搐、癫痫发狂、咽喉肿痛、口舌生疮、痈肿疔疮。

青　黛

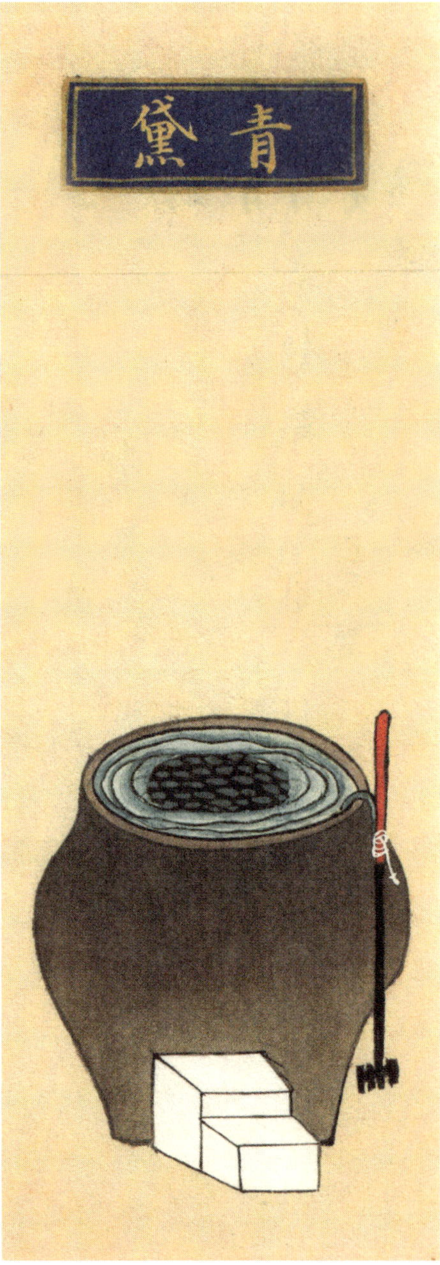

《品汇精要》

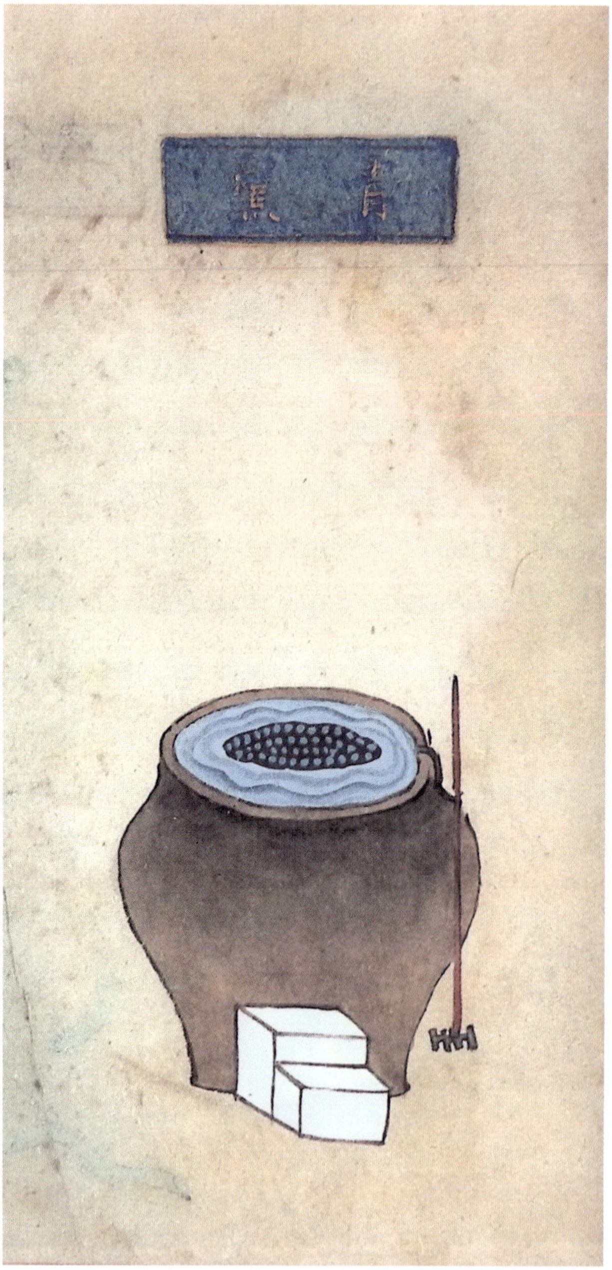

《炮制便览》

图中为一制造青黛的大缸，人须登阶，才能方便地使用缸边特制的搅拌杆。

【来源】

爵床科植物马蓝［*Baphicacanthus cusia*（Nees）Bremek.］、蓼科植物蓼蓝（*Polygonum tinctorium* Ait.）或十字花科植物菘蓝（*Isatis indigotica* Fort.）的叶或茎叶经加工制得的干燥粉末、团块或颗粒。

【制作技艺】

古代技艺

1. 水飞。（宋・窦梦麟《疮疡经验全书》）

2. 水飞去脚缘中有石灰，入服食药中宜飞净用。（明・缪希雍《炮炙大法》）

3. 青黛出于蓝也，其种人家园圃莳之，叶似蓼。夏采得，以水渍缸瓮中，日搅令沫旋结水面，取起，晒干入药。或云：一种出波斯国者，今不复见之。（明・刘文泰《本草品汇精要》）

4. 入药宜择娇嫩体轻者，以水飞净灰脚，日干任用。（明・李中立《本草原始》）

5. 今惟以靛花充用，然干靛多夹石灰，须淘澄去，净取浮标用。（明・李中梓《本草通玄》）

6. 水飞极细，晒干再研。（清・陈念祖《医学从众录》）

7. 水飞去渣，晒干。（清・郑梅涧《重楼玉钥》）

8. 滚水冲之，炖饭锅上用绢筛滤去粗滓，水飞四五次，提取净漂澄清，日干去脚。（清・鲍相璈《增广验方新编》）

9. 即靛青之沫，和石灰粉为之，无灰者绝少。（清・张秉成《本草便读》）

现代工艺

夏、秋二季采收茎叶，置合适容器内，加清水浸泡 2~3 天，至叶腐烂、茎脱皮时，将茎枝捞出，加入石灰，充分搅拌，至浸泡液由深绿色转为深紫红色时，捞出液面泡沫，于烈日下晒干。（《中国药典》2020 年版）

【科学・解说】

青黛炮制过程是将原植物茎叶中的前体物质转化为靛蓝和靛玉红，工艺主要是浸泡、打靛、水飞。青黛炮制过程中加入石灰打靛是为形成靛蓝提供碱性环境和沉降所需依附的载体 $CaCO_3$ 及 Ca^{2+} 源，石灰本身有毒，经炮制后会转换成 $CaCO_3$，因此制备的青黛无毒；浸泡过程中原植物茎叶会释放大量吲哚苷，该物质是合成靛蓝、靛玉红的主要前体物质；青黛中含有石灰和重金属等杂质，必须通过水飞除去。可通过控制浸泡温度、氧气含量、pH 值等因素从而控制影响靛玉红生成的关键物质——吲哚满二酮，使产靛反向由靛蓝转向靛玉红。

【功能主治】

清热解毒，凉血消斑，泻火定惊，用于温毒发斑、血热吐衄、胸痛咳血、口疮、痄腮、喉痹、小儿惊痫。

砂　　糖（附饴糖）

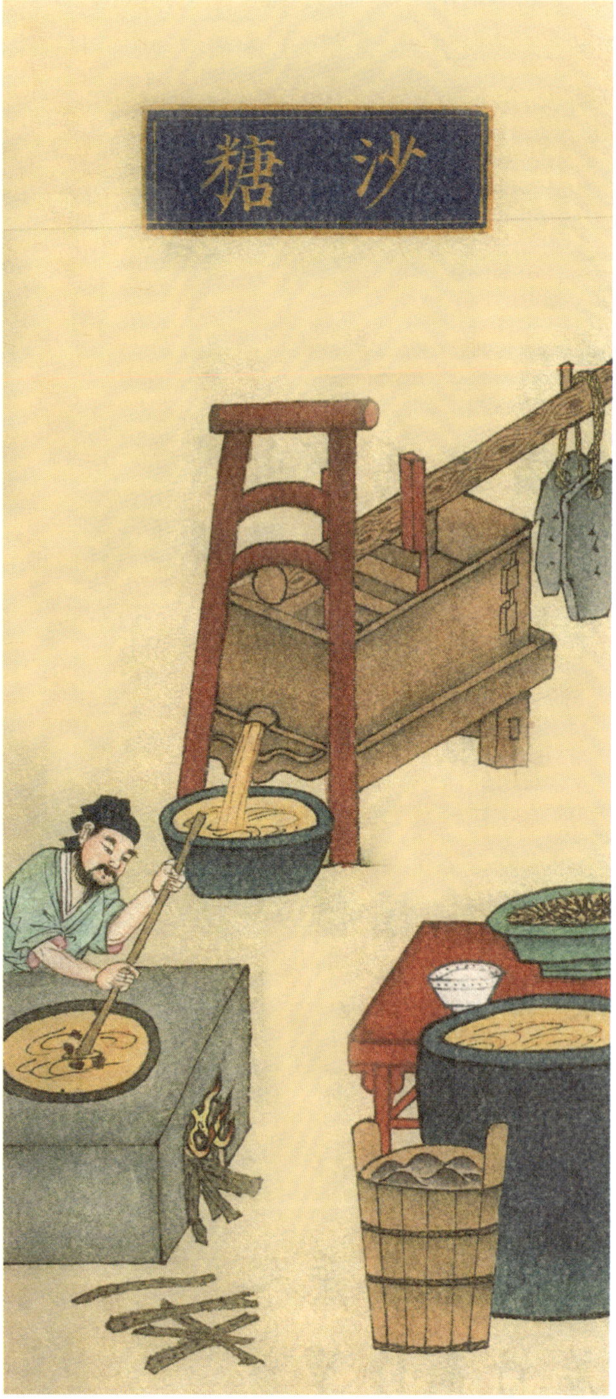

图右下大缸盛有待熬之糖液，左下一人在熬糖，上方为压榨糖浆的器具。

《品汇精要》

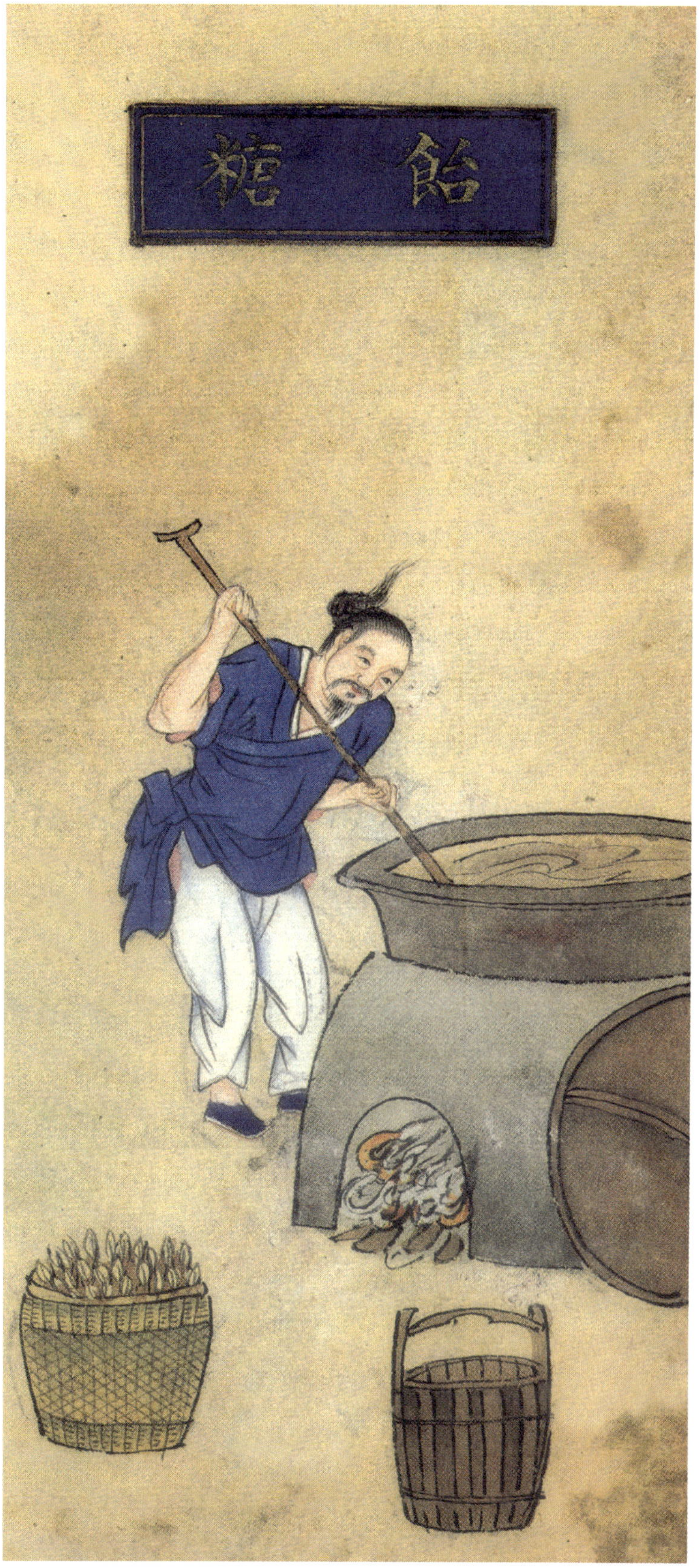

锅中正在熬制饴糖，一人在搅拌锅中糖液。

《炮制便览》

【来源】

砂糖：为甘蔗茎中的液汁经精制而成的结晶体。

饴糖：为用高粱、米、大麦、粟、玉米等含淀粉质的粮食为原料，经发酵糖化制成的食品。

【制作技艺】

古代技艺

砂糖

1. 砂糖出自甘蔗，煎制而成，故非疗病之物。蔗有荻蔗、竹蔗。于经霜后，人取竹蔗，榨其汁以为砂糖。（宋·王继先《绍兴本草》）

2. 去叶用，榨取汁，煎炼成糖，去滓用。（明·刘文泰《本草品汇精要》）

饴糖

1. 蘖法：八月中作，盆中浸小麦，即倾去水，日曝之。一日一度着水，即去之。脚生，布麦于席上，厚二寸许。一日一度以水浇之，芽生便止。即散收令干，勿使结成饼，饼成则不复任用。此煮白饧蘖。若煮黑饧，即待芽生青成饼，然后以刀劚取，干之。欲令饧如琥珀色者，以大麦为其蘖。用白芽散蘖佳；其成饼者，则不中用。用不渝釜，渝则饧黑。……干蘖末五升，杀米一石。……卧于酮瓮中，勿以手按，拨平而已。以被覆盆瓮，令暖，冬则穰茹。……下水洽讫，向一食顷，使拔酮取汁煮之。……一人专以杓扬之，勿令住手，手住则饧黑。……用粱米、稷米者，饧如水精色。（北魏·贾思勰《齐民要术》）

2. 以糯米入蘖煎成。（宋·陈衍《宝庆本草折衷》）

3. 引《蜀本图经》云：饴即软糖也，乃作蘖所成。北人谓之饧，以粳米、粟米、大麻、白术、黄精、枳椇子等并堪作之。今医家用以和药，惟糯与粟米作者入药为佳，余不堪用。蜀黍米亦可造，唐白乐天诗：一株较牙餳者是也。（明·刘文泰《本草品汇精要》）

4. 近世用麦蘖、谷芽及诸米煎熬而成。（清·刘若金《本草述》）

现代工艺

砂糖

为甘蔗茎中的液汁经精制而成的结晶体。

饴糖

为用高粱、米、大麦、粟、玉米等含淀粉质的粮食为原料，经发酵糖化制成的食品。除去杂质。

【科学·解说】

砂糖

赤砂糖由于未经过精炼，因此含有较多的营养素及微量元素，具有一定的保健功能。白砂糖是精炼过的食糖，含蔗糖 99.5% 以上的结晶体，比绵白糖含水率低，结晶颗粒较大，是一种常用的调味品，也是最常用的甜味剂。

饴糖

饴糖为麦芽糖、糊精、葡萄糖及低聚糖等的混合物，具有甜度低、无结晶性、黏度高、吸湿性强、化学稳定性差等特点，除了在中药配方中应用，还是中药制剂中常用的矫味剂、黏合剂。

【功能主治】

砂糖：补脾缓肝，活血散瘀，用于产后恶露不行、口干呕哕、虚羸寒热。

饴糖：缓中补虚，生津润燥，用于劳倦伤脾、里急腹痛、肺燥咳嗽、吐血、口渴、咽痛、便秘。

射　罔

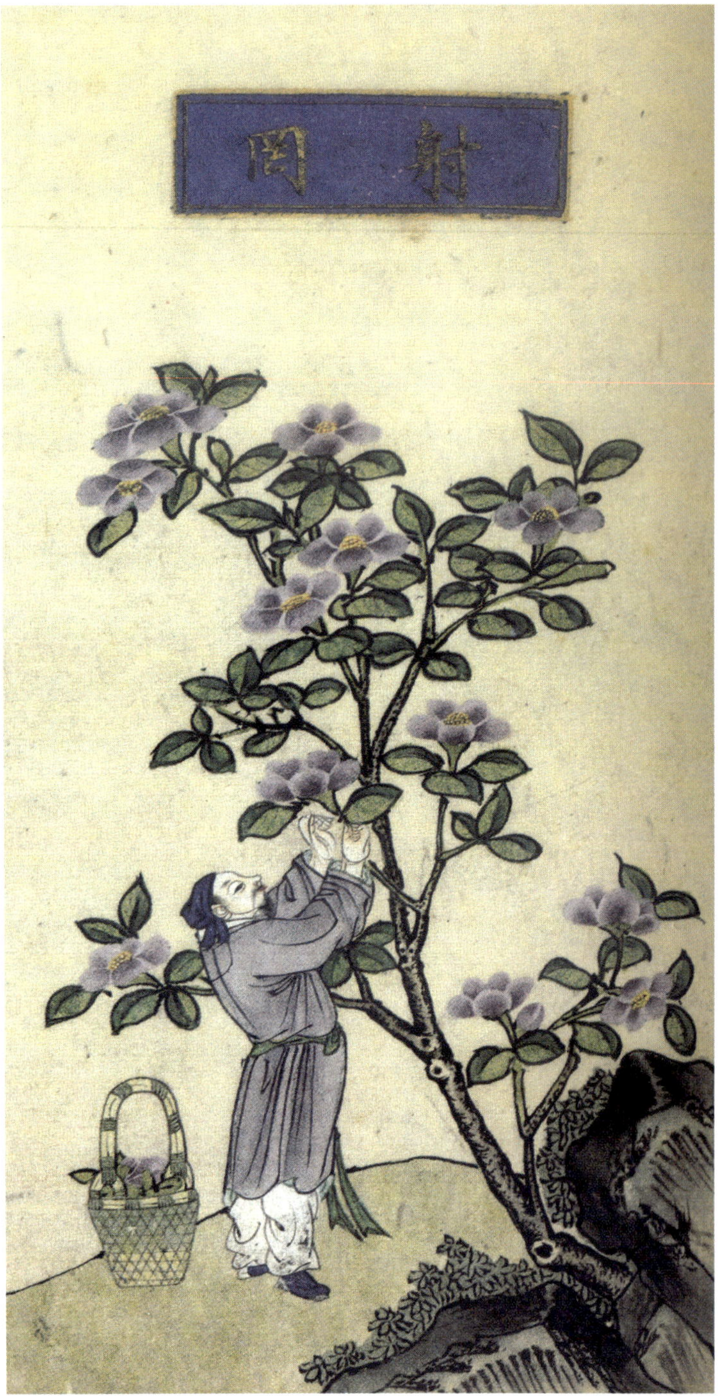

射罔乃乌头煎汁制作而成，有剧毒。图绘一株蓝色五瓣大花小树，一人在其下采叶，系想象绘制射罔之原料采收情景。

《炮制便览》

【来源】

毛茛科植物乌头（*Aconitum carmichaeli* Debx.）和北乌头（*Aconitum kusnezoffii* Reichb.）等的汁制成的膏剂。

【制作技艺】

古代技艺

1.（乌头）捣榨茎取汁，日煎为射罔。（南梁·陶弘景《本草经集注》）

2. 土附子，生去皮，捣滤汁，澄清旋添，晒干取膏，名为射罔。（五代·日华子《日华子本草》）

3. 草乌头取汁，晒为毒药射禽兽，故有射罔之称。（明·李时珍《本草纲目》）

4. 按《白猿经》造射罔膏法：用新鲜草乌一二斗，洗去土，用箩盛，将脚踹去黑皮，以肉白为度。捣碎，用布滤去，榨出汁，以干为度。去渣，将瓷盆盛汁，盆下有粉，去粉不用，总要澄出清汁，如有十碗，用四碗入锅内，煎一滚起沫，用篾片刮去沫，倾入瓷碗内，再将余六碗生汁入前熟汁内，一顺搅匀，露一宿，明早取澄清汁散分于碗内，澄去滓，量汁多少，以碗大小盛之，放日中，晒至午时，又割去滓脚，再晒至晚，取澄清汁，用薄棉纸铺罩内，滤去滓。第二日第三日如前晒法，每日晒时，用竹片从碗底顺搅，晒用此法，不致上熟下生。至第四日晚，滤稠药存留弗去，另用碗盛，露一宿，取澄清汁，底下存硬稠者不用。第五日，入前汁一总晒，晒至六七日，各碗渐少，以汁多寡减去余碗，再分各碗。晒时观看碗口上起黑沙点子，面如结冰，有五色云象，其色红黑如香油样，总归瓷盆内，放净处阴四五日。再用砖砌一炉，高二尺，周围大可容药盆，内放炉中心，离地上一尺五寸，用木物架炉于上，炉上空五寸，用布物盖于药盆之上，不致烟透走炉旁，取一火门如鹅卵，火从地起，高三寸，外用炭火十数块，并枧槭柴，俗呼楝漆。又用皂角花椒同烧烟，令烟入火门内熏药盆熟，药面上结成冰，是火候到矣。药熏一时之候，其结冰要厚，再看其冰厚，则除火取药出令冷，收入瓷瓶内封固听用。（清·赵学敏《本草纲目拾遗》）

【科学·解说】

射罔为乌头的提取物，主要含有乌头类生物碱，具有毒性。对中枢神经有强烈兴奋作用，直接作用于心肌，先兴奋，后抑制，用量过大可导致心肌麻痹而死亡。

【功能主治】

祛风止痛，解毒消肿，软坚散结，用于风寒痹痛、头风头痛、瘰疬结核、癥瘕、热毒疮痈、毒蛇咬伤。

蜂 蜜

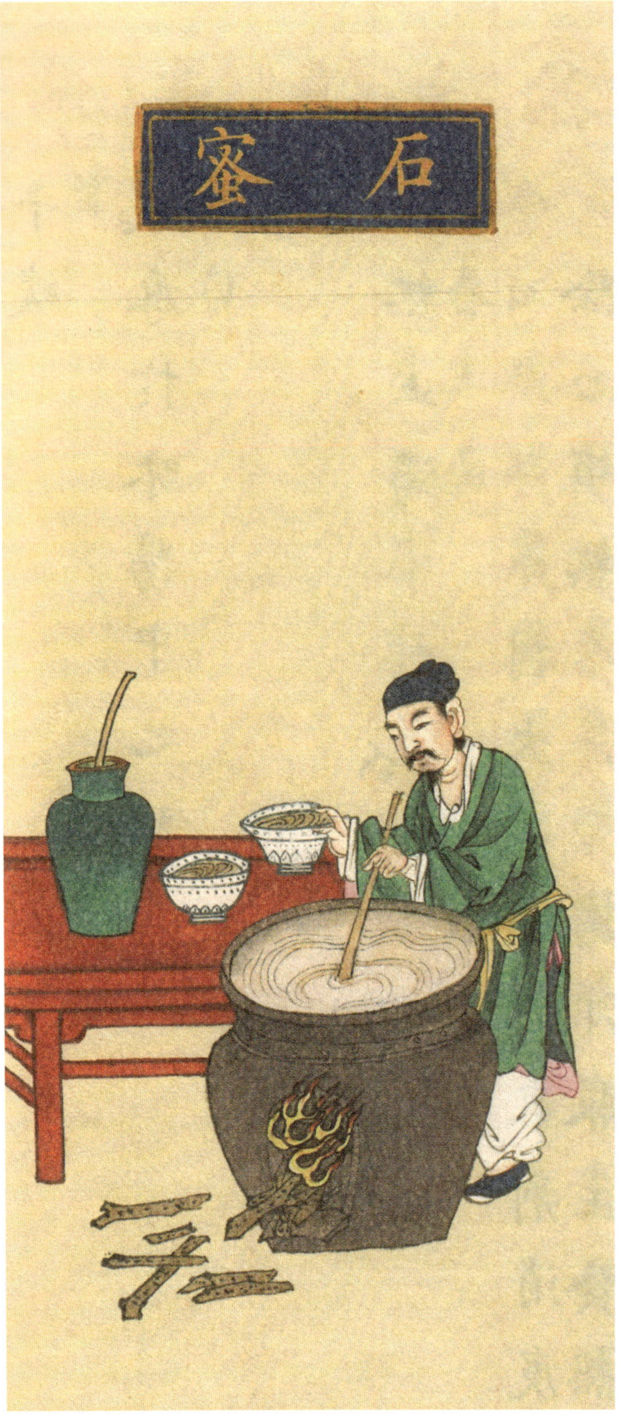

《品汇精要》

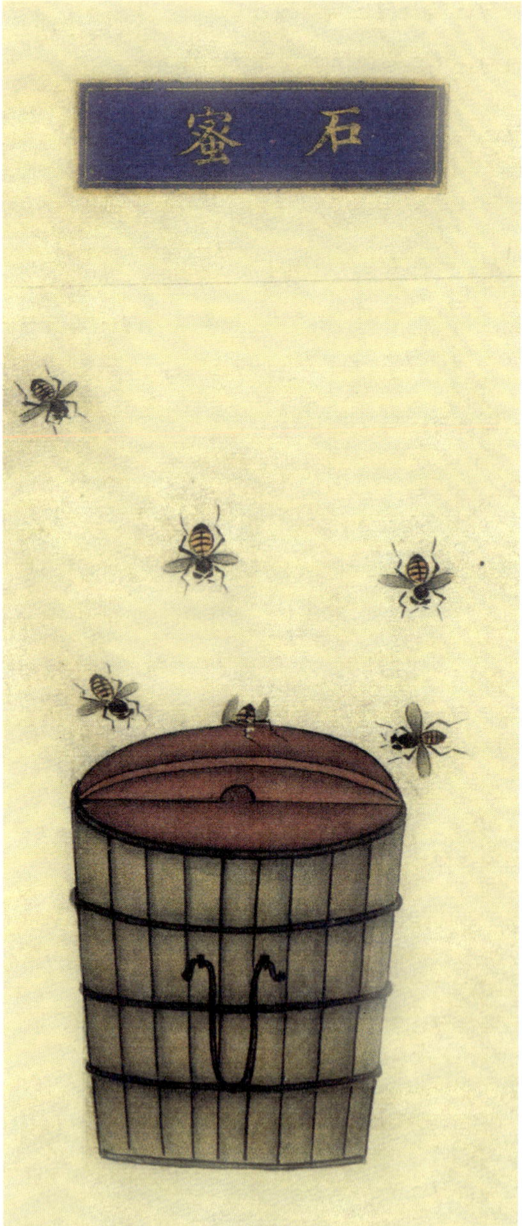

《炮制便览》

◀ 图中一人将蜂蜜倒入锅中熬制，熬得熟蜜。

【名称】

石蜜。

【来源】

蜜蜂科昆虫中华蜜蜂（*Apis cerana* Fabricius）或意大利蜂（*Apis mellifera* Linnaeus）所酿的蜜。春至秋季采收，滤过。

【制作技艺】

古代技艺

1. 皆先火上煎，(掠）去其沫，令色微黄。（南梁·陶弘景《本草经集注》）

2. 凡炼蜜一斤，只得十二两半或一分是数。若火少、火过，并用不得。（刘宋·雷敩《雷公炮炙论》）

3. 煎令沫尽。（唐·孙思邈《千金翼方》）

4. 煎炼砂糖为之，可作饼块，黄白色。用水牛乳、米粉和煎，乃得成块。用牛乳汁和砂糖煎之，并作饼，坚重。（宋·唐慎微《证类本草》）

5. 铜器中文武火煎之稍如饴状，搅之勿令焦。（宋·许叔微《普济本事方》）

6. 凡炼蜜，必须用火熬开，以纸覆经宿，纸上去蜡尽，再熬色变，不可过度，令熬入药。（元·王好古《汤液本草》）

现代工艺

1. 取净蜂蜜，置锅内，文火熬炼至黄棕色，滴水成珠。（《安徽省中药饮片炮制规范》2005年版）

2. 取蜂蜜，加热至初沸（105℃~115℃），除去浮沫，炼至淡黄色，起泡并逸出水汽时，称“嫩蜜”；继续炼至黄棕色（116℃~118℃），起荸荠样大泡时，称“中蜜”；再继续炼至深棕色（119℃~122℃），黏性减弱时，称“老蜜”。按具体要求，适时取出，放凉。（《浙江省中药炮制规范》2005年版）

3. 取净蜂蜜置锅内，用文火熬炼，滤去沫，炼至“搭丝”，取出，放凉。（《河南省中药饮片炮制规范》2005年版）

4. 取生蜂蜜，加入适量沸水，煮沸，除去泡沫，滤除杂质，继续炼至金黄色。（《贵州省中药饮片炮制规范》2005年版）

5. 取净蜂蜜，置锅内熬至起“米筛花”泡状，呈黄棕色，能“滴水成珠”为度。（《江西省中药饮片炮制规范》2008年版）

【科学·解说】

蜂蜜中主要含有糖类物质，占蜂蜜的75%以上，这些糖类大部分是单糖，约占糖类的95%，分为葡萄糖和果糖，还有少量蔗糖和多糖。炼蜜的目的是除去其中杂质、破坏酶类、杀死微生物、减少水分、增加黏合力，这有利于蜂蜜的保存；同时炼熟的蜂蜜作为丸剂、片剂、煎膏剂等中药制剂的赋形剂，还能与药物起协同作用，有润肺止咳、补脾益气、缓和药性、解毒、矫味等作用。

【功能主治】

调补脾胃，缓急止痛，润肺止咳，润肠通便，润肤生肌，解毒，用于脘腹虚痛、肺燥咳嗽、肠燥便秘、目赤、口疮、溃疡不敛、风疹瘙痒、水火烫伤、手足皲裂。

柿 饼

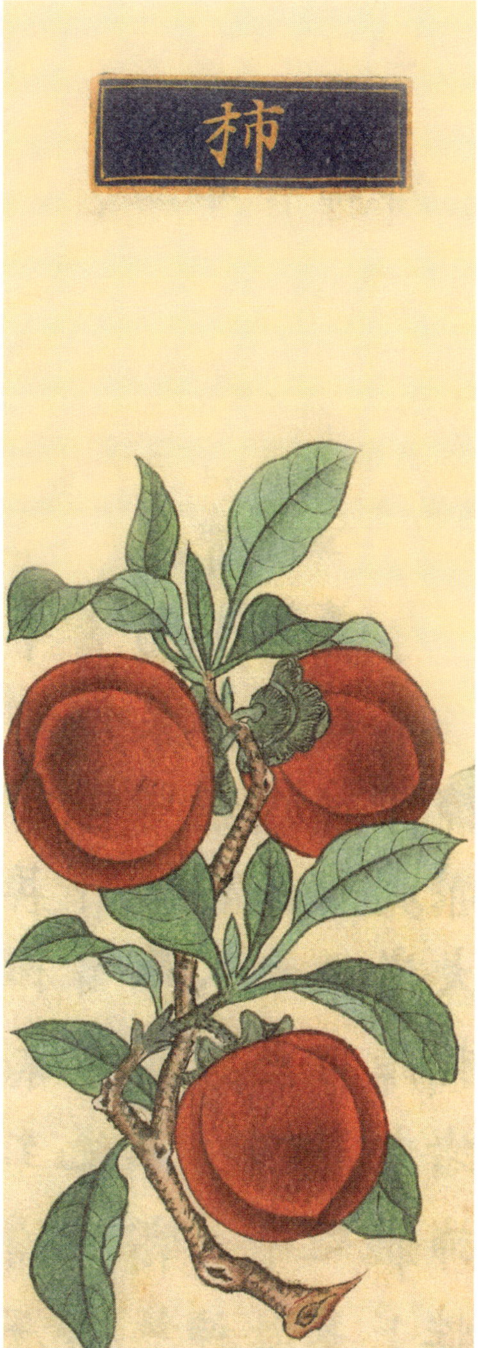

《品汇精要》

【来源】

柿树科柿（*Diospyros kaki* Thunb.）果实加工品。

【制作技艺】

古代技艺

1. 干柿，火干者谓之乌柿，出宣州、越州。日干者为白柿。（宋・苏颂《本草图经》）

2. 白柿，即干柿生霜者，其法用大柿去皮捻扁，日晒夜露至干，纳瓮中，待生白霜乃取出，今人谓之柿饼，亦曰柿花。其霜谓之柿霜。（明・李时珍《本草纲目》1999 年版）

现代工艺

秋季将未成熟的果实摘下，剥除外果皮，日晒夜露，经过一个月后，放置席圈内，再经一个月左右，即成柿饼。（《中华本草》1999 年版）

【科学・解说】

柿饼口感绵软，富含蔗糖、葡萄糖、果糖、维生素 C 和类胡萝卜素等多种营养成分；柿饼剥除外果皮放置月余后，其上生有白色粉霜，即柿霜，出霜是半成品柿饼内部水分向外扩散，可溶性糖伴随着向外迁移、结晶析出，表层总糖含量增加的过程；出霜过程中伴有蔗糖水解、果糖转化、甘露醇生成、葡萄糖含量增加等现象。现代药理学表明柿霜中的多糖具有很强的抗氧化、抑菌作用。

【功能主治】

润肺止血，健脾涩肠，用于咯血、吐血、便血、尿血、脾虚消化不良、泄泻、痢疾、喉干音哑、颜面黑斑。

酥、酪、醍醐（附乳腐）

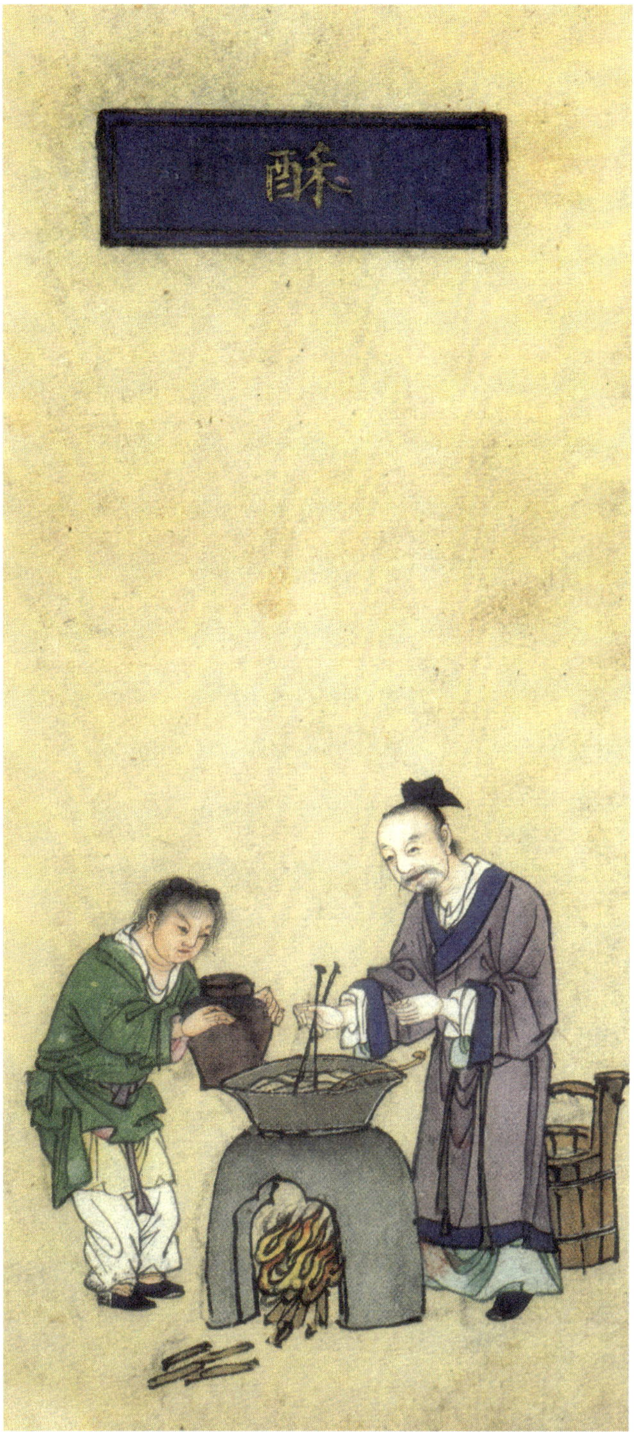

图中一人正在锅上煎取酥。一童子捧罐侍立。

《炮制便览》

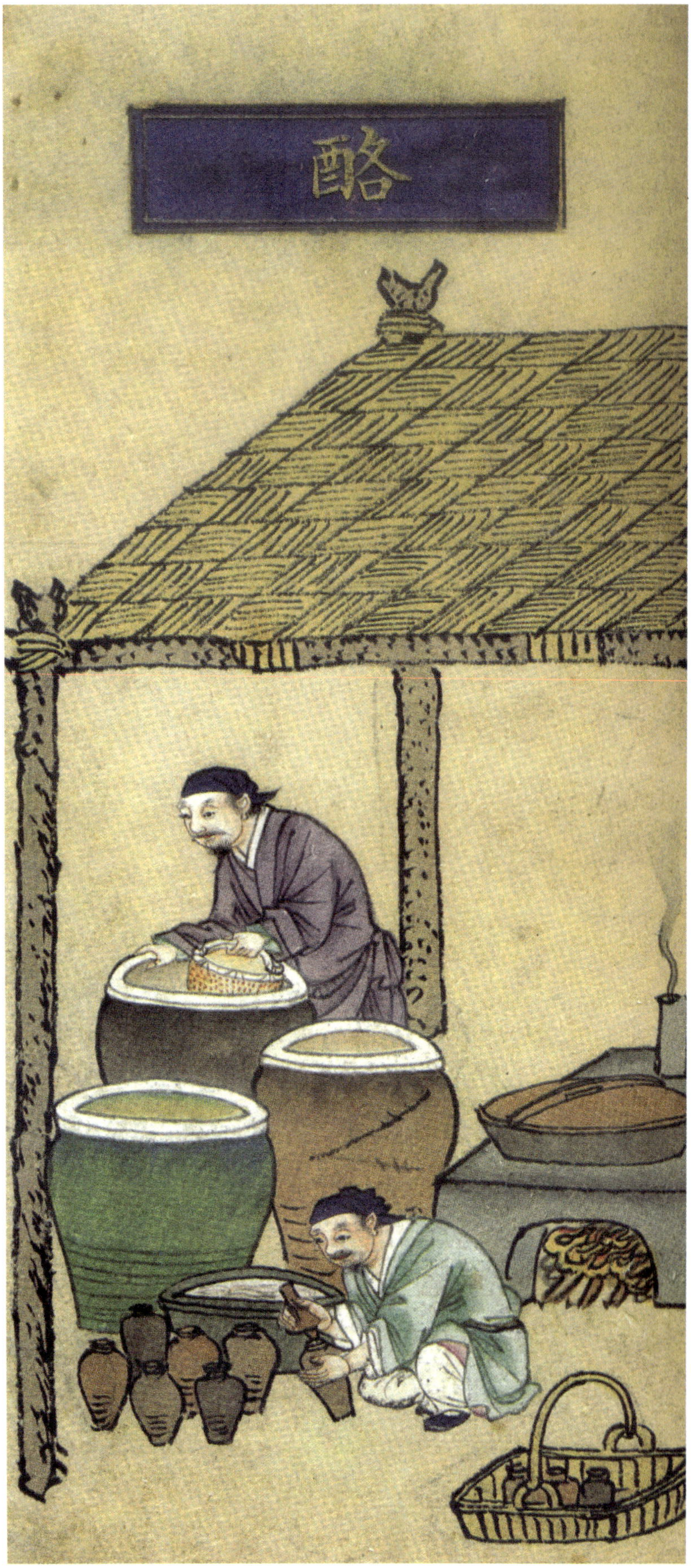

图中二人在造乳酪，左上一人在大缸中舀乳，旁有灶、锅，正在煮炼。另有一人蹲身分装乳酪于小瓶中。旁有一篮，内装小罐。

《炮制便览》

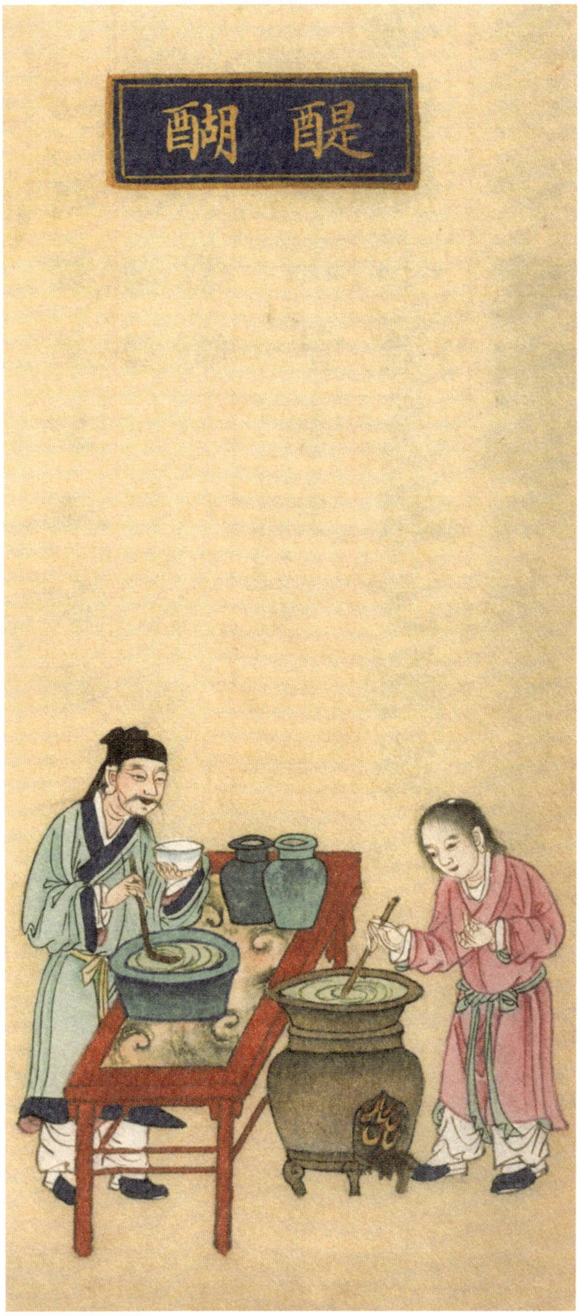

《品汇精要》

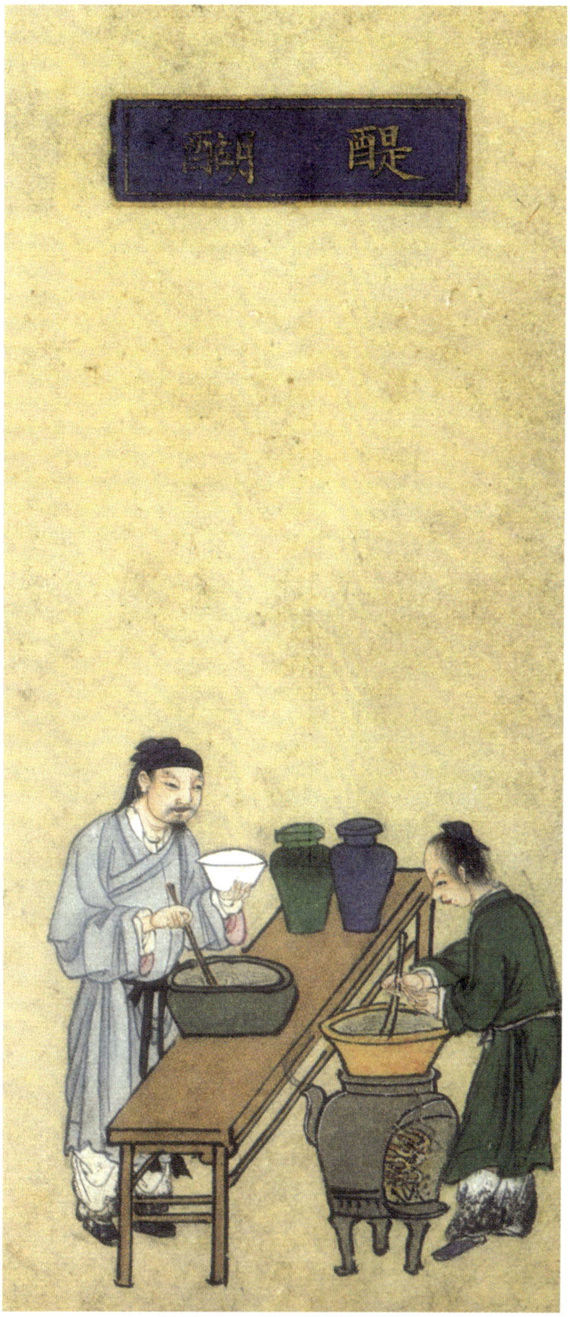

《炮制便览》

“醍醐”图未表现雷公要求“以绵重滤过”的工序，只有一人煮熬，一人尝试。

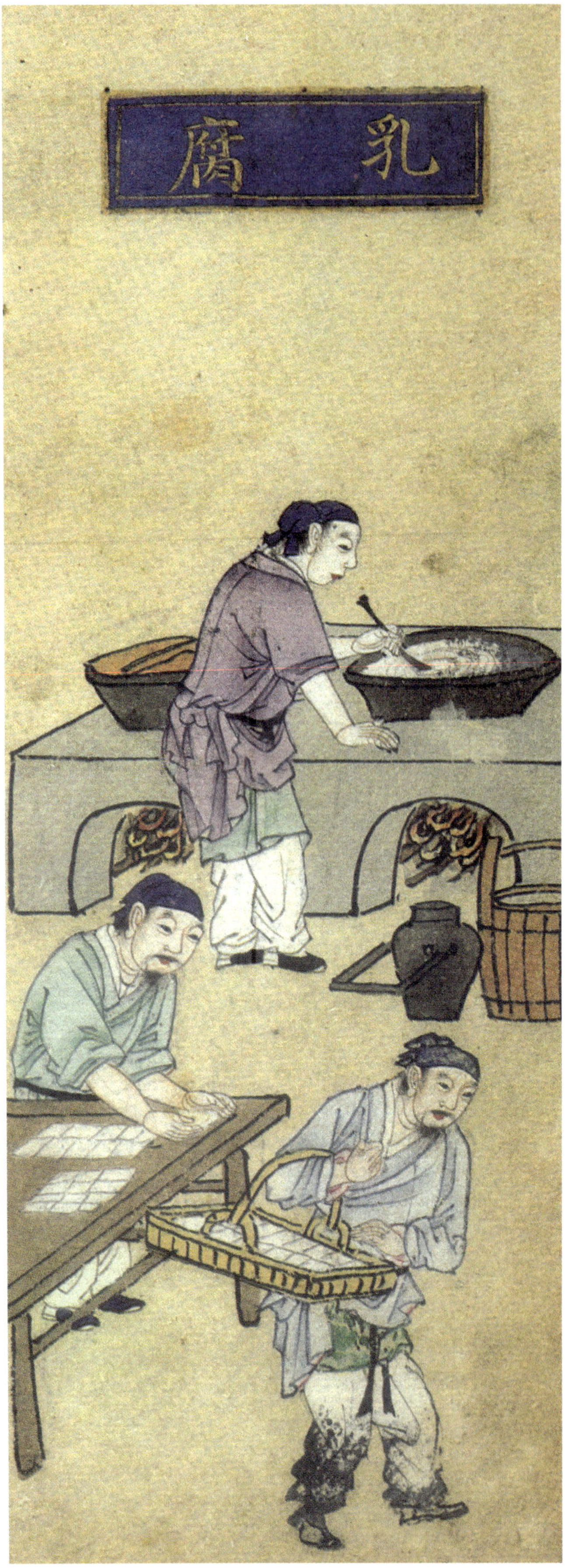

图中三人，上一人在锅旁煮乳类，中一人在桌上切成腐块。下一人手提装有腐块的竹篮去晾干。

《炮制便览》

【来源】

酥、酪、醍醐：牛羊乳制成品。

乳腐：牛乳等乳类的发酵制成品。

【制作技艺】

古代技艺

酥、酪、醍醐

1. 造（酥）法，以乳入锅煎二三沸，倾入盆内，冷定，待面结皮，取皮再煎，油出去渣，入在锅内，即成酥油。一法以桶盛乳，以木安板，捣半口，候焦沫出，撇取，煎去焦皮，即成酥也。凡入药，以微火溶化，滤净用之良。（明・李时珍《本草纲目》）

2. 酥半升，蒜三颗（去皮）。上二味，先以酥煎蒜，令蒜色黄，去蒜，别入生姜汁拌合，同煎使熟。（宋・太医院《圣济总录》）

3. 酥五合，白蜜五两，川芒硝二两。上件药，于银石器中以慢火熬成膏，收瓷器中。（宋・王怀隐等《太平圣惠方》）

4. 酥油即牛羊乳所结之面油。（清・张秉成《本草便读》）

5. 牛乳中取净凝，熬而为酥。（元・忽思慧《饮膳正要》）

乳腐

1. 细切如豆，面拌，醋浆水煮二十余沸，治赤白痢，小二患服之弥佳。（南梁・陶弘景《名医别录》）

2. 诸乳皆可造，今惟以牛乳者为胜尔。按《臞仙神隐书》云：造乳饼法：以牛乳一斗，绢滤入釜，煎三五沸，水解之。用醋点入，如豆腐法，渐渐结成，漉出以帛裹之，用石压成，入盐，瓮底收之。又造乳团法：用酪五升煎滚，入冷浆水半升，必自成块。未成，更入浆一盏。至成，以帛包搦，如乳饼样，收之。又造乳线法：以牛乳盆盛，晒至四边清水出，煎热，以酸奶浆点成。漉出揉擦数次，扯成块，又入釜荡之。取出，捻成薄皮，竹签卷扯数次，掤定晒干，以油炸熟食。（明・李时珍《本草纲目》）

现代工艺

酥、酪、醍醐

1. 将鲜乳汁装在牛皮口袋内或其他容器内，不断摇动，使油和乳分开后，取其油脂即成。（《中华本草》1999 年版）

2. 酥油经加热后油、水分离，取油层即可。（《新疆维吾尔自治区中药维吾尔药饮片炮制规范》2010 年版）

【科学・解说】

酥油为乳汁破乳后的上层油层，主要成分为高级脂肪酸，除了为人体提供能量和营养，其中的花生四烯酸等不饱和脂肪酸的代谢产物对于神经细胞也有重要影响。

在发酵过程中，由于微生物产生的多种酶的作用，腐坯中的蛋白质转化为脂、胨、肽和氨基酸，其中少部分进而转化为维生素等，以至乳腐营养丰富。

【功能主治】

酥、酪、醍醐：养阴清热，益气血，止渴润燥。主阴虚劳热、肺痿咳嗽、失音、吐血、消渴、便秘、肌肤失润。

乳腐：润五脏，利大小便，益十二经脉。微动气。

天竺黄

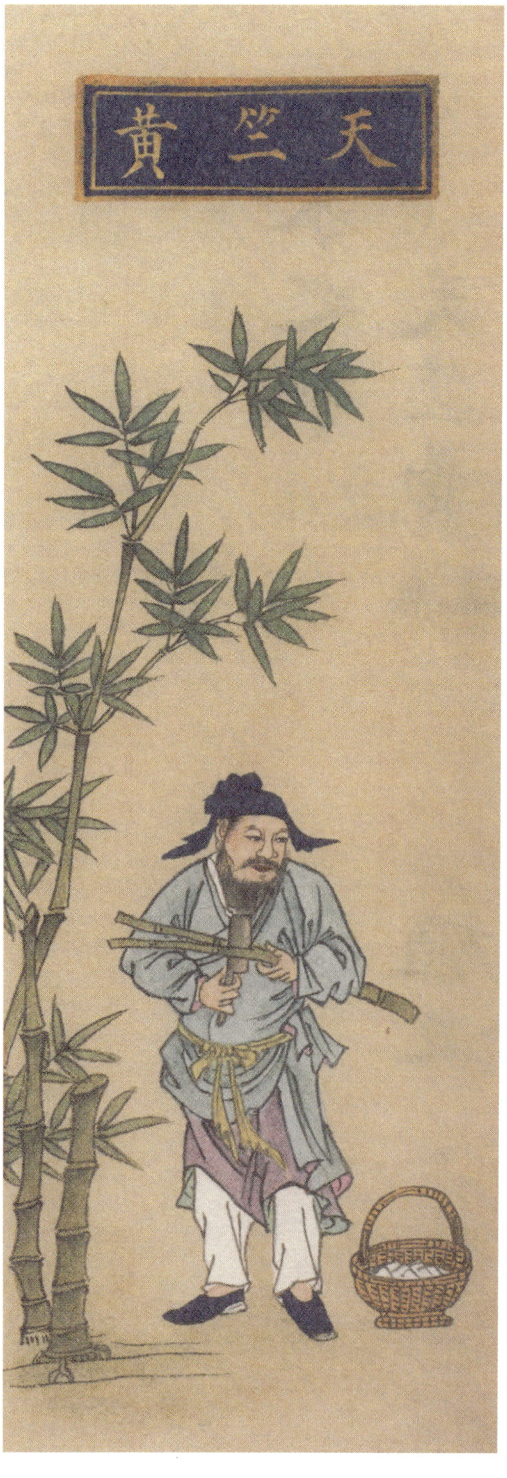

图中一人在用刀劈竹取黄。

《品汇精要》

【来源】

禾本科植物青皮竹（*Bambusa textilis* McClure）或华思劳竹（*Schizostachyum chinense* Rendle）等秆内的分泌液干燥后的块状物。秋、冬二季采收。亦称“竹黄”。

【制作技艺】

古代技艺

1. 生南海镛竹中，此是竹内所生，如黄土着竹成片，片如竹节者真。此竹极大，又名天竹，津气结成，其内有黄。本草作天竺者非。采无时。（清・凌奂《本草害利》）

2. 生天竺国，竹内如黄土成片。（明・李梴《医学入门》）

3. 次是南海边竹内尘沙结成者。（五代・日华子《日华子本草》）

4. 天竺黄生天竺国，今诸竹往往得之。（宋・刘翰等《开宝本草》）

现代工艺

竹黄由于自然产出者较少，大多采取火烧竹林的方法，使竹暴热后，竹沥溢在节间凝固而成，然后剖取晾干。另，用在青皮竹上人工打洞的方法，也能形成竹黄。（《中华本草》1999年版）

【科学・解说】

天竺黄是竹子被寄生的竹黄蜂咬洞后，竹节间贮积的伤流液自然干涸凝结而形成的块状物质，主要成分为硅酸盐、氨基酸、有机酸、生物碱、糖苷类等。

由于正品资源短缺，自20世纪60年代以后在临床上常用竹沥替代天竺黄，但已有研究表明竹沥与天竺黄在化学成分上存在一定差异，其药理作用和临床应用是否具有等同性，尚有待研究。

【功能主治】

清热豁痰，凉心定惊。用于热病神昏，中风痰迷，小儿痰热惊痫、抽搐、夜啼。

血余炭

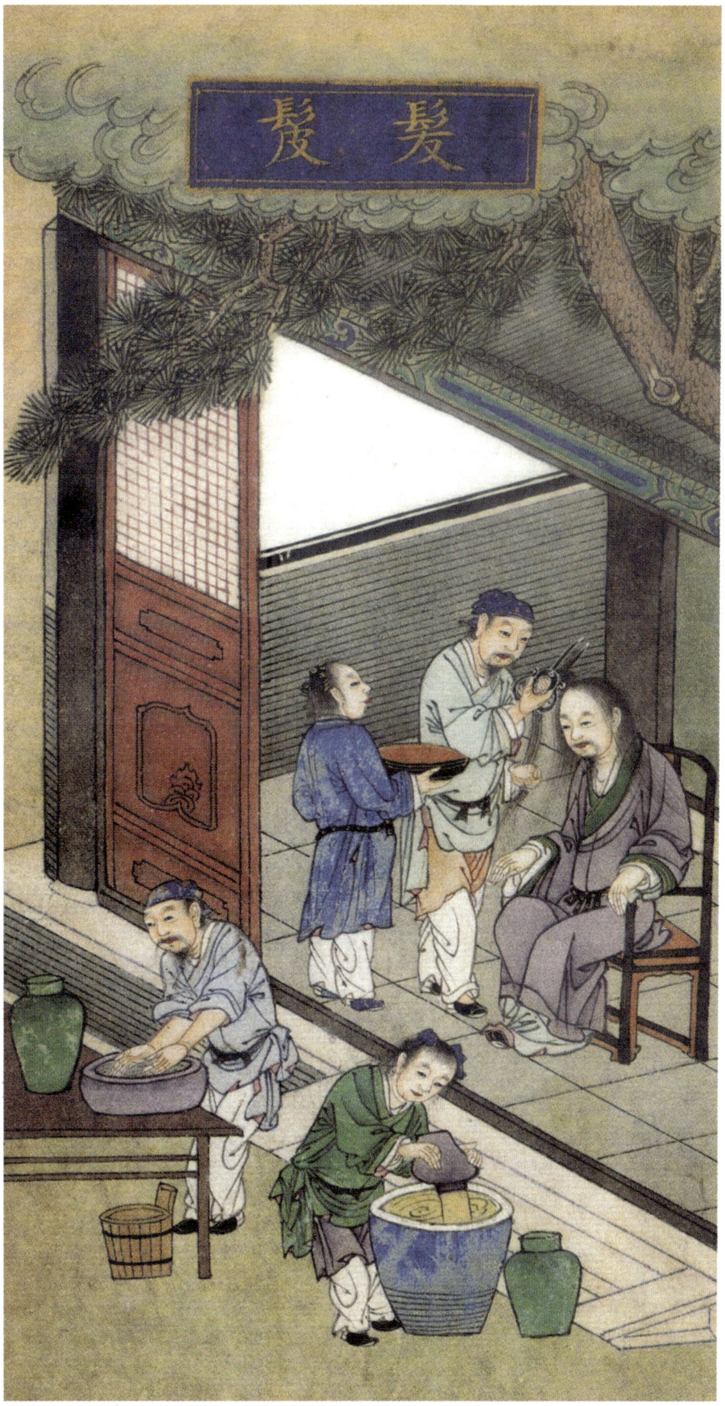

图中五人，其中一人为另一人整理头发，另一人用托盘侍候装盛头发，左下一人双手入盆，似为清洗头发，右下一人倾水入缸，似为浸泡头发。

《炮制便览》

【来源】

人发制成的炭化物。

【制作技艺】

古代技艺

1. 血余者，发也，不煅则其质不化，故必煅为炭然后入药。（清·张锡纯《医学衷中参西录》）

2. 收自己乱头发，洗净，干，每一两入椒五十粒，泥封固，入炉大火一煅如黑糟，细研。（宋·唐慎微《证类本草》）

3. 用少壮无病男女梳下乱发，温水、肥皂洗油垢极净，又用清水洗净肥皂气，晒干，入罐。火煅，冷，研用。（稻生宣义《炮炙全书》）

4. 血余散，用头发烧存性研，米汤调下。（元·危亦林《世医得效方》）

5. 或用血余灰，自发为佳，无即父子一气者，次则男胎发，又次则乱发，皂角水净洗，晒干烧灰为末。（明·王肯堂《证治准绳》）

6. 壮血余，并童男童女发，自己发，胎发不拘数，俱用花椒煎沸汤泡过，洗净晒干，入小瓦罐内，黄泥盐固济，炭火煅通红，埋地中三日，取出去土，敲破罐刮下研入，要以四两为佳，无则一两亦可。（明·王三才《医便》）

现代工艺

1. 取头发，除去杂质，用稀碱水洗去油垢，漂净，干燥后置锅内，上盖一个口径较小的锅，两锅接合处用盐泥封固，上压重物。盖锅底部贴一白纸条，或放几粒大米，用武火加热，煅至白纸或大米呈焦黄色为度，离火，待凉后取出，剁成小块。（《全国中药炮制规范》1988 年版）

2. 取头发除去杂质，用稀碱洗去油垢，漂净，干燥后置锅内，上盖一个较小的锅，两锅接合处用盐泥封固，上压重物。盖锅底部贴一纸条，武火煅至白纸变焦黄色为度，离火，待凉后取出，剁成小块。（《现代中药学大辞典》）

3. 取头发，除去杂质，碱水洗去油垢。清水漂净，晒干，焖煅成炭，放凉。（《中国药典》2020 年版）

【科学·解说】

未经炮制仅作为人发难以入药，炮制成炭后有机物被破坏，灰分中主含钠、钾、钙、铁、铜、锌等元素。若除去钙铁离子后，则凝血时间延长，血余炭的止血作用可能与钙铁离子及血浆中环磷酸腺苷（cAMP）含量降低有关。

【功能主治】

收敛止血，化瘀，利尿。用于吐血、咯血、衄血、血淋、尿血、便血、崩漏、外伤出血、小便不利。

竹　沥

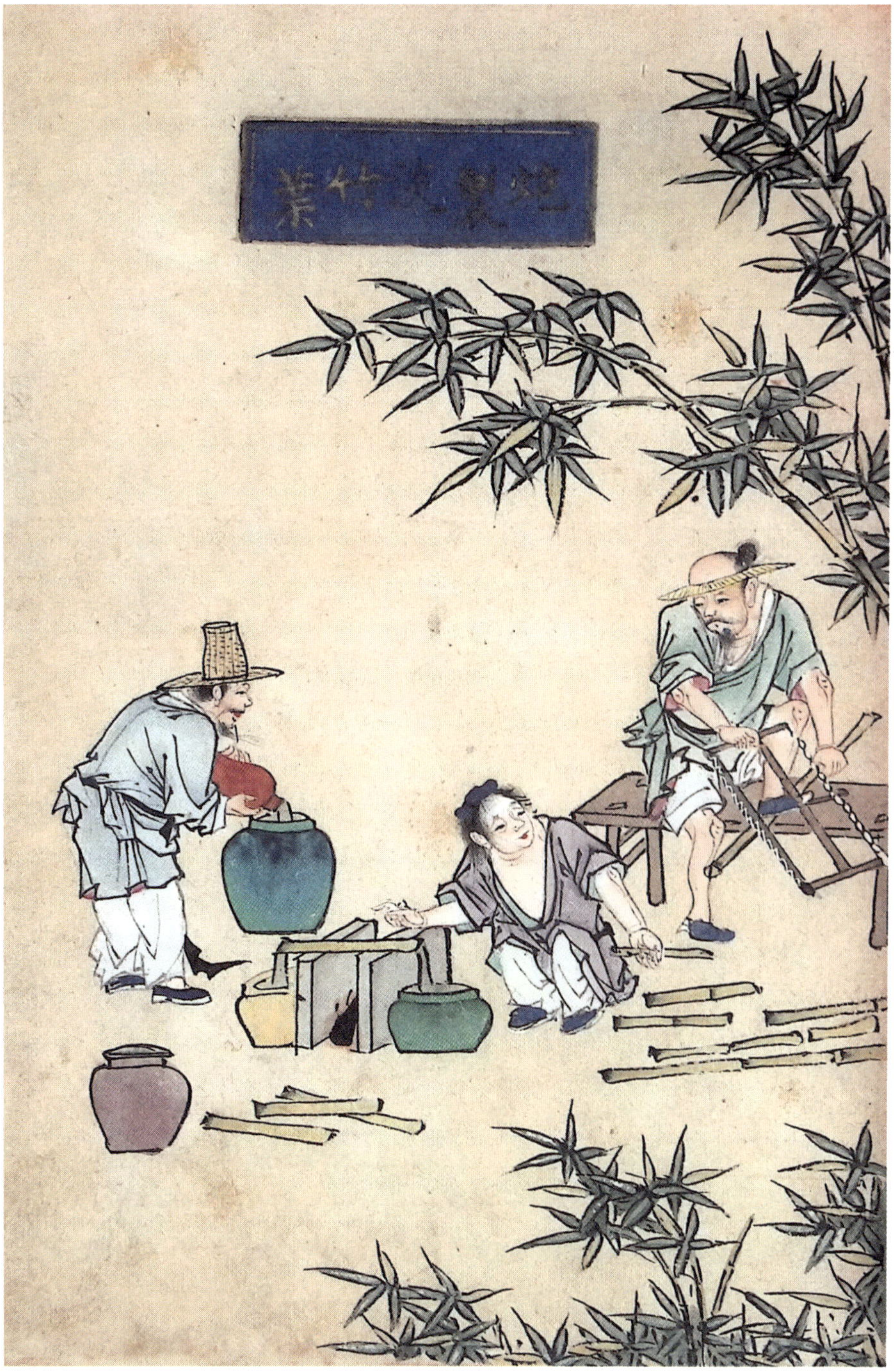

图中展示的是取竹沥的完整过程。图中三人，一人锯竹，一人在两砖支起的火上烧竹取沥，另一人将竹沥倾倒入罐。此图与图名不符，并非针对竹叶的炮制法。

《炮制便览》

【来源】

禾本科植物淡竹［*Phyllostachys nigra*（Lodd. ex Lindl.）Munro var. *henonis*（Mitf.）Stapf et Rendle］等的茎经火烤后所流出的液汁。

【制作技艺】

古代技艺

1. 竹截作二尺长，劈开以砖两片对立，加竹于上，以火炙去其沥，以盘盛起取之备用。（唐·孙思邈《备急千金要方》）

2. 用新（堇）竹烧取之。（宋·许叔微《普济本事方》）

3. 横锯截尺余，直劈作数块，两砖架起，紧火中烘。沥从两头流出，少加姜汁调服。（明·陈嘉谟《本草蒙筌》）

4. 以竹截长五六寸，以瓶盛，倒悬，下用一器承之，周围以炭火逼之，共油沥于器下也。（明·李时珍《本草纲目》）

5. 以青竹断二尺许，劈开火炙，两头盛取用之，如欲多取，以坛埋土中，湿纸糊好，量坛口大小，用篾箍二道，竖入坛口，多着炭火，于竹顶上炙。（清·张璐《本经逢原》）

6. 淡竹二尺，长截两头以砖搁起，中间火烧，两头即竹沥滴出，以碗盛之。（宋·庞安时《伤寒总病论》）

现代工艺

1. 将新竹去节劈开，置火上烧之，收集两端滴出之汁，即为竹沥。（《全国中草药汇编》）1978年版

2. 取鲜竹竿，截成30~50厘米长，两端去节，劈开，架起，中部用火烤之，两端即有液汁流出，以器盛之。（《中药大辞典》1977年版）

3. 选一年生嫩竹，砍成30厘米长的小段，用水浸两小时，两端去节，劈成两半，两头架起，用火徐徐烧烤，竹片两端即有液汁滴下，以瓷器盛之，过滤即成。（《现代中药学大辞典》）

【科学·解说】

竹竿外部受火焰高温灼烧而促使保留在竹竿内的含水成分快速渗出、聚集成液体流出而制得竹沥，有滑痰利窍的功能，可能是炮制之后竹子中的氨基酸、酚类、有机酸、无机元素等镇咳祛痰成分发生了变化。

【功能主治】

清热降火，滑痰利窍。主中风痰迷、肺热痰壅、惊风、癫痫、热病痰多、壮热烦渴、子烦、破伤风。

冰片

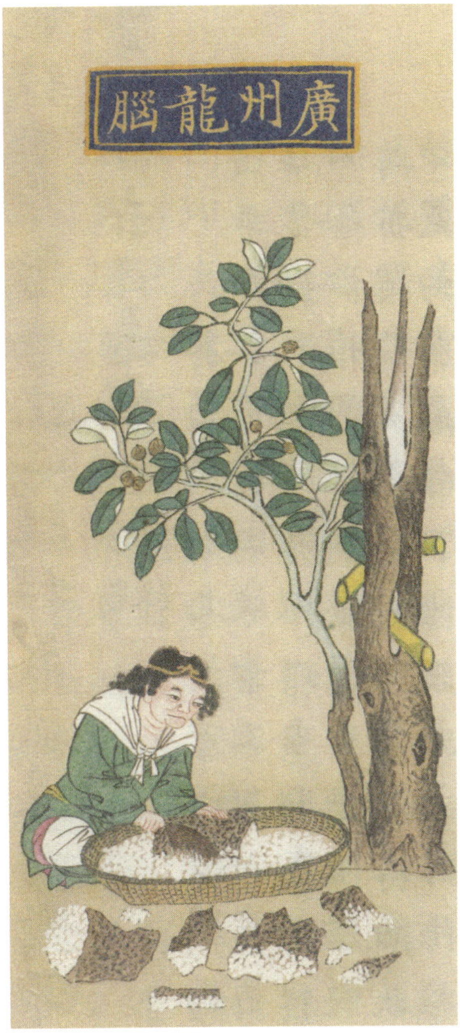

《品汇精要》

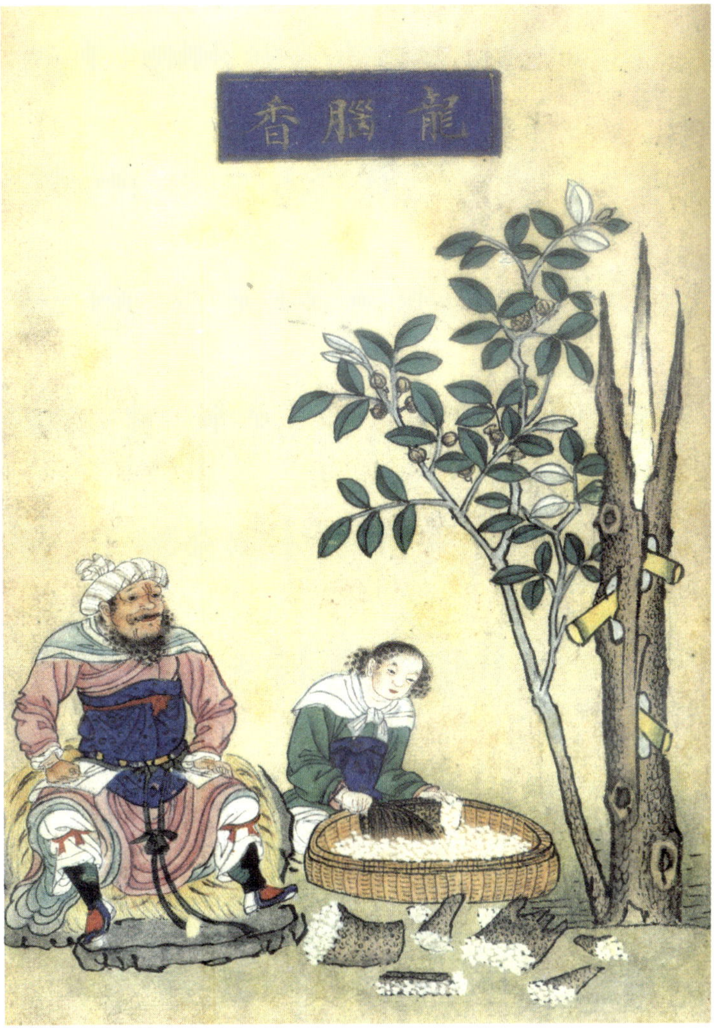

《炮制便览》

原图绘一棵枯树，上有数根木楔。一洋人在筥箩中扫取龙脑，地上散布数块含龙脑的木块。

《炮制便览》在《品汇精要》基础上左边又加绘一端坐观视的胡人。

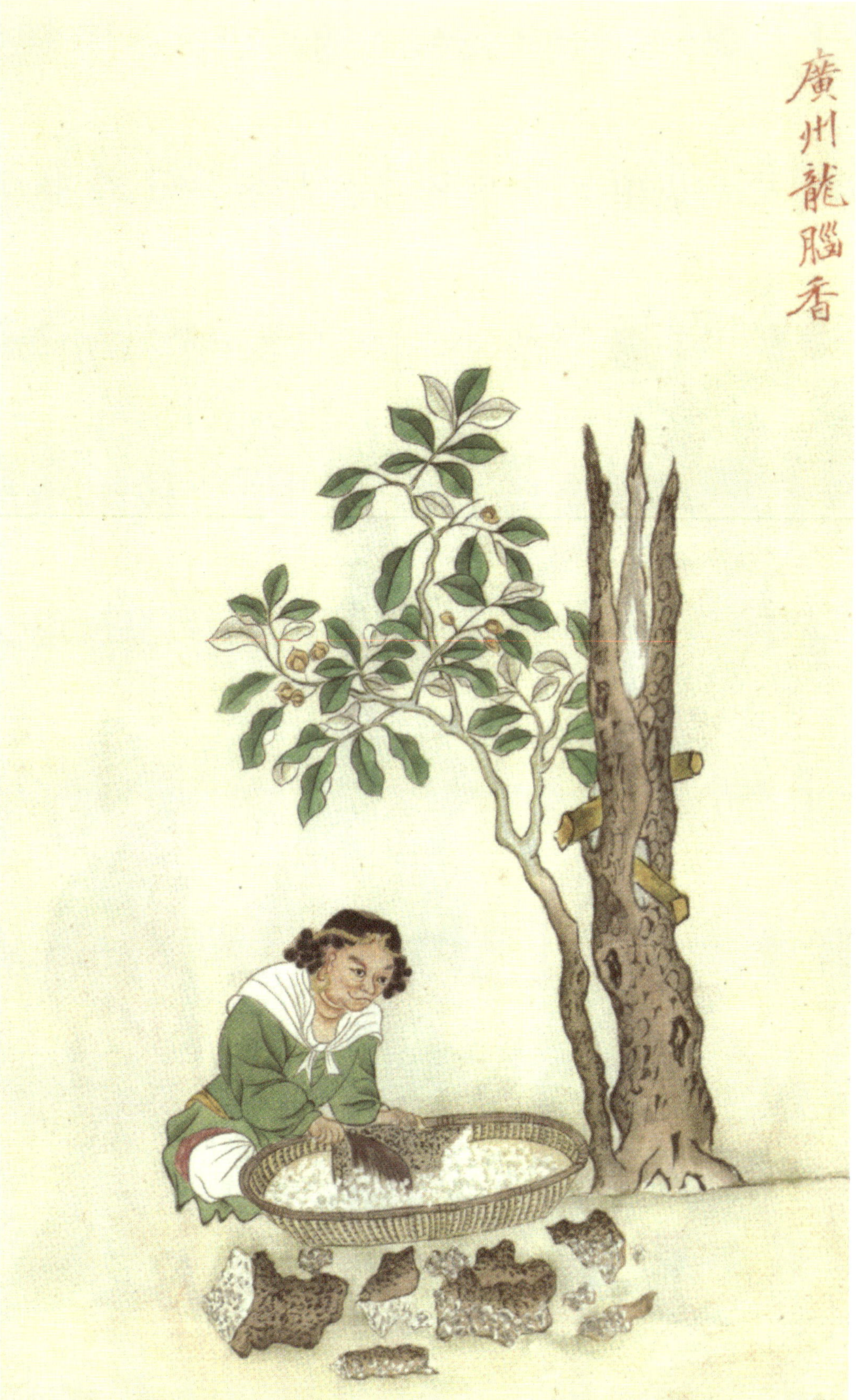

《金石昆虫》

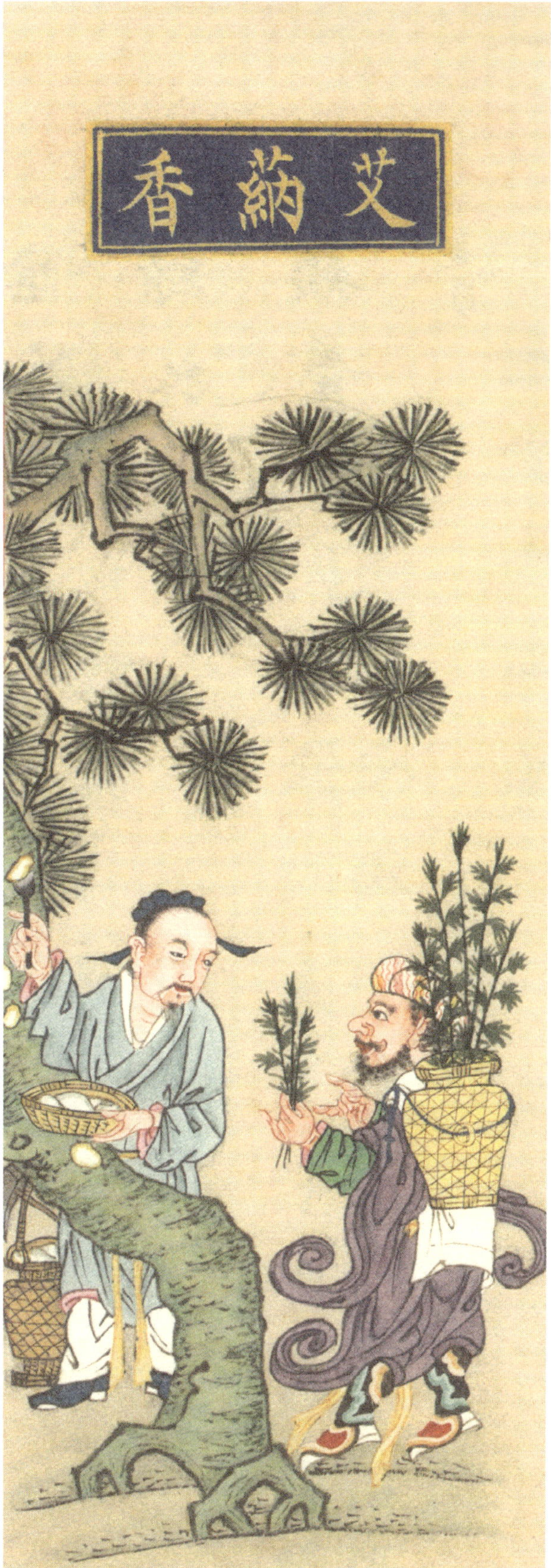

《品汇精要》

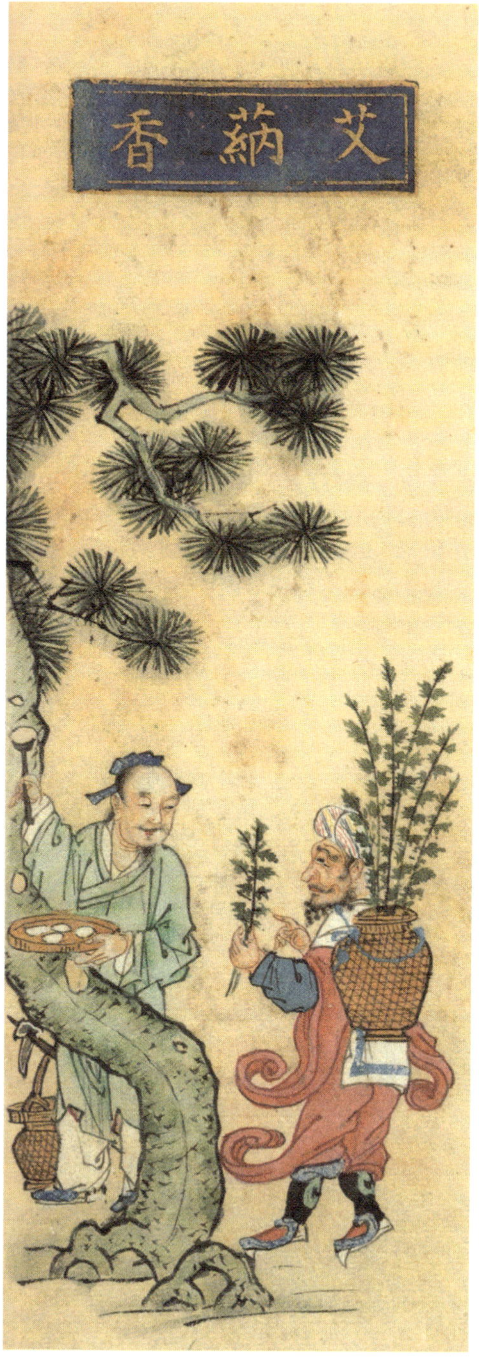

《炮制便览》

图中示意一胡人背一药篓，篓中及其手持之药均类艾叶，并展示给汉人。靠树而立的汉人用手示意松树皮上的绿衣也叫艾纳香。其脚边尚有采集工具。

【名称】

龙脑、艾片。

【来源】

冰片（右旋龙脑）：为龙脑香科植物龙脑树（*Dipterocarpus turbinatus* Gaertn. f.）的树脂中取得的结晶。

艾片（左旋龙脑）：为菊科植物艾纳香［*Blumea balsamifera*（L.）DC.］的新鲜叶经提取加工制成的结晶。

【制作技艺】

古代技艺

1. 今海南龙脑，多用火煏成片……（宋·苏颂《本草图经》、宋·唐慎微《证类本草》）

2. 入旧瓷钵，轻展徐研，务令尘细。展急则捶钵生热，便随香窜耗。欲借透肌走窍，用平底小铛，以青布剪如底式，一面喷润净水，拈贴铛底，置龙脑于布上，覆以碗，碗沿外余布数分，水搅麦面，固济碗布周沿，勿使气泄。隔铛底寸许，燃烧文火，候麦面色熟，略觉焦黄，即便住火，候冷开视。（明·倪朱谟《本草汇言》）

现代工艺

1. 冰片（天然右旋龙脑）：天然冰片为樟科植物樟［*Cinnamomum camphora*（L.）Presl］的新鲜枝、叶经提取加工制成的龙脑化学型结晶。樟于栽培第2年至第3年后，10—11月采割枝叶，新鲜枝叶经水蒸气蒸馏法提取粗脑，进一步冷冻、离心、升华即得精制的天然冰片。（《江西省中药材标准》1996年版）

2. 梅片（天然右旋龙脑）：取樟科植物阴香［梅片树，*Cinnamomum burmanni* (Nees & T. Nees) Blume］新鲜枝、叶经水蒸气蒸馏，馏出液冷冻析出片状结晶后分离得结晶粗脑，粉碎，纯制，即得精品。（《广东省中药材标准》2011年版）

3. 艾片（左旋龙脑）：9—10月，采取艾纳香叶，入蒸器中加热使之升华，升华所得的结晶为灰白色之粉状物，称“艾粉”。经压榨去油，炼成块状结晶，再劈削成颗粒状或片状，即为“艾片”。（《中华本草》）目前含艾纳香的制剂通常以艾纳香油投料。如万金香气雾剂、咽康含片、咽立爽口含滴丸、金喉健喷雾剂等。复方一枝黄花喷雾剂则直接使用艾纳香药材。（《国家中成药标准汇编》）

【科学·解说】

龙脑分子量较小，具有升华性，可随水蒸气蒸馏而提取出来，馏出液冷却可析出龙脑粗结晶，进一步升华精制可得到精制龙脑。

古籍记载说明，龙脑极易挥发，在研磨时，动作要轻且慢，直至成细粉，以免摩擦生热导致损失。制剂过程中还应注意容器的密闭性，制成后也须待容器恢复至室温再打开，尽量减少龙脑挥发。由于龙脑香科植物系外来的珍稀物种，目前中国寻找到了替代品，故天然冰片取自樟树和阴香树。

艾纳香制剂时经过了粉碎的过程，又有先用酒、水清洗浸泡，再用乌麻油煎的过程，以上工艺有助于其中挥发油等有效成分的溶出。

【功能主治】

冰片：开窍醒神，清热止痛。用于热病神昏、惊厥、中风痰厥、气郁暴厥、中恶昏迷、胸痹心痛、目赤、口疮、咽喉肿痛、耳道流脓。

艾片：祛风除湿，温中止泻，活血解毒。用于风寒感冒、头风头痛、风湿痹痛、寒湿泻痢、月经不调、痛经、跌打伤痛、湿疹、癣疮、蛇虫咬伤。

樟 脑

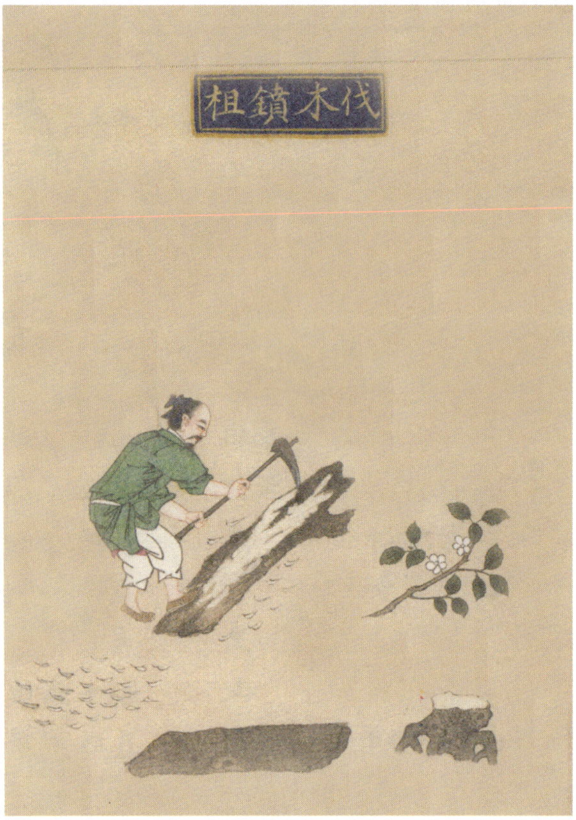

《品汇精要》

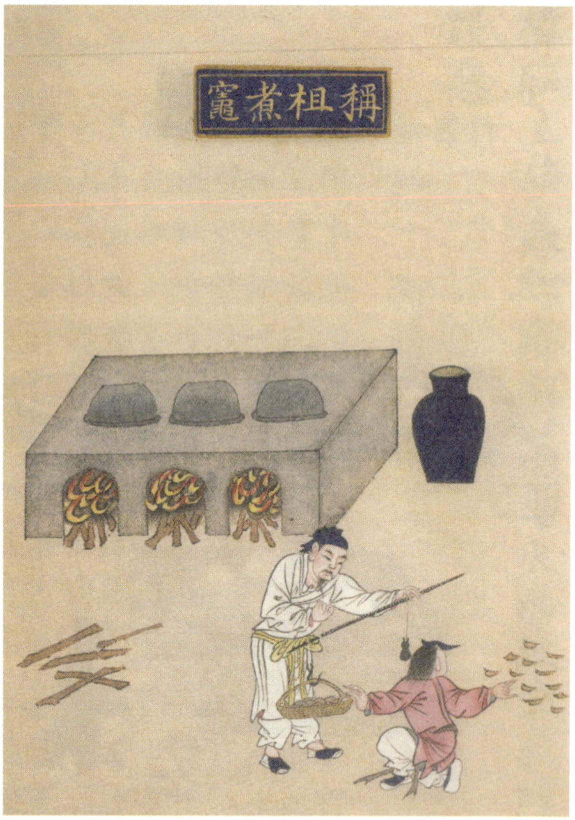

《品汇精要》

左图一人将樟木砍成小块，作为提炼樟脑的原料。右图有一人在称量樟木块，置于灶锅中煎煮。

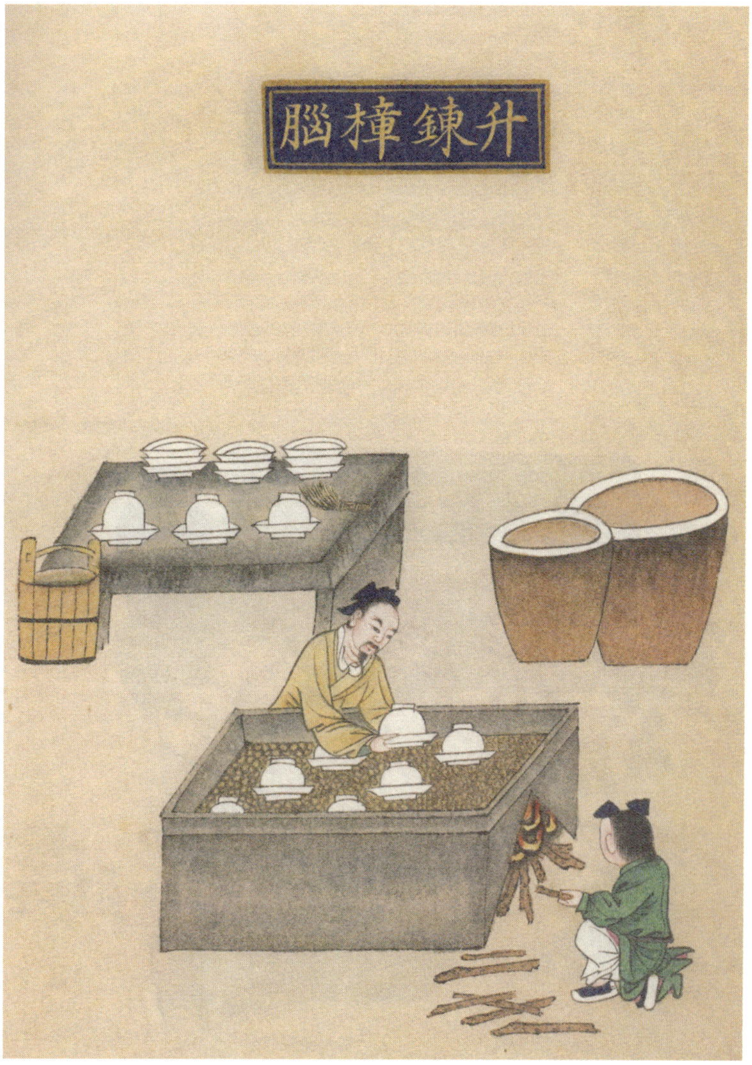

《品汇精要》

图中将瓷盆扣在锅上密封，樟脑粗品可升华凝结在瓷盆底部。由此制取樟脑粗品。

【来源】

樟科植物樟［*Cinnamomum camphora*（L.）Presl］的根、干、枝、叶经提炼制成的颗粒状结晶。

【制作技艺】

古代技艺

1. 凡造樟脑，先砌土灶一座，上置铁锅数口，伐其木极大者，截剥去枝皮，以鹰嘴槽斧砍斫粗块，每锅下木粗五斤，入水浸过三指许。以瓷盆覆之，湿布密塞缝处，勿令气泄，各用文武火熬两时方止。候冷，其脑升凝于盆底，以翎扫装瓷器内，仍封之，谓之青脑。复出焙于别灶，其灶长六尺，阔减其半，高亦似之。以木五六楞，竹笆藉可灶，方筛于上，内布如芡实大砂子厚寸许，灶面四旁，用泥围，高四五寸，将青脑分置瓷盘，各以碗覆之，下用柴火慢烧，从晨至暮，其脑升凝碗底而成饼，色白莹洁。火不宜紧，紧则色黄。焙灶横开，圭窦内干，坑深尺余，不然，楞木必燎，脑亦废矣。（明・刘文泰《本草品汇精要》）

2. 樟树择细叶者，用刀刮皮，手拭预知有脑，用斧细细斫倒细碎，木甑蒸之，大火逼油入锅，浮水面如白蜡色者佳。（明・王文洁《太乙仙制本草药性大全》）

3. 时珍曰：凡用，每一两以二碗合住，湿纸糊口，文武火烤之。半时许取出，冷定用。又法：用铜盆以陈壁土为粉糁之，却糁樟脑一重，又糁壁土，如此四五重，以薄荷安土上，再用一盆复之，黄泥封固，于火上款款炙之，须以意度之，不可太过、不及，勿令走气。候冷取出，则脑皆升于上盆。如此升两三次，可充片脑也。又法：每一两，用黄连、薄荷六钱，白芷、细辛四钱，荆芥、密蒙花二钱，当归、槐花一钱。以新土碗铺杉木片于底，安药在上，入水半盏，洒脑于上，再以一碗合住，糊口，安火煨之。待水干取开，其脑自升于上。以翎扫下，形似松脂，可入风热眼药。用樟木新者切片，以井水浸三日三夜，入锅煎之，柳木频搅，待汁减半，柳上有白霜，即滤去滓，倾汁入瓦盆内，经宿，自然结成块也。（明・李时珍《本草纲目》）

4. 煎樟脑法：用樟木新者，切片，以井水浸三日三夜，入锅煎之，柳木频搅。待汁减半，柳上有白霜，即滤去滓，倾汁瓦盆内，经宿自然结成块也。（明・李中立《本草原始》）

5. 又陈氏方升炼樟脑法：用铜盆一口，以陈壁土为极细末，糁盆底，却糁樟脑一重，又糁壁土一重，如此四五重，以薄荷叶放土面上，再用铜盆一口覆之，用细黄土，盐卤插水和如膏，封固，勿令走气。于文火上，款款炙之，须以意度，不可太过，不可不及。候冷取出，则脑皆升于上盆。如此升两三次，洁白如雪，可伪充片脑也。（明・倪朱谟《本草汇言》）

6. 以木切片，浸水煎成霜，取霜置罐中，上覆碗盐泥封固，文武火炼之，其精汁飞升，凝于覆碗内。（清・汪绂《医林纂要探源》）

7. 以樟木蒸汁，煎炼结成樟脑。（清・黄宫绣《本草求真》）

现代工艺

1. 取原药，摊置吸水纸上，吸去部分油脂及水分。（《浙江省中药饮片炮制规范》2015 年版）

2. 一般在 9—12 月砍伐老树，取其树根、树干、树枝，锯劈成碎片（树叶亦可用），用蒸馏器进行蒸馏，樟木中含有的樟脑及挥发油随水蒸气出，冷却后，即得粗制樟脑。粗制樟脑再经升华精

制，即得精制樟脑粉。将此樟脑粉入模型中压榨，则成透明的樟脑块。(《中华本草》1999 年版）

3. 一般在 9—12 月砍伐老树，取其树根、树干、树枝，锯劈成碎片（树叶亦可用），置蒸馏器中进行蒸馏，樟木中含有的樟脑及挥发油随水蒸气流出，冷却后，即得粗制樟脑。粗制樟脑再经升华精制，即得精制樟脑粉。(《中药大辞典》1977 年版）

【科学 · 解说】

古籍记载说明，樟脑提炼是利用其主要成分能升华的特性来实现的。精制樟脑粉含纯度高的右旋樟脑（d-camphor），为莰类化合物，升华后，可凝结在上方的容器内壁，从而易于收集。

【功能主治】

通关窍，利滞气，避秽浊，杀虫止痒，消肿止痛。用于热病神昏、中恶猝倒、痧胀吐泻、腹痛、寒湿脚气、疥疮顽癣、秃疮、冻疮、臁疮、水火烫伤、跌打伤痛、牙痛、风火赤眼。

淡豆豉

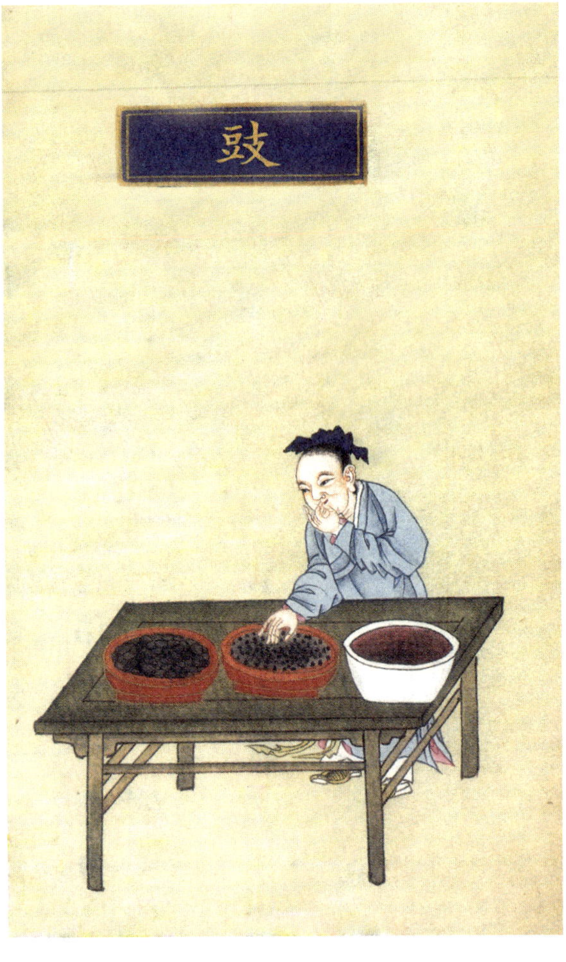

《品汇精要》

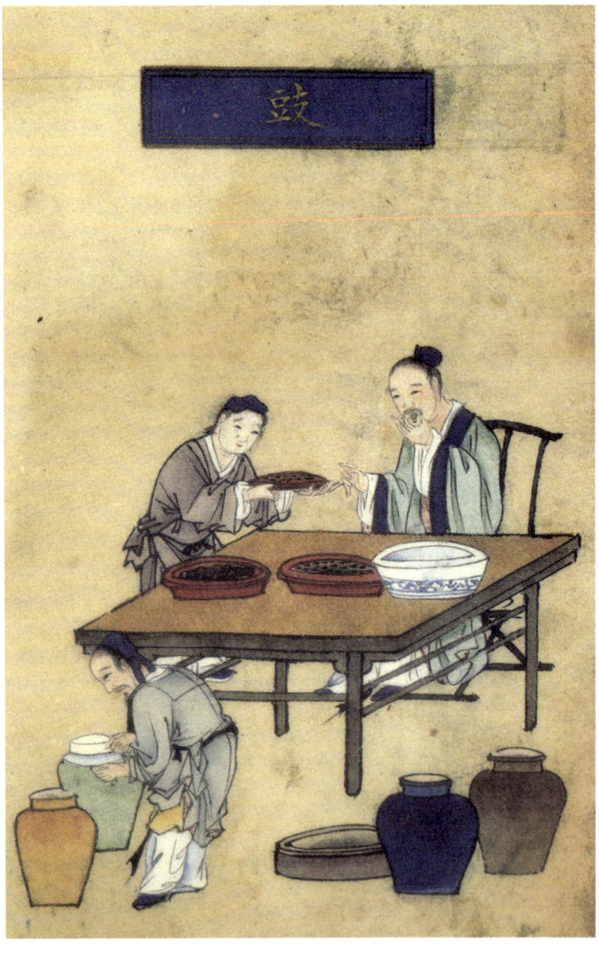

《炮制便览》

左图中央为一大桌，上有三盆，盆中分别盛有豉及其他配料。图中一人翻查发酵黑豆干湿程度。右图三人，右上角一人为老药工检验豆豉成品，左下角一人热水洗豆拌入罐中。

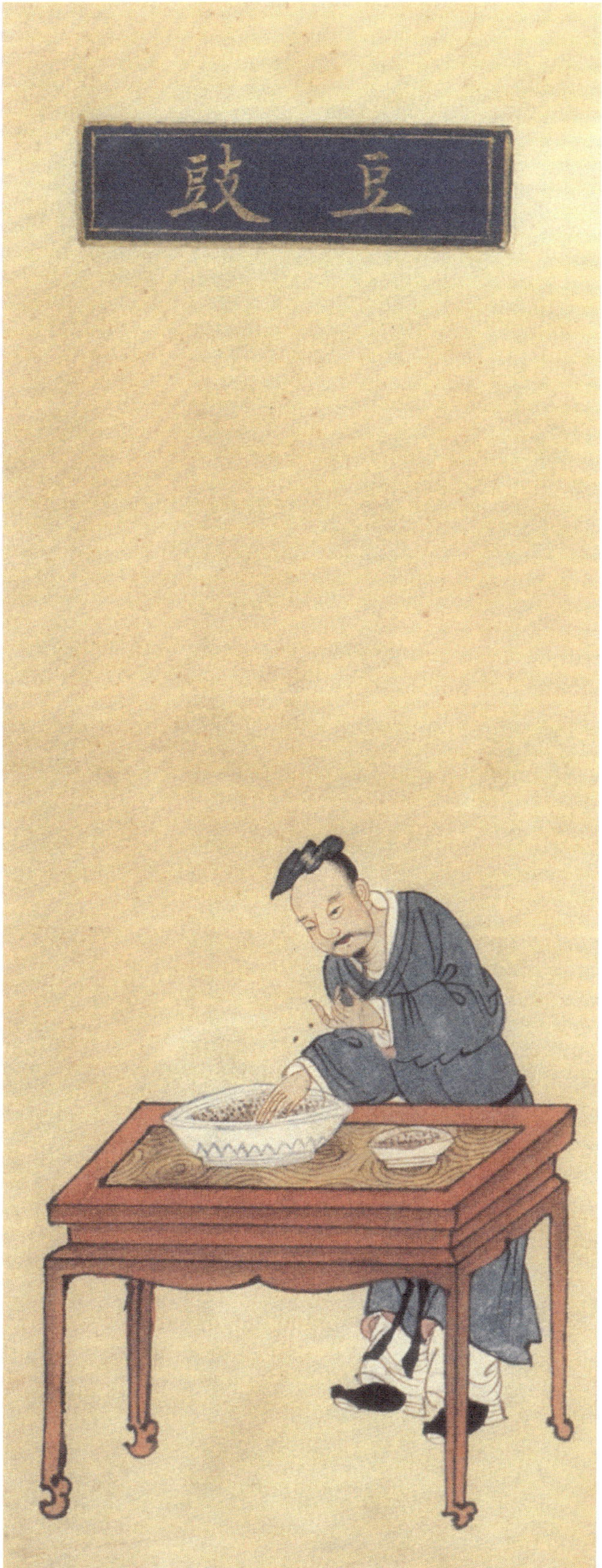

《食物本草》

左图一人翻晒黑豆，至发酵完全。右图为豆豉成品，晒干收入罐中。

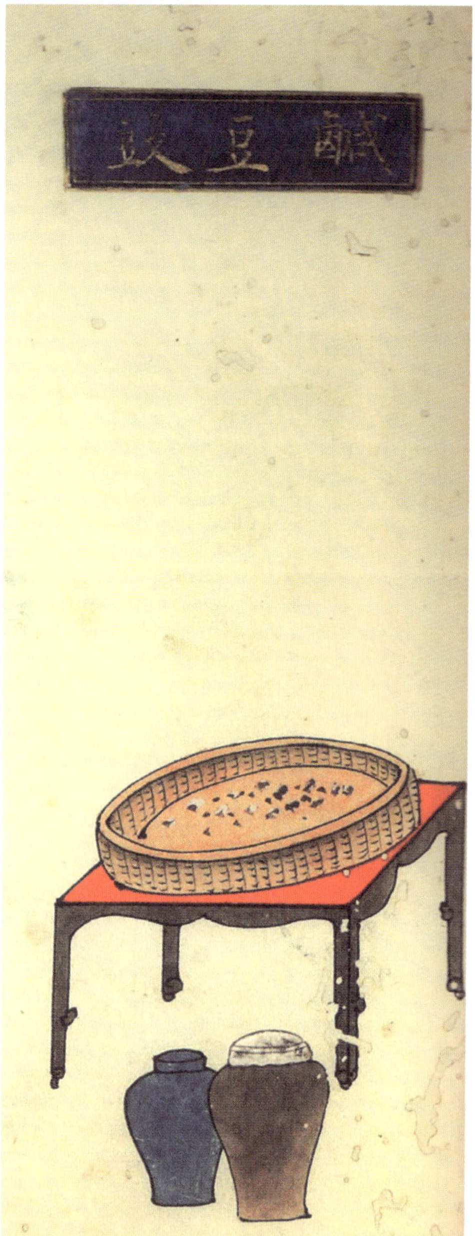

《食物本草》

【来源】

豆科植物大豆［*Glycine max*（L.）Merr.］的黑色成熟种子的发酵加工品。

【制作技艺】

古代技艺

1. 以苦酒溲豆，暴令极燥，以麻油蒸讫，复暴三过乃止，然后细捣椒屑筛下，随多少合投之。（唐·孙思邈《备急千金要方》）

2. 先以醋酒溲蒸暴燥，以麻油和，又蒸暴之，凡三过，乃末椒、干姜屑合和。（宋·唐慎微《证类本草》）

3. 蒸乌豆为豉，或以寒茧缲汤煮浸豆暴成。（宋·陈衍《宝庆本草折衷》）

4. 取黑豆水渍，蒸烂香熟为度，取出摊置笊篮内，乘温热以架子每一层盛一笊篮，放在不见风处，四围上下用青草穰盖护之，如是数日，取开见豆上生黄衣遍满，然后取出晒一日，次日温汤漉洗，以紫苏叶锉碎拌之，烈日曝至干，然后用瓷罐收贮听用。（明·王文洁《太乙仙制本草药性大全》）

5. 造淡豆豉法：用黑大豆二三斗，六月内淘净，水浸一宿沥干，蒸熟取出摊席上，候微温蒿覆。每三日一看，候黄衣上遍，不可太过。取晒簸净，以水拌干湿得所，以汁出指间为准。安瓮中，筑实，桑叶盖厚三寸，密封泥，于日中晒七日，取出，曝一时，又以水拌入瓮。如此七次，再蒸过，摊去火气，瓮收筑封即成矣。（明·李时珍《本草纲目》）

6. 以黑豆煮烂，捞起，铺楼板上三寸厚，干草密盖二七，罨干，尽起黄衣，揭去草，取豆晒干七日，然后用。六月六日五更时，用河水洗去黄衣，乘湿入木桶内罨之，罨五日取出，晒极干，再以净器贮之，任用。（明·罗周彦《医宗粹言》）

现代工艺

1. 取桑叶、青蒿各70~100g，加水煎煮，滤过，煎液拌入净大豆1 000g中，俟吸尽后，蒸透，取出，稍晾，再置容器内，用煎过的桑叶、青蒿渣覆盖，闷使发酵至黄衣上遍时，取出，除去药渣，洗净，置容器内再闷15~20天，至充分发酵、香气溢出时，取出，略蒸，干燥，即得。（《中国药典》2020年版）

2. 取清瘟解毒汤，置锅内，用文火煎煮两次，第一次加水10倍量煎煮1小时，第二次加水10倍量煎煮1小时，分次滤过，合并滤液，与净黑豆同置锅内煮沸，不断翻动，至汤吸尽，黑豆膨胀时，取出，再取青蒿与黑豆拌匀，置适宜容器内盖严，置适当温度下，待发酵后，取出，干燥，簸去青蒿。每100kg净黑豆，用清瘟解毒汤一剂，煎汤30~40kg，青蒿15kg。附注：清瘟解毒汤方，白芷180g、玄参360g、柴胡180g、连翘360g、桔梗240g、川芎180g、黄芩240g、羌活240g、赤芍240g、天花粉240g、葛根180g、甘草180g、淡竹叶120g、生姜240g，以上十四味共煎汤。（《北京市中药饮片炮制规范》2008年版）

3. 取青蒿置锅内加水煎汤，过滤，取药汤与洗净的黑豆共煮，待汤吸尽后，取出，稍晾，置容器内，先撒入一层黑豆，铺一层青蒿渣，如此反复，上面覆盖，使闷至发酵至黄衣上遍时，取出，

除去药渣，干燥。(《辽宁省中药饮片炮制规范》1986 年版）

4. 取黑大豆，洗净。另取桑叶、青蒿，加水煮汁，滤过。取滤液，投入黑大豆，拌匀，至黑大豆膨胀不具干心时，蒸 4~6 小时，凉至约 30℃时，取出，摊于竹匾上。将米曲霉孢子（加 10 倍量麦粉稀释）装入纱布袋中，均匀地拍在黑大豆上，置 28℃ ~30℃、相对湿度 70%~80% 的温室中，至初起“白花”，翻拌一次，待遍布“黄衣”时，取出，略洒水拌匀，置适宜容器内，密封，放于 50℃ ~60℃的温室中，任其发酵 15~20 天，待香气逸出时，再蒸约 1 小时，取出，干燥。每黑大豆 100kg，用桑叶、青蒿各 7kg。(《浙江省中药饮片炮制规范》2005 年版）

5. 取黑大豆，淘净，用苏叶和麻黄加清水煮至大豆熟透，药汁煮干，倒出，干燥至七八成干，放入竹筐内，覆盖稻草，使其发酵（夏季约需 3 天，冬季 6 天）至豆发热、生黄衣和白霉为度，取出，干燥至近干，再蒸透，干燥。每 100kg 黑大豆，用苏叶、麻黄各 4kg。(《江西省中药饮片炮制规范》2008 年版）

【科学 · 解说】

在淡豆豉的发酵过程中，大豆中主要的成分异黄酮类经过发酵酶解，生成游离苷元成分，如染料木素分解为游离的染料木素，大豆黄素分解为游离的大豆黄素，生成易于机体利用的物质，从而使其功效增强。

【功能主治】

解表，除烦，宣发郁热。用于感冒、寒热头痛、烦躁胸闷、虚烦不眠、早泄、小阴经、阳痿、月经不调。

醋

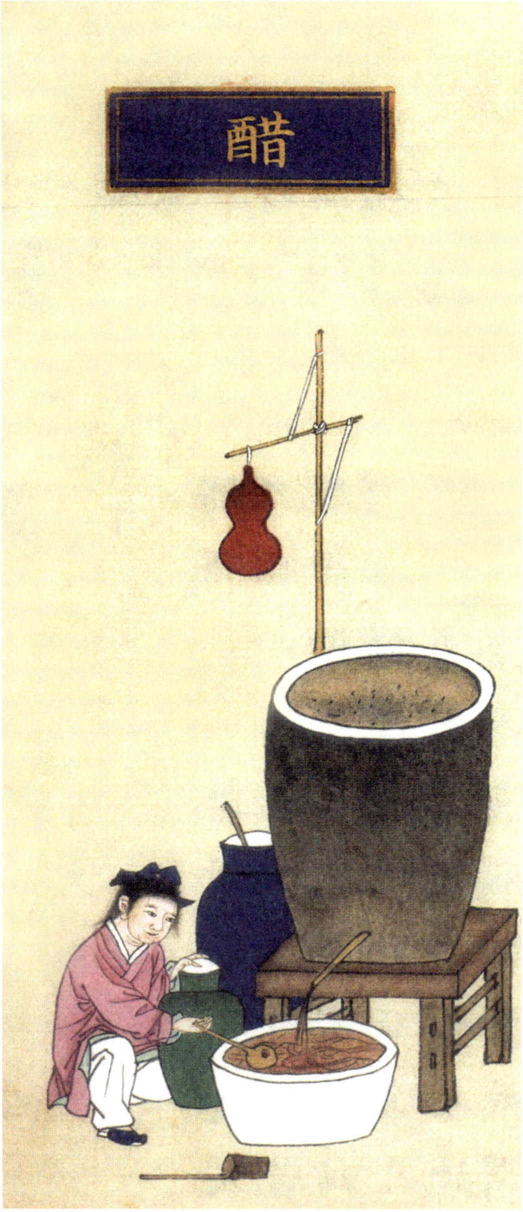

《品汇精要》

图中一人正在拨弄盆中制得之醋。

【来源】

以米、麦、高粱或酒、酒糟等酿成的含有乙酸的液体。

【制作技艺】

古代技艺

米醋，三伏时用仓米一斗，淘净蒸饭，摊冷盦黄，晒簸，水淋净。别以仓米二斗蒸饭，和匀入瓮，以水淹过，密封暖处，三七日成矣。糯米醋，秋社日，用糯米一斗，淘蒸，用小麦大曲和匀，用水二斗，入瓮封酿，三七日成矣。粟米醋，用陈粟米一斗，淘浸七日，再蒸，淘熟，入瓮密封，日夕搅之，七日成矣。小麦醋，用小麦水浸三日，蒸熟盦黄，入瓮水淹，七七日成矣。大麦醋，用大麦米一斗，水浸蒸饭，盦黄晒干，水淋过，再以麦饭二斗和匀，入水封闭，三七日成矣。饧醋，用饧一斤，水三升煎化，入白曲末二两，瓶封晒成。其余糟、糠等醋，皆不入药。（明·李时珍《本草纲目》）

现代工艺

一般采用发酵技术制作醋。

【科学·解说】

醋发酵过程首先利用酵母或曲（发酵剂）从原料中生产酒精，接下来利用醋酸细菌将酒精转化为乙酸，并伴随产生大量挥发性物质，包括苯酚、酮类、醛类和吡嗪类。

【功能主治】

散瘀，止血，解毒，杀虫。治产后血晕、痃癖癥瘕、黄疸、黄汗、吐血、衄血、大便下血、阴部瘙痒、痈疽疮肿。解鱼肉菜毒。

酱

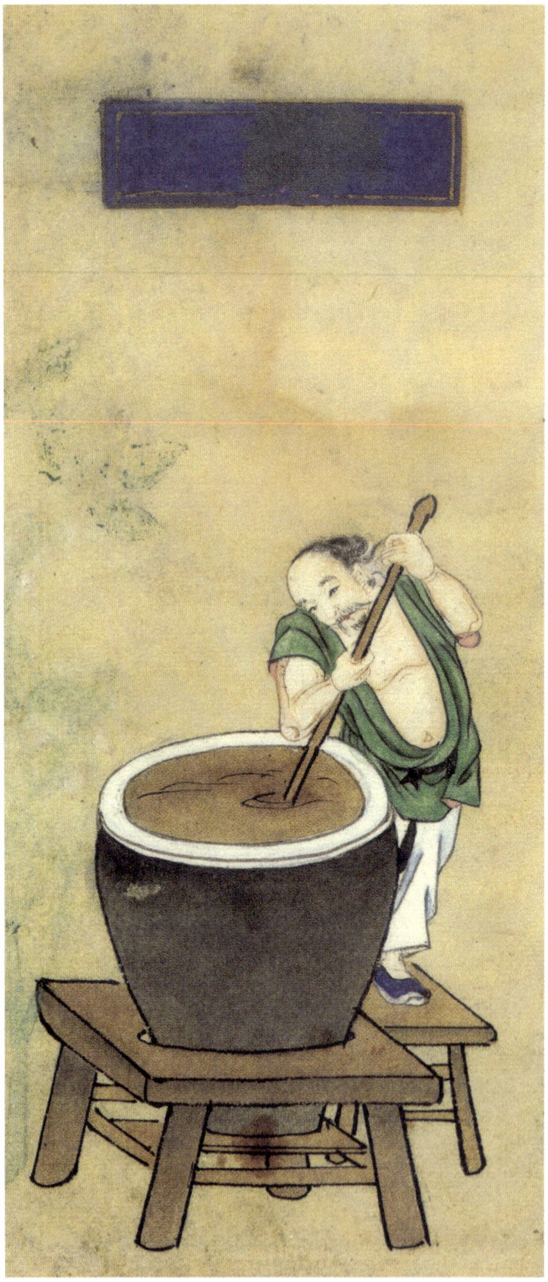

《炮制便览》

图中一人在大缸中搅拌黄豆发酵成酱。

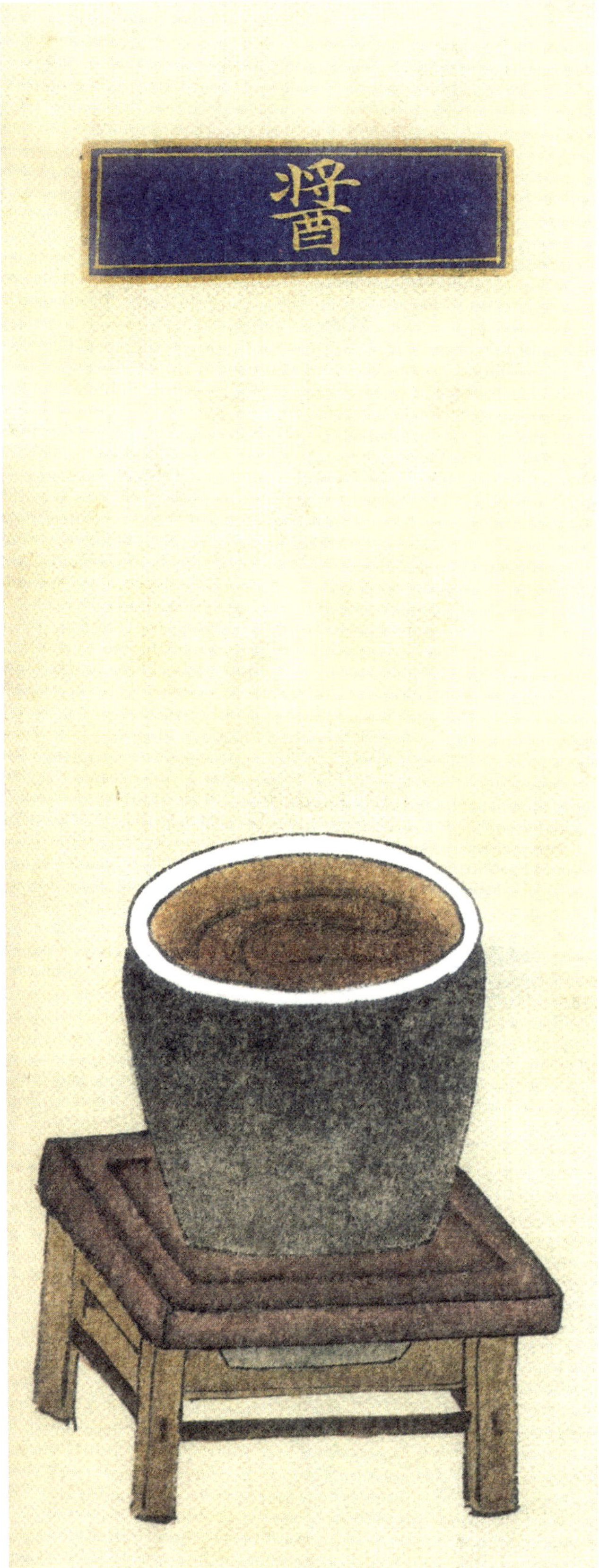

《品汇精要》

《食物本草》

【来源】

用大豆、蚕豆、面粉等作原料，经蒸罨发酵，并加入盐水制成的糊状食品。

【制作技艺】

古代技艺

1. 酱多以豆作，纯麦者少，今此当是豆者，亦以久者弥好。又有肉酱、鱼酱，皆呼为醢，不入药用。（南梁·陶弘景《本草经集注》）

2. 凡使，采得后，以刀刮上粗皮，便捣，用生姜自然汁拌之，蒸一日了，出，日干。每修事五两，用生姜汁五两，蒸干为度。（刘宋·雷敩《雷公炮炙论》）

现代工艺

大豆、蚕豆、面粉等经蒸罨发酵，并加入盐水制成。

【科学 · 解说】

研究表明，酱以含氮化合物（蛋白质、多肽）、糖类、脂肪类为主。经酿制发酵后，除原有酸类（乙酸、乳酸）、有机物（乙醇、有机色素）、无机物（水、食盐）外，新增了由原料带入的硫酸盐、磷酸盐以及钙、铁、钾。

【功能主治】

清热解毒。

酒（附药酒）

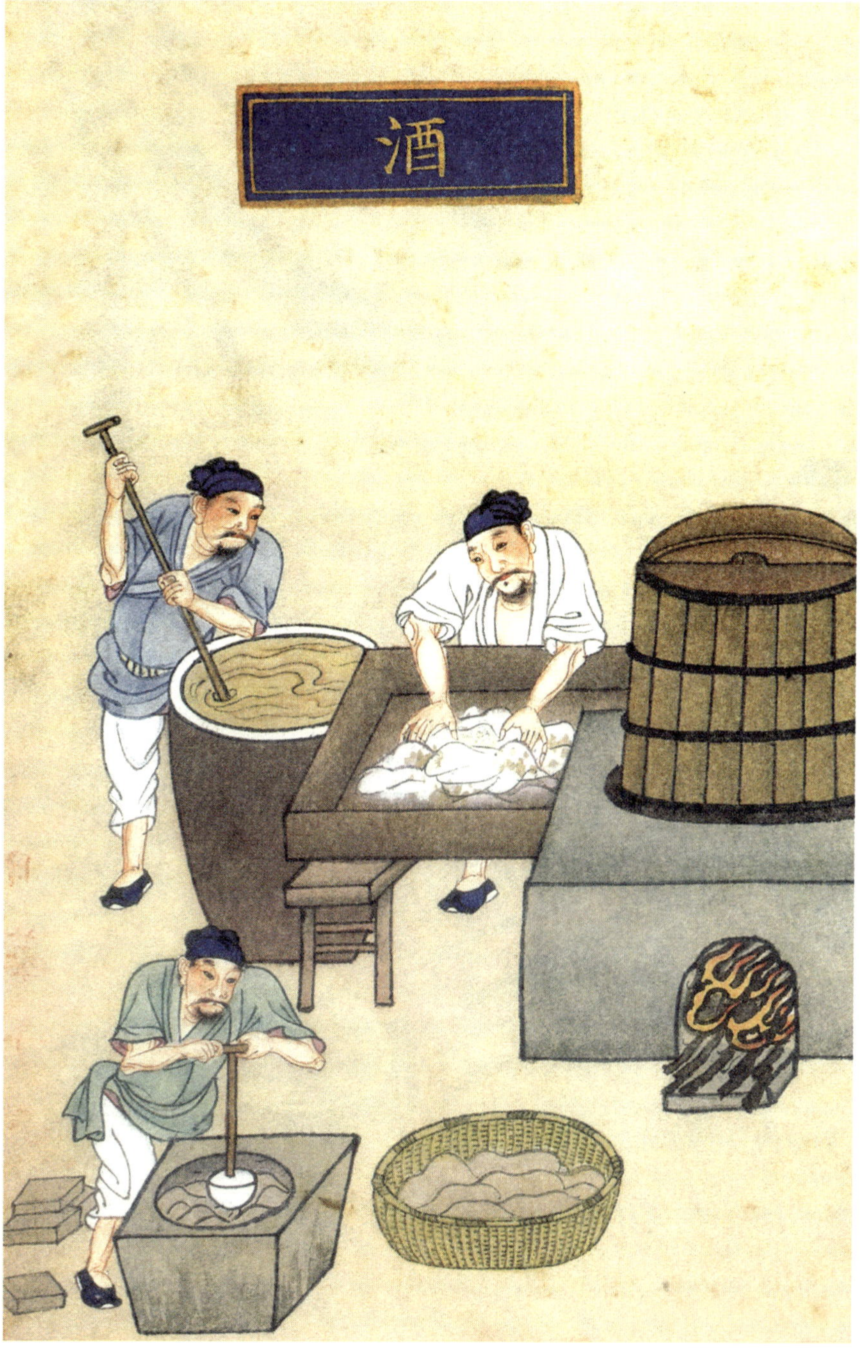

图中三人按传统发酵法制酒，右上一人揉曲，左下一人捣曲，左上一人搅拌面曲。

《品汇精要》

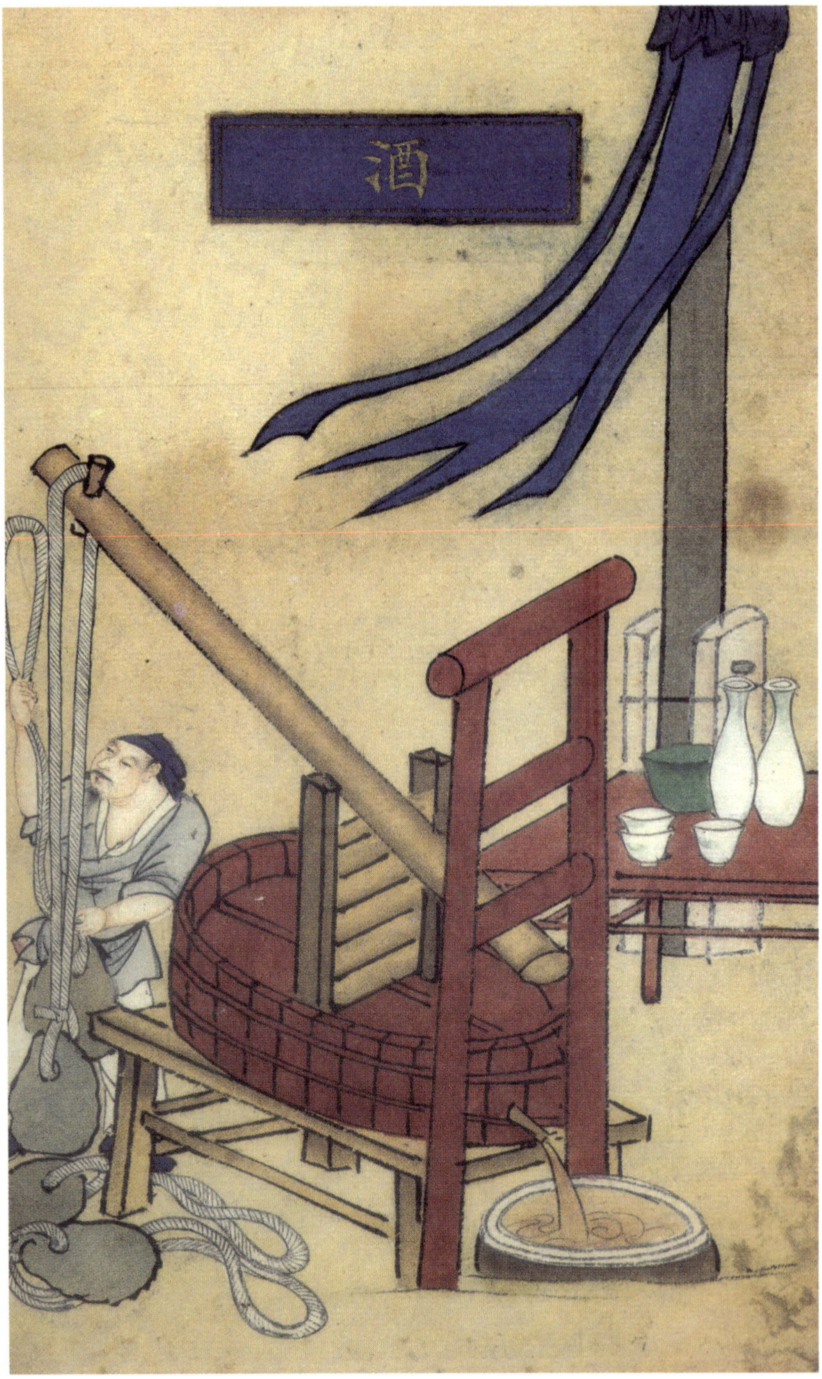

图中一人在利用压榨法从发酵物中取酒，可见酒水流入容器中。

《炮制便览》

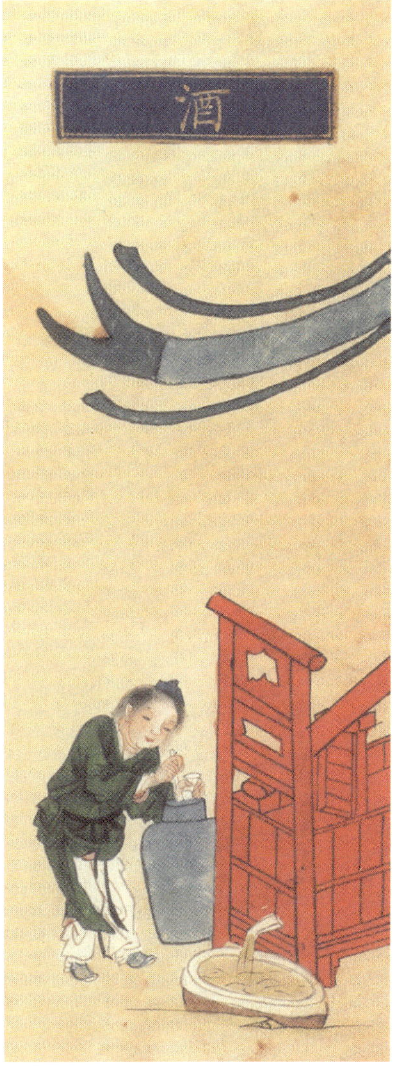

《食物本草》

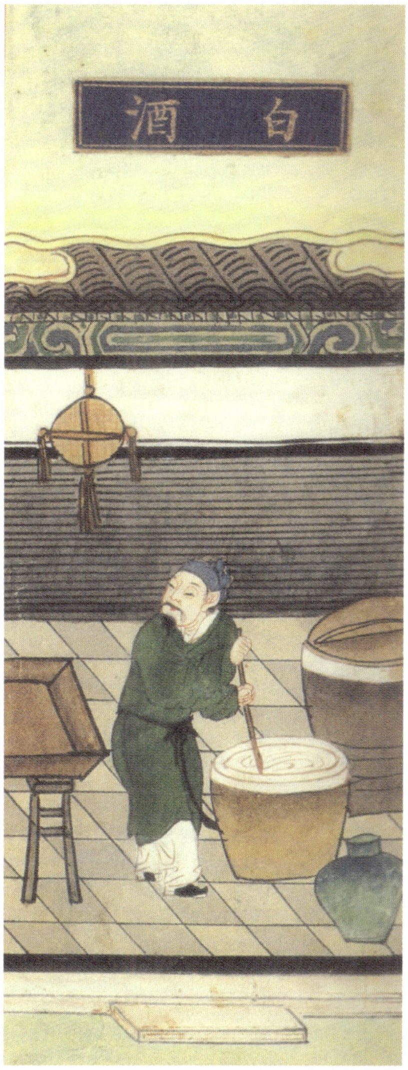

《食物本草》

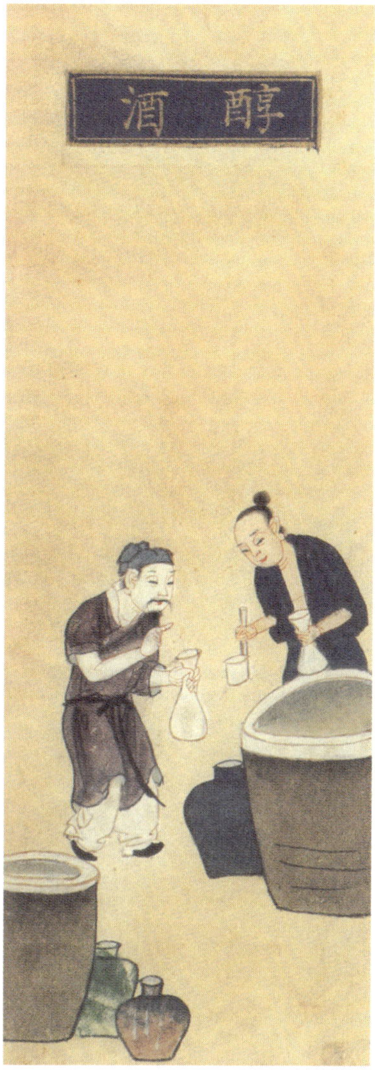

《食物本草》

左图一人取酒封缸贮藏。中图一人在搅拌谷物发酵酿酒。右图二人在勾兑调酒。

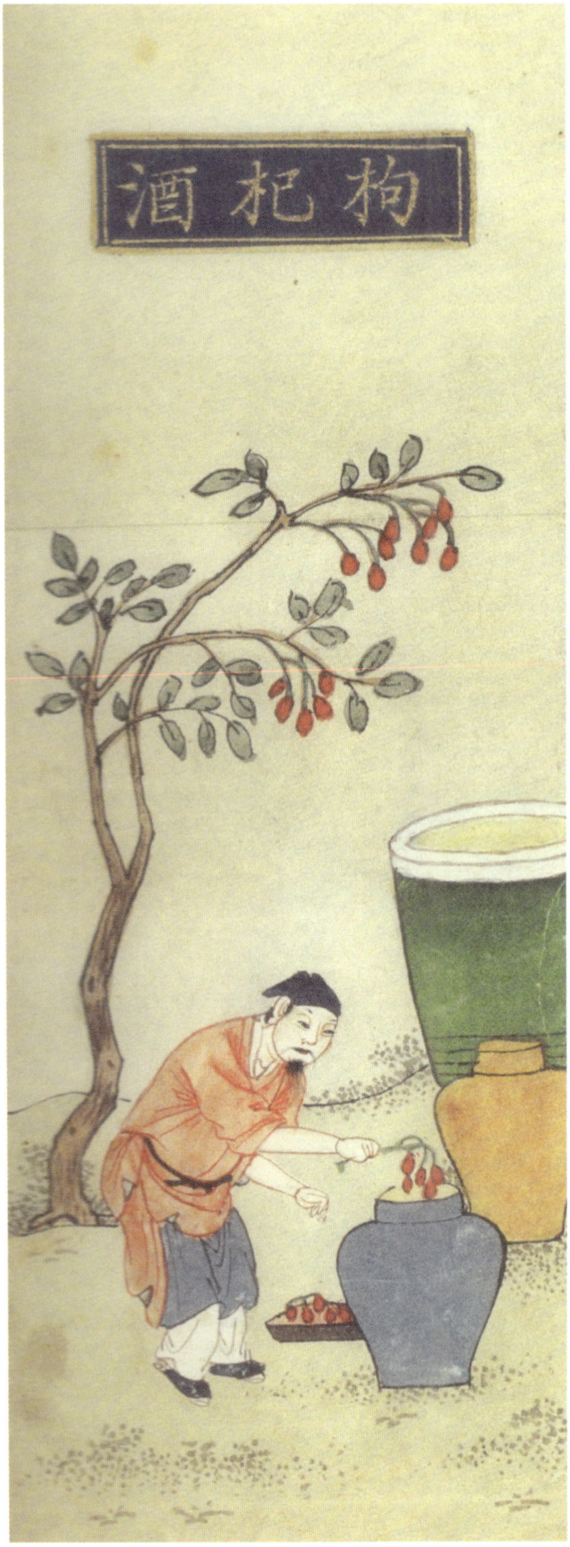

《食物本草》

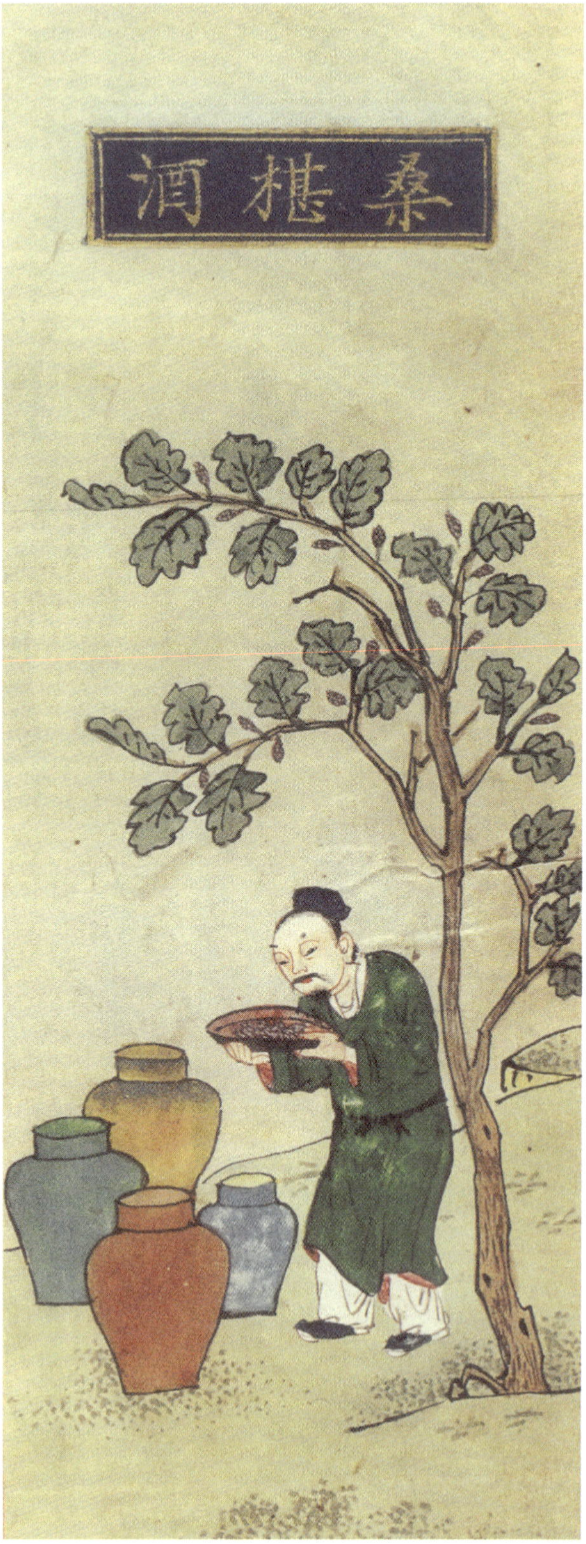

《食物本草》

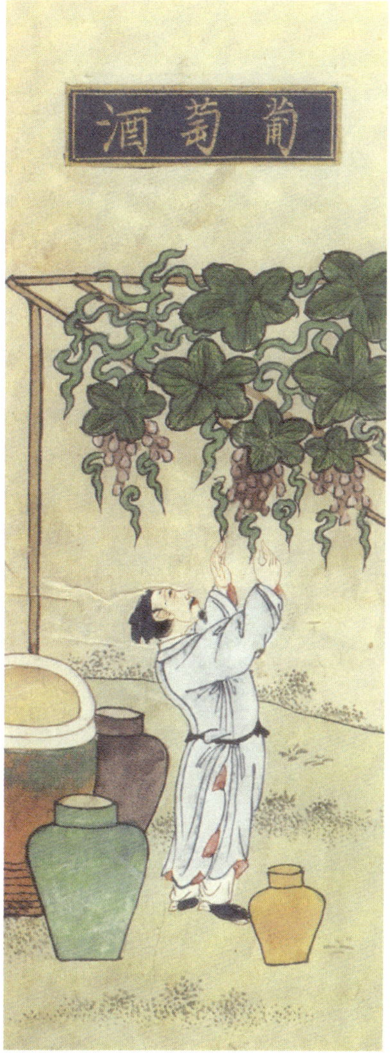

《食物本草》

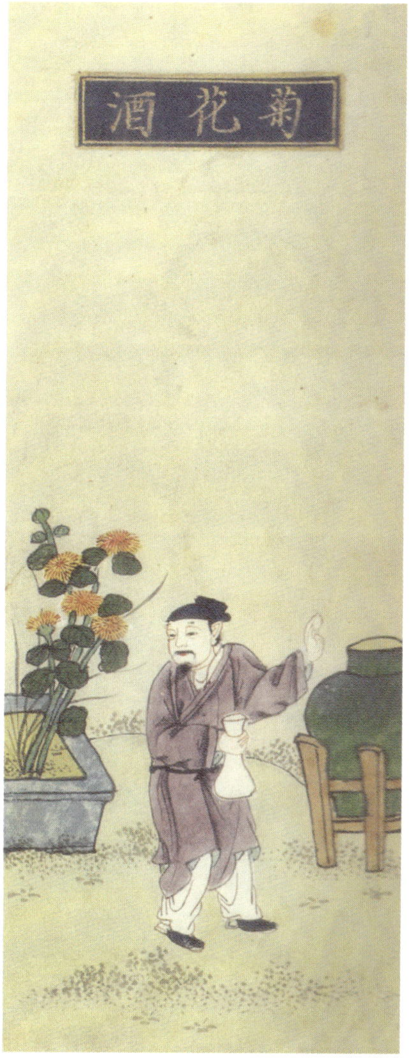

《食物本草》

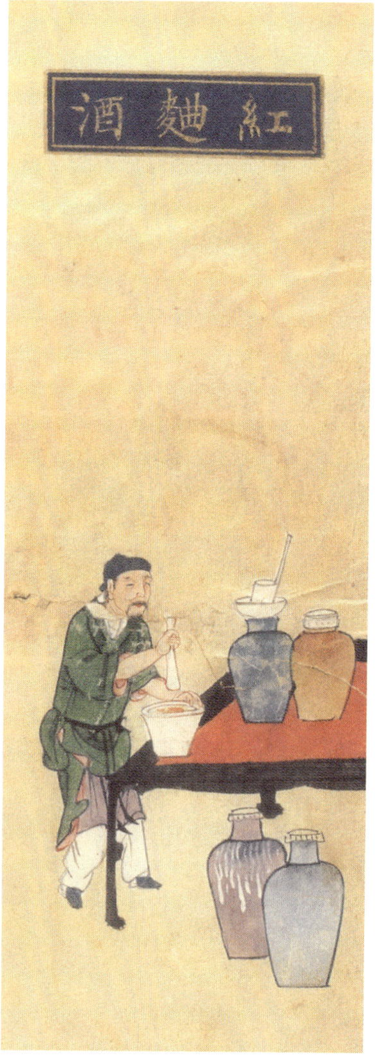

《食物本草》

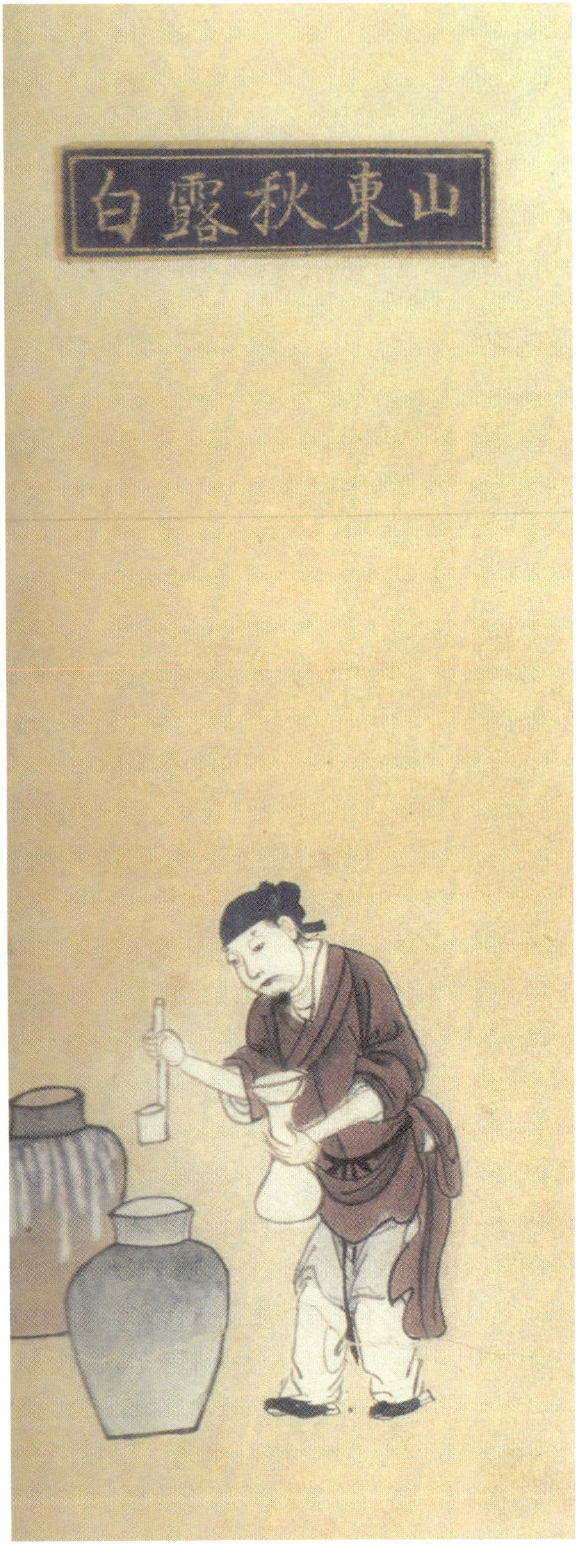

《食物本草》

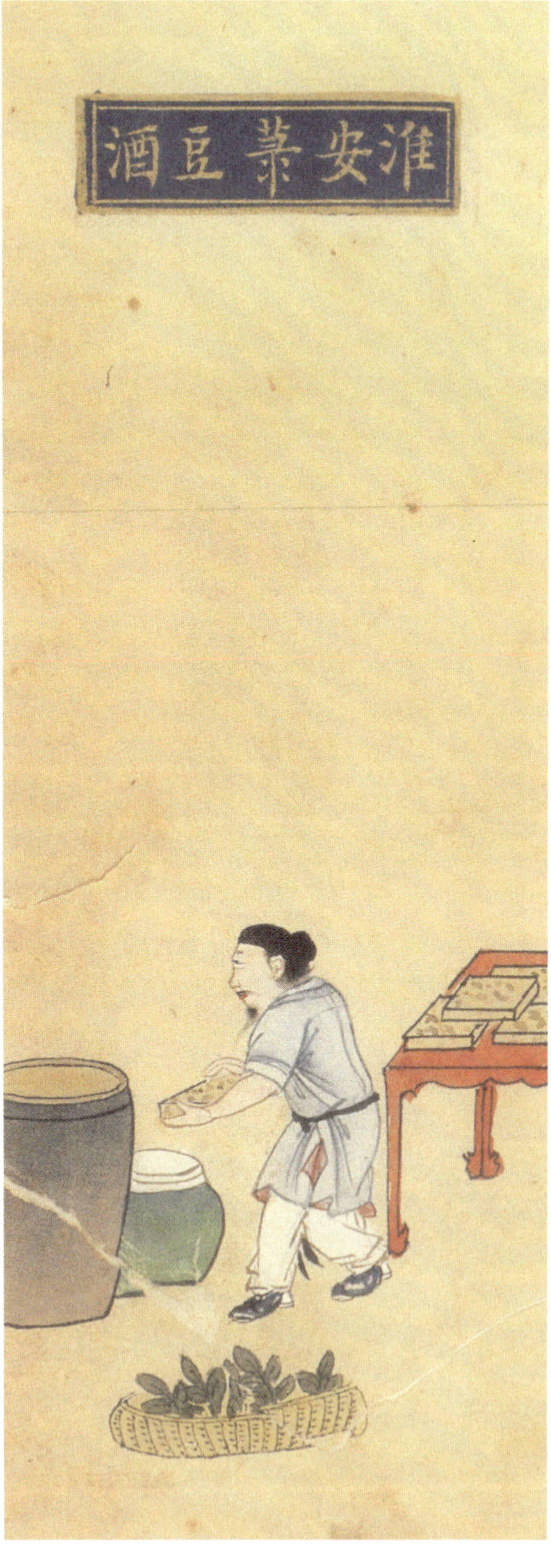

《食物本草》

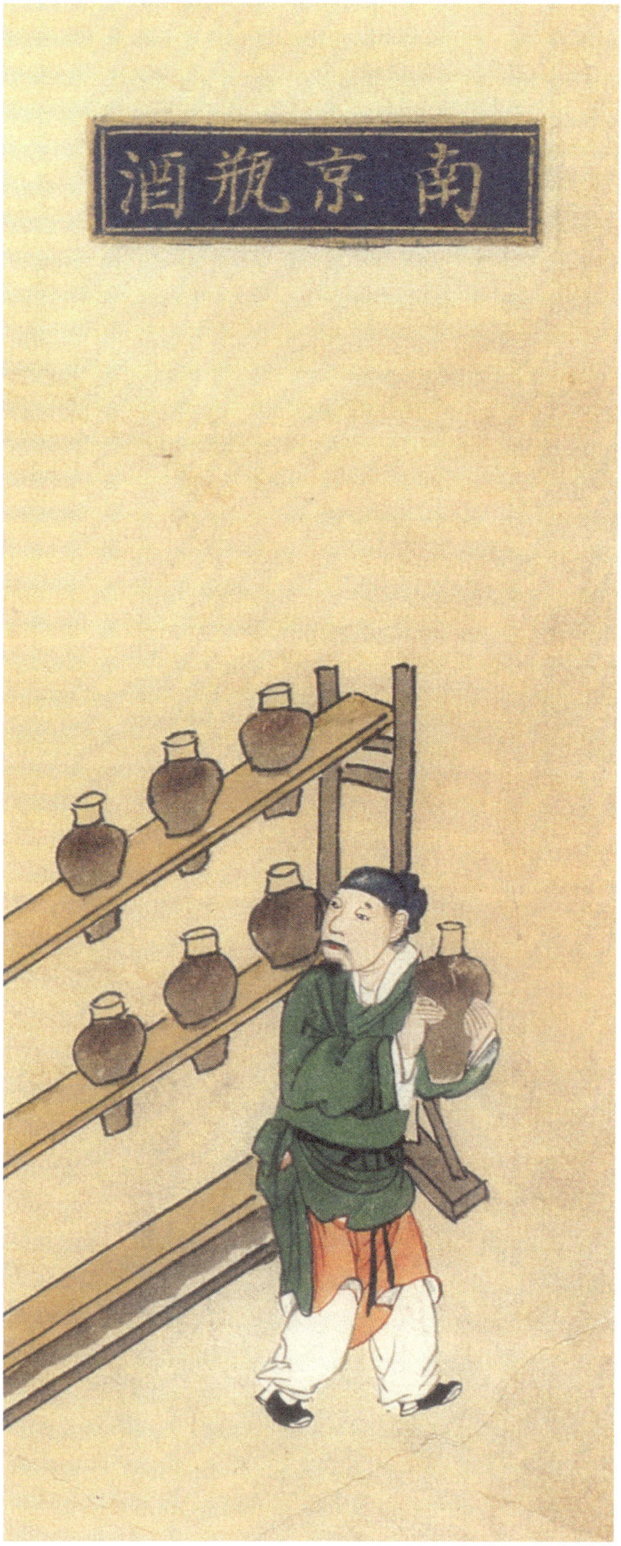

《食物本草》

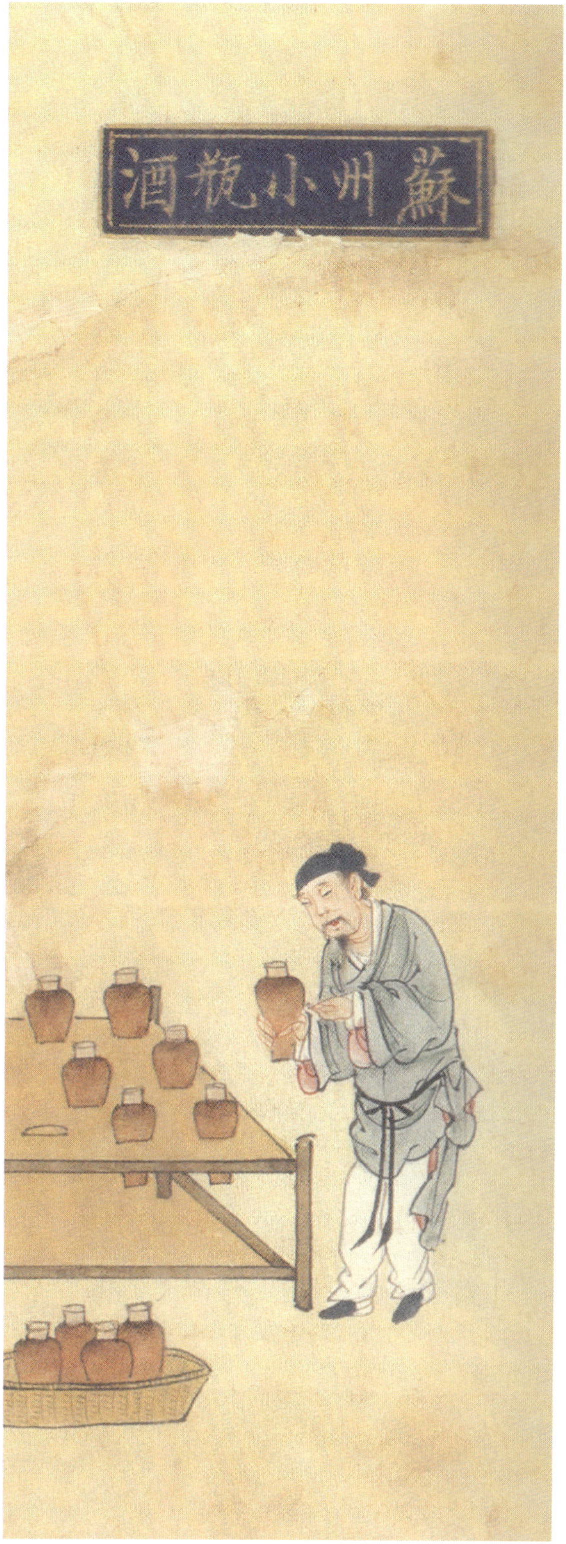

《食物本草》

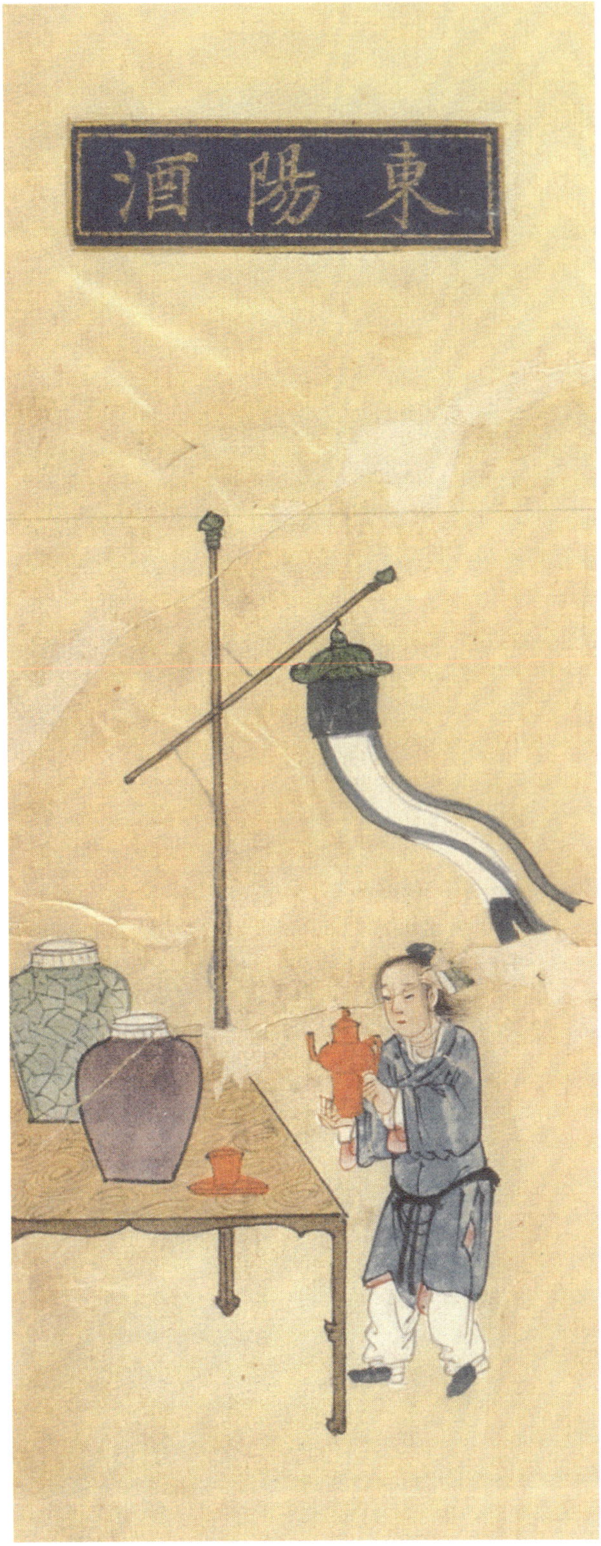

《食物本草》

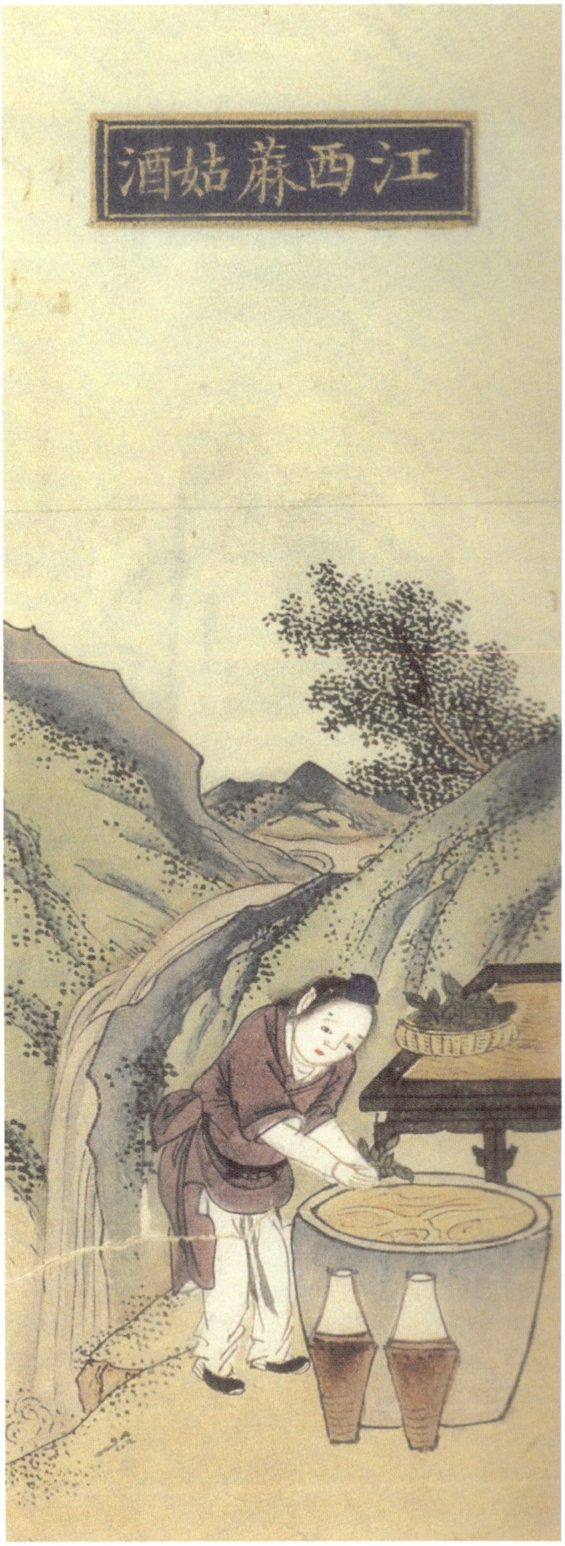

《食物本草》

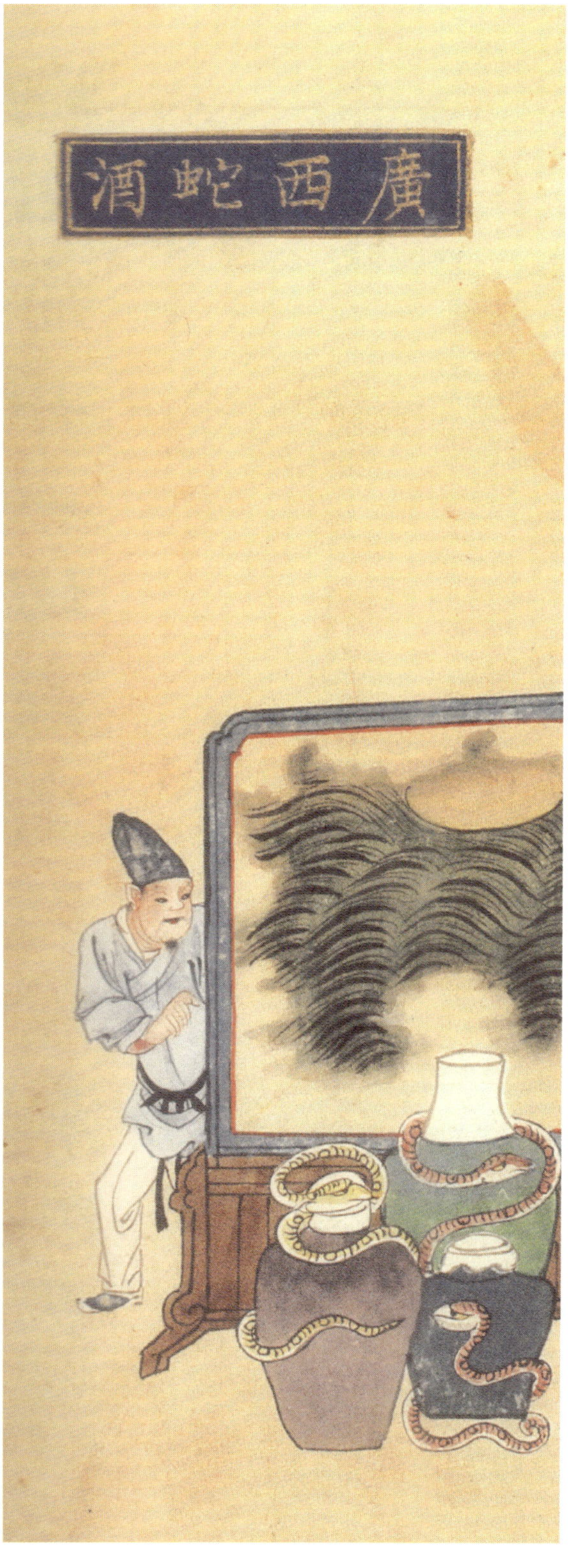

《食物本草》

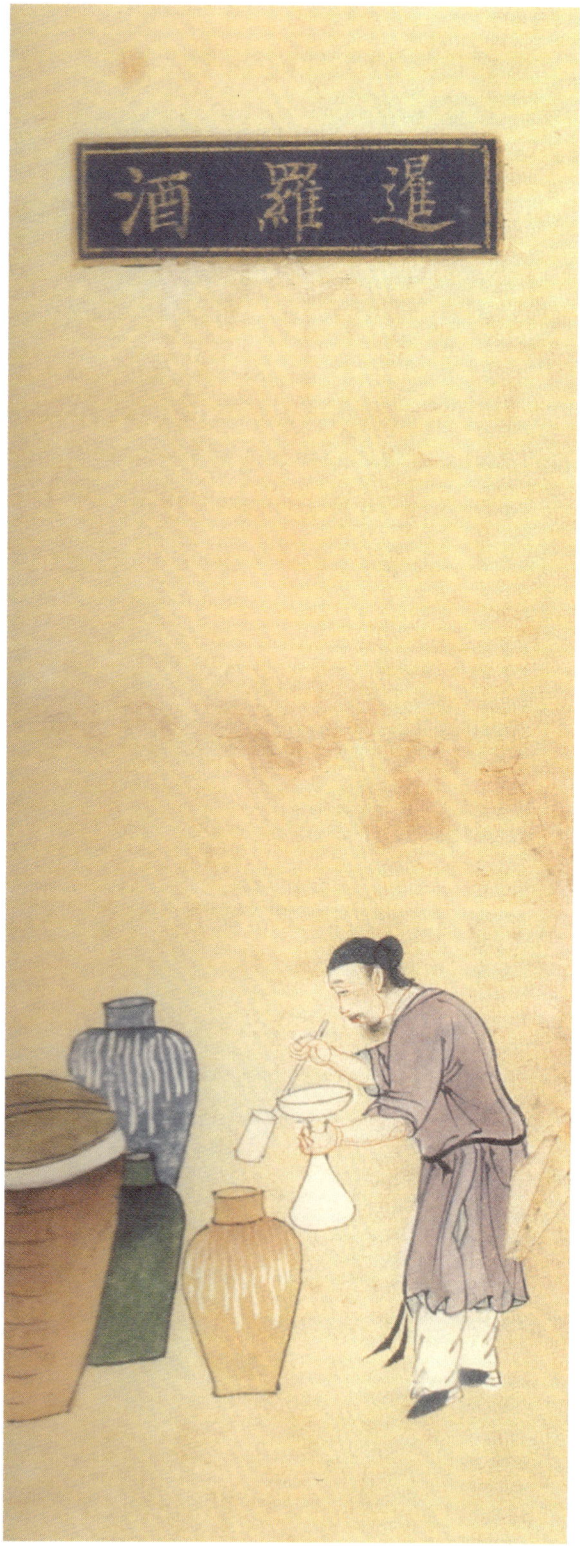

《食物本草》

【来源】

酒：用米、麦、黍、高粱等和曲酿成的一种饮料。汉至宋代一般为黄酒；元代后由于引入阿拉伯蒸馏器，主要为白酒。

药酒：最早的药酒命名，现见于先秦及汉代，如《黄帝内经》中的“鸡矢醴”及《金匮要略》中的“红蓝花酒”等，明代出现牛膝、虎骨、仙灵脾、通草、大豆、牛蒡、枸杞的酿制药酒。如《本草品汇精要》卷 36“酒”名记载药酒有长春酒、地黄酒、饼子酒、葡萄酒、四夷酒、蜜酒、桑椹酒、鹿头酒、豉酒、麻姑酒、羔儿酒、姜酒、金酒、东阳酒、社坛余胙酒、小豆曲酒、香药曲酒、豆酒等 10 余种。明宫廷《食物本草》彩绘出广西蛇酒、江西麻姑酒、淮安绿豆酒、南京瓶酒、山东秋露白、苏州小瓶酒、东阳酒、红曲酒、暹罗酒、菊花酒、葡萄酒、桑椹酒、枸杞酒等 13 款药酒。

药酒多以单味药或一方中主药的药名作为名称，成为后世药酒命名的重要方法。如单味药配制的羌活酒，多味药制成的五蛇酒、五精酒、五枝酒、二藤酒等。也有以人名为药酒名称，如仓公酒、史国公酒、北地太守酒等，以示纪念。或以功能主治命名，如安胎当归酒、愈风酒、红颜酒、腰痛酒等。还有以中药方剂和名称，直接作为药酒名称，如八珍酒、十全大补酒等。

【制作技艺】

古代技艺

酒

1. 酒则须用曲，醴故用蘗，盖酒与醴其气味甚相辽。治疗岂不殊也。（宋 · 寇宗奭《本草衍义》）

2. 水和姜汁造曲，以浮饭造酿。（明 · 李时珍《本草纲目》）

药酒

1. 上古圣人作汤液醒。（《素问》）

2. 煮服。（东汉 · 张仲景《金匮要略》红蓝花酒、麻黄醇酒汤）

3. 凡合酒，皆薄切药，以绢袋盛药内酒中，密封头，春夏四五日，秋冬七八日，皆以味足为度，去渣服酒。（唐 · 孙思邈《备急千金要方》）

4. 修制（药酒），惟糯米、白曲造者为正也。（明 · 刘文泰《本草品汇精要》）

5. 用浓酒和糟入甑，蒸汽令上，用器承取露滴，凡酸之酒，皆可烧酒，和曲酿瓮中七日，以甑蒸取，其清如水，味极浓烈，盖酒露也。（明 · 李时珍《本草纲目》）

现代工艺

酒

由米、麦、黍、高粱等和酒曲酿制而成。

药酒

冷浸法、热浸法。

【科学·解说】

传统的酒发酵过程包括糖化和酒化两种作用，首先霉菌在发酵早期产生多种淀粉酶，淀粉酶将原料中的淀粉分解为单糖和低聚糖，酵母菌再将单糖和低聚糖分解成乙醇。

【功能主治】

通血脉，御寒气，行药势。

曲（附建曲、六神曲）

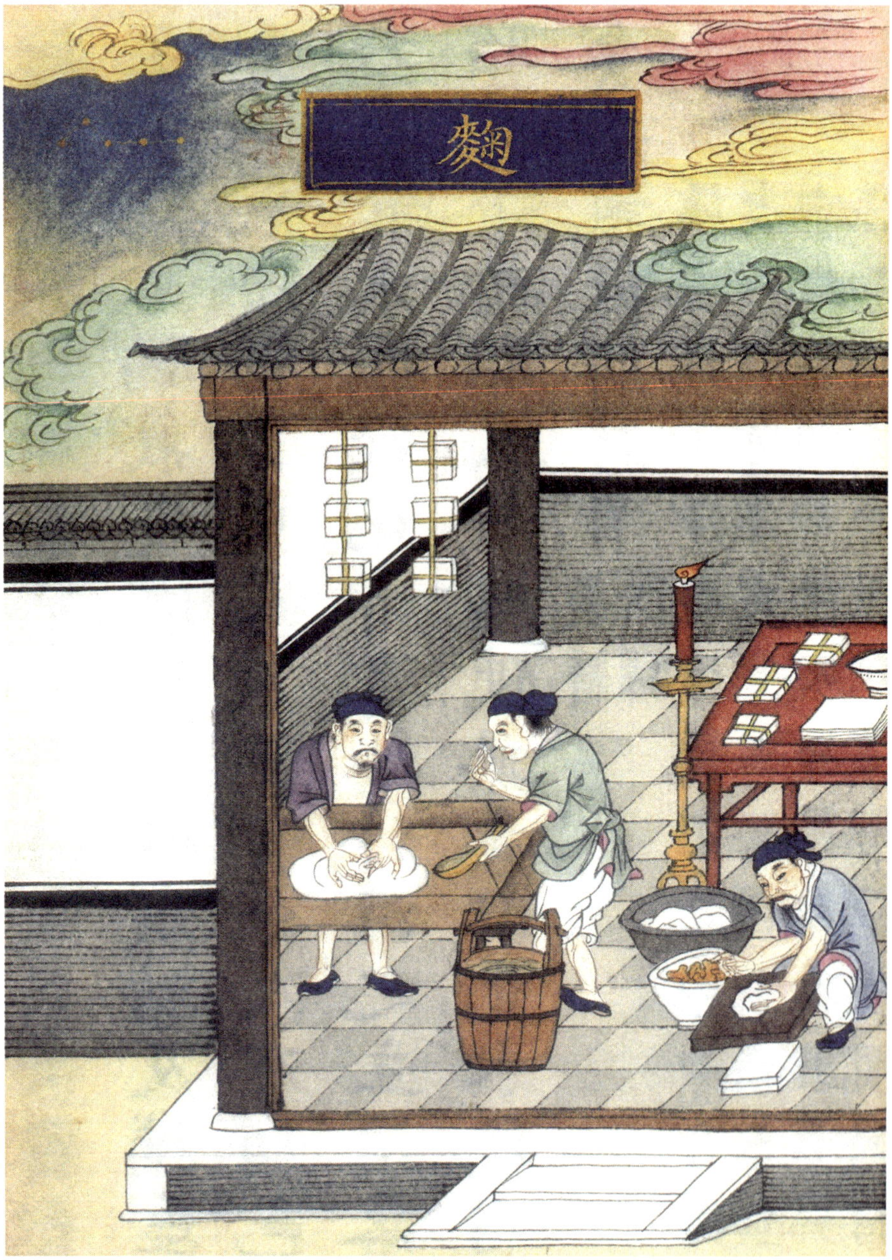

《品汇精要》

图中三人，右下一人做饭团，左二人拌曲发酵。屋梁挂两串曲块晾干。

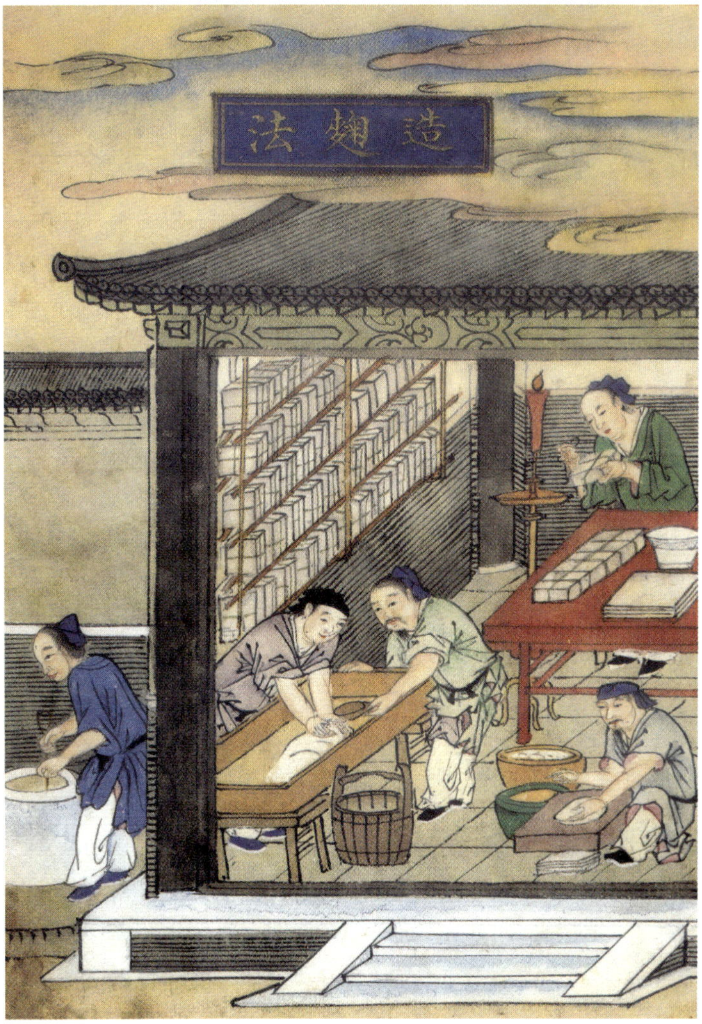

《炮制便览》

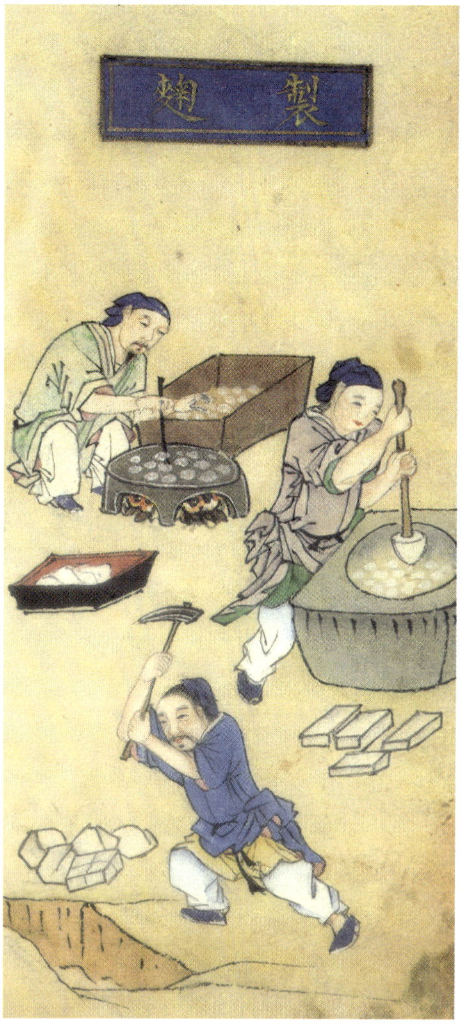

《炮制便览》

图中五人，按元代朱丹溪制曲法，屋外一人井中汲水，屋内右下一人制作饭团，左二人拌信，上方一人压块包装。

图中三人，按雷公制曲法，右边一人石臼捣米，下一人掘坑放入曲母和米发酵，左上一人烘焙曲块。

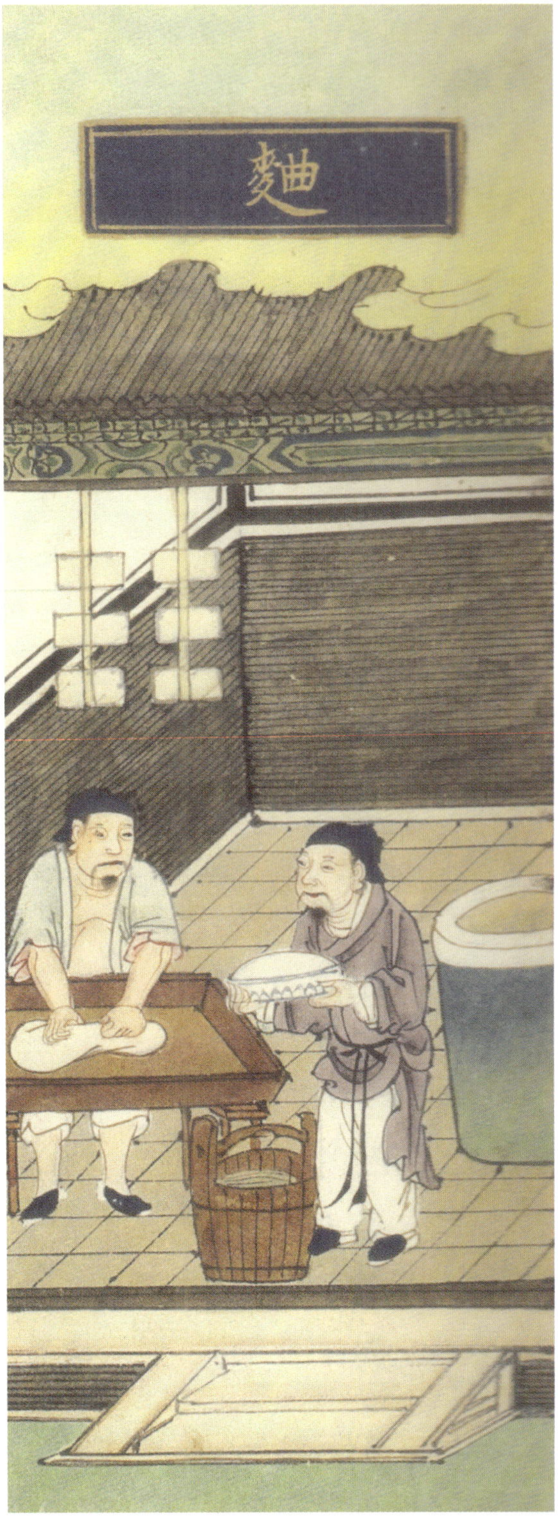

《食物本草》

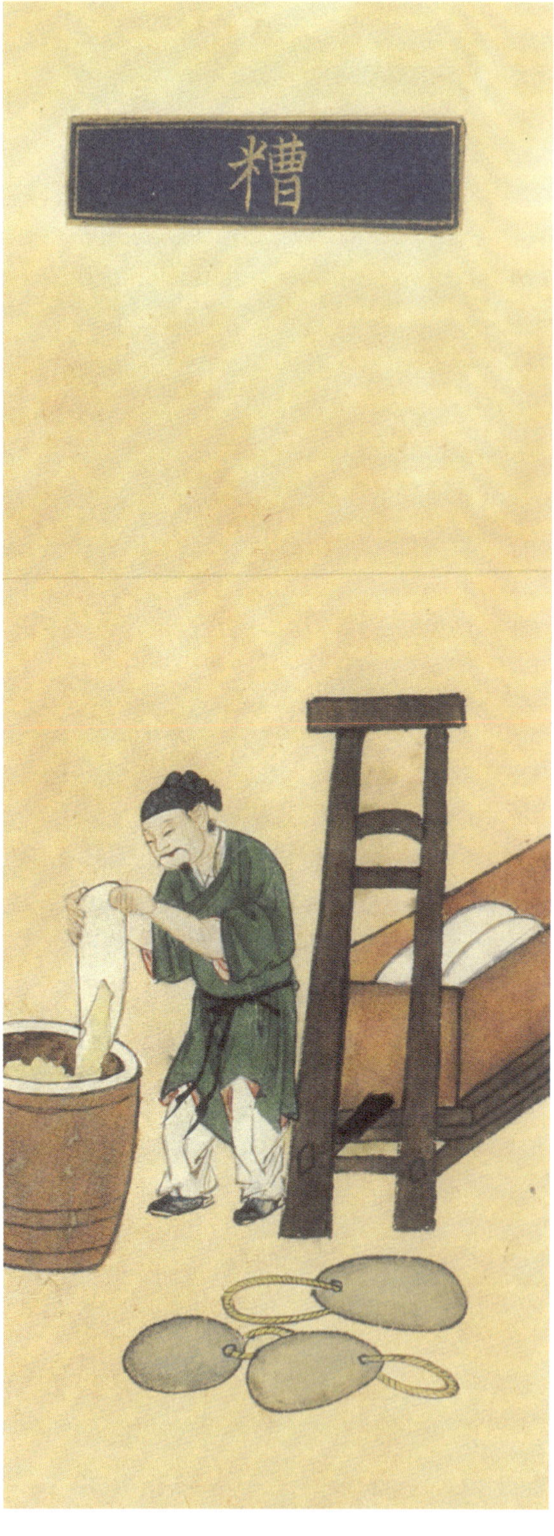

《食物本草》

左图二人拌信（曲母）发酵，成品悬挂房梁阴干。右图一人取蒸熟米放入缸中发酵制成糟（曲）。

【来源】

曲：米、麦、高粱等酿酒后剩余的发酵物。

建曲：麦粉、麸皮和多种药物混合后，经发酵而成的曲剂。

六神曲：辣蓼、青蒿、杏仁等药加入面粉混合后，经发酵而成的曲剂。

【制作技艺】

古代技艺

曲

1. 曲，凡使，捣作末后，掘地坑，深二尺，用物裹，内坑中至一宿，明出，焙干用。（刘宋·雷敩《雷公炮炙论》）

2. 曲，信必用绝佳红酒糟为料，世间鱼肉最朽腐物，而此（曲）物薄施涂抹，能固其质于炎暑中，经历旬日，蛆蝇不敢近，色味不离初。（明·宋应星《天工开物》）

建曲

共药九十六味，配合君臣佐使，另加十二味青草、紫苏、薄荷等物，捣烂煎汤，合共一百零八味。制为小方块，每块一两，按端午及六月六日诸神会聚，皆可依法制造。（清·赵学敏《本草纲目拾遗》）

六神曲

1. 丹溪修造神曲之法：六月六日或六月上寅日五更，旋取清水和白面作饼如拳大，每饼中内生姜一块如指大。外用纸裹，悬于梁间，待隔年用之。（明·刘文泰《本草品汇精要》）

2. 六月六日造神曲者，谓诸神集会此日故也。所用药料，各肖神名。当此之日造成，才可以名神曲。倘或过此，匪但无灵，抑不得以神名也。其方用白曲一百斤，以象白虎；苍耳草自然汁三升，以象勾陈；野蓼自然汁四升，以象腾蛇；青蒿自然汁三升，以象青龙；杏仁去皮尖四升，以象玄武；赤小豆煮软熟，去皮三升，以象朱雀。一如造曲法式，造备晒干，收贮待用。今之卖家，只蓼面为之，既不依方，又不按日，何得以取效乎？医者见其不真，每以酒曲代用，亦失原造之意矣。（明·陈嘉谟《本草蒙筌》）

3. 六月六日，五月五日，以白曲百斤，青蒿、苍耳、野蓼，各取自然汁三升，杏仁泥、赤小豆末各三升，以配青龙、白虎、朱雀、玄武、勾陈、腾蛇六神，通和作饼，麻叶或楮叶包裹，如造酱黄蒸法，待生黄衣，晒干收之，陈久者良。研细炒黄。建神曲力胜，出福建泉州，范志、吴一飞所造百草曲，每块重不过两，曲中大麦，囫囵不碎，劈取咬之，口中觉清香者真。炒研末服。如其麦粒淡无气味者，伪品也。近今各地用酒曲入诸药草及毒药造成，其性酷烈，断不可用。（清·凌奂《本草害利》）

4. 以五月五日或六月六日，以白面百斤，青蒿、苍耳、野蓼，各取自然汁三升，杏仁泥、赤小豆末各三升，以配白虎、青龙、朱雀、玄武、勾陈、腾蛇六神，通和作饼，麻叶或楮叶包罨，如造酱黄法，待生黄衣，晒干收之，陈久者良，研细炒黄。（清·吴仪洛《本草从新》）

现代工艺

曲

在经过强烈蒸煮的白米中，移入曲霉的分生孢子，然后保温，米粒上即茂盛地生长出菌丝，即得曲。

建曲

1. 23 味药物，除麦麸、面粉外，其余辣蓼等 21 味粉碎成细粉，与麦麸混匀，过筛，再将面粉制成适量稀糊，趁热与上述药粉揉合均匀，以手捏成团，掷之即散为宜，制成方块，置发酵箱内，块间留有空隙，上盖麻袋或稻草，置密闭室内发酵至药块遍起白霉，有酒香气时取出，炕干。（《江西省中药饮片炮制规范》2008 年版）

2. 各药共研细粉与生麸皮混匀，再将面粉制成稀糊，趁热与上述混合药粉揉合制成软材，压成块状，发酵，取出，干燥。配方如下：每 10.5kg 面粉，21kg 生麸皮，用藿香 6kg，青蒿 6.5kg，辣蓼草 6.5kg，苍耳草 6.5kg，苦杏仁 4kg，赤小豆 4kg，炒麦芽 9kg，炒谷芽 9kg，山楂（炒）9kg，陈皮 6kg，紫苏 6kg，香附 6kg，苍术 6kg，炒枳壳 3kg，槟榔 3kg，薄荷 3kg，厚朴 3kg，木香 3kg，白芷 3kg，官桂 1.5kg，甘草 1.5kg。（《江苏省中药饮片炮制规范》2002 年版）

3. 方中的 23 味，除麦麸、面粉外，其余蓼子草等 21 味药粉碎成细粉，与麦麸混匀，过 3~4 号筛，再将面粉制成适量稀糊，趁热与上述药粉揉合均匀，以手捏成团，掷之即散为宜，制成方块，置发酵箱内，块间留有空隙，上盖麻袋或稻草，置密闭室内发酵至药块遍起白霉，有酒香气时取出，干燥。（《四川省中药饮片炮制规范》2015 年版）

4. 取处方中的 22 味，除酒曲外，其余各药共研细粉，与麦麸 23.3g 混匀，过 3~4 号筛，用温水将药粉与酒曲混合搅拌均匀，置 30℃ ~35℃室内发酵，以药物发泡，有特异香气溢出，表面生白霉为度，发酵后的药料加入面粉 11.65g，搅拌均匀，成型，干燥，即得。（《重庆市中药饮片炮制规范及标准》2006 年版）

5. 取陈皮 1 斤 8 两，麦芽 2 斤，厚朴 12 两，木香 6 两，苍术 2 两，甘草 4 两，神曲 1 斤 8 两，山楂 1 斤 8 两，苏叶 4 两，藿香 4 两，青蒿 8 两，青茶 8 两，以上 12 味共轧为粗末，过小紧眼筛子，用白米面 8 两冲糊拌匀，放模子内印成长方形，印前模子内撒檀香粉 3 两，发酵后晒干，剁成小块，入库即得。（《北京市中药饮片炮制规范》1974 年版）

6. 取陈皮 1 斤 8 两，青皮 1 斤，猪苓 12 两，香薷 8 两，枳实 1 斤，杉木皮 4 两，藿香 1 斤 4 两，生姜 5 两，白术 1 斤，浮小麦 18 斤，枳壳 1 斤 4 两，杏仁 1 斤，苍术 1 斤，麦芽 1 斤，扁豆 1 斤，白酒曲 1 斤，香附 1 斤 4 两，丁香 1 斤 4 两，砂仁 1 斤，茯苓 4 斤，山楂 1 斤，泽夕 1 斤 4 两，槟榔 11 斤，半夏 11 斤。以上共 24 味，共轧为粗末，过小紧眼筛子，用白面 50 斤，蓼子 12 个切碎，加水混合均匀，用模子印成块，取出放容器内盖严防尘，闷 1~2 天发酵后，晒干剁块，入库即得。（《北京市中药饮片炮制规范》1974 年版）

六神曲

1. 辣蓼 500g，青蒿 500g，苍耳草 500g，赤小豆 100g，苦杏仁 100g，麦麸 5 000g，面粉 2 500g，以上七味，苦杏仁、赤小豆粉碎成粗粉，与面粉、麦麸混匀，另取辣蓼、青蒿、苍耳草加水煎煮 1 小时，滤过，滤液浓缩成清膏，趁热与上述药粉拌匀，保持适当温度和湿度，自然发酵至表面遍生黄白色或灰白色霉衣，取出，粉碎，干燥，即得。（《卫生部药品标准・中药成方制剂》第十九册）

2. 将杏仁和红小豆碾成粉末或将杏仁碾成糊状，红小豆煮烂与面粉混匀，再将鲜青蒿、鲜苍耳草、鲜辣蓼等药料用适量水煎汤（占原料量25%~30%），将汤液陆续加入面粉中，揉搓成粗颗粒状，以手握能成团、掷之即散为准，置木制模型中压成扁平方块，再用粗纸（或鲜苘麻叶）包严，放木箱或席篓内，每块间要留有空隙，一般室温在30℃~37℃，经4~6天即能发酵，待表面生出黄白霉衣时，取出，除去纸或麻叶，切成小方块，干燥。原料：面粉100kg，杏仁、红小豆各4kg，鲜青蒿、鲜苍耳草、鲜辣蓼各7kg。(《全国中药炮制规范》1988年版）

3. 配方：面粉100kg、苦杏仁4kg、赤小豆4kg、鲜辣蓼7kg（干品2.3kg)、鲜青蒿7kg（干品2.3kg)、鲜苍耳秧7kg（干品2.3kg)。取赤小豆加工成粗粉，加水煎煮2小时成粥状（约20kg)，发酵2天，备用。另取苦杏仁、青蒿、辣蓼、苍耳秧分别粉碎成粗粉，与面粉和赤小豆粥混匀，制成握之成团、掷之即散的软材。置适宜容器内，上盖苘麻叶，保持温度30℃~35℃、湿度70%~80%，发酵2~3天（约60小时），待表面生出白霉衣时，取出，除去苘麻叶。搓条，切成圆形或6~9mm立方块，烘干（70℃~75℃)。(《北京市中药饮片炮制规范》2008年版）

4. 本品为辣蓼、青蒿、苦杏仁等药加入面粉混合后，经发酵而成。辣蓼500g、青蒿500g、苍耳草500g、赤小豆100g、苦杏仁100g、麦麸5 000g、面粉2 500g（处方源于《卫生部药品标准·中药成方制剂》第十九册）。以上七味，苦杏仁、赤小豆粉碎成粗粉，与面粉、麦麸混匀，另取辣蓼、青蒿、苍耳草加水煎煮1小时，滤过，滤液浓缩成清膏，趁热与上述药粉拌匀，保持适当温度和湿度，自然发酵至表面遍生黄白色或灰白色霉衣，取出，打碎，干燥，即得。(《福建省中药饮片炮制规范》2012年版）

【科学 · 解说】

曲是古代酿造的催化剂，古代造曲方法主要有两种：浸曲法（雷公制曲法）和曲末拌饭法（丹溪制曲法)，均是取五谷（麦、米或面粉）原料通过水提、风化等工艺制曲。酒曲用于酿酒，神曲用于医药。

大部分建曲制作工艺都是混合发酵制曲，即药材直接粉碎或经煎煮浓缩后，加入小麦、面粉等辅料混匀压制而成。建曲在发酵过程中会产生多种药效物质的转移，如营养物质（蛋白质、糖类、脂质等)、生物活性物质（异黄酮、皂苷、γ－氨基丁酸等）及其他物质（核苷、生物胺等）均存在一定程度的转移。故建曲炮制过程中发酵工艺对建曲质量和药效影响较大。

六神曲的发酵过程是利用真菌代谢产物和酶的双重作用，一部分是由微生物产生的酶直接作用于米面食物本身，使其在适宜的环境中进行分解、液化；一部分是由真菌分解淀粉酶产生的低聚糖类，这类成分有良好的整肠作用，可以调整菌群结构，维持肠道正常环境，调节肠道功能，达到“消宿食”的疗效。

【功能主治】

曲：疗脏腑中风气，调中益气，开胃消食，补虚去冷。

建曲：具有消食化积、发散风寒、健脾和胃的功能。用于感冒头痛、宿食积滞、胸腹胀满、脾虚泄泻。

六神曲：健脾和胃，消食调中。用于脾胃虚弱、饮食停滞、胸痞腹胀、呕吐泻痢、小儿食积。

红　曲

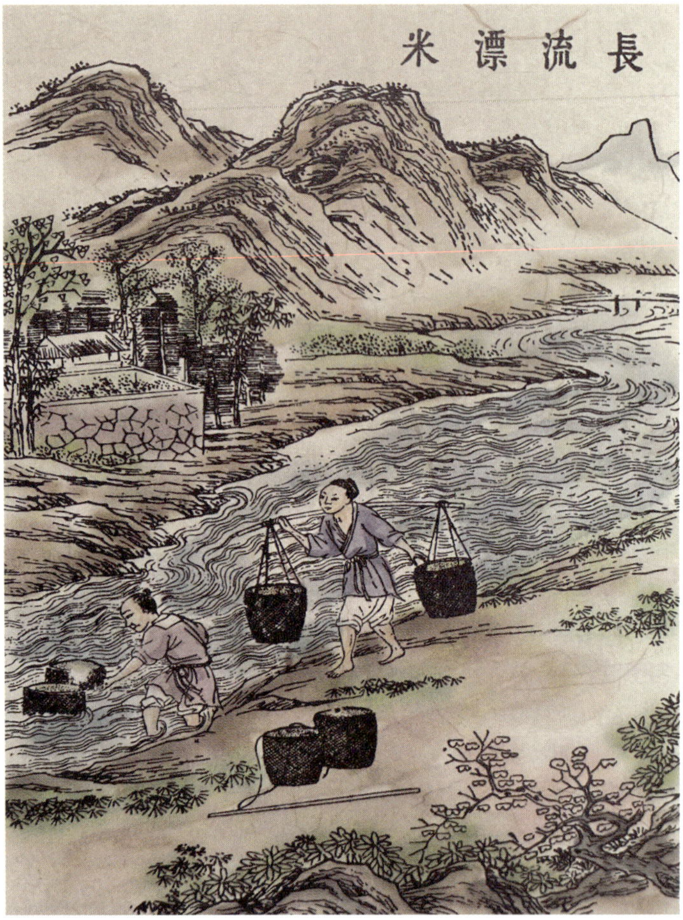

《天工开物》

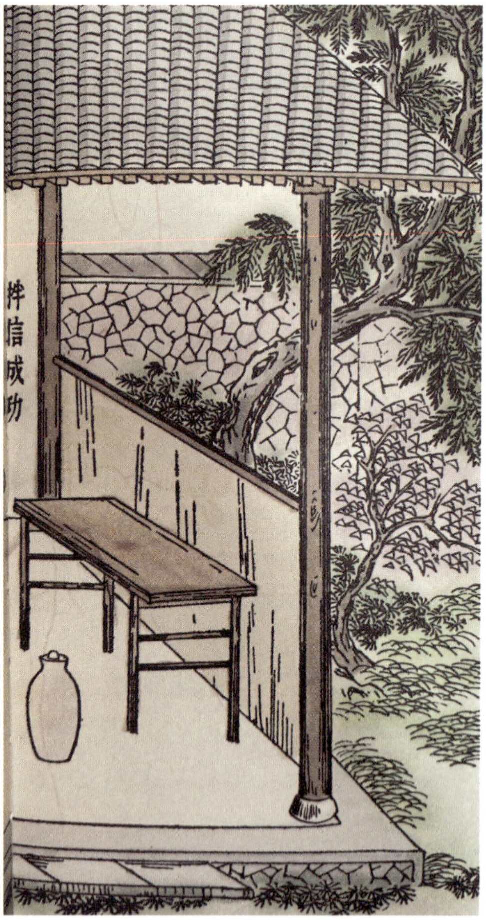

《天工开物》

图中为红曲制作工艺流程图，左图为原料前处理（长流水漂米），右图为制备曲母（拌信），另页图为发酵（凉风吹变）。

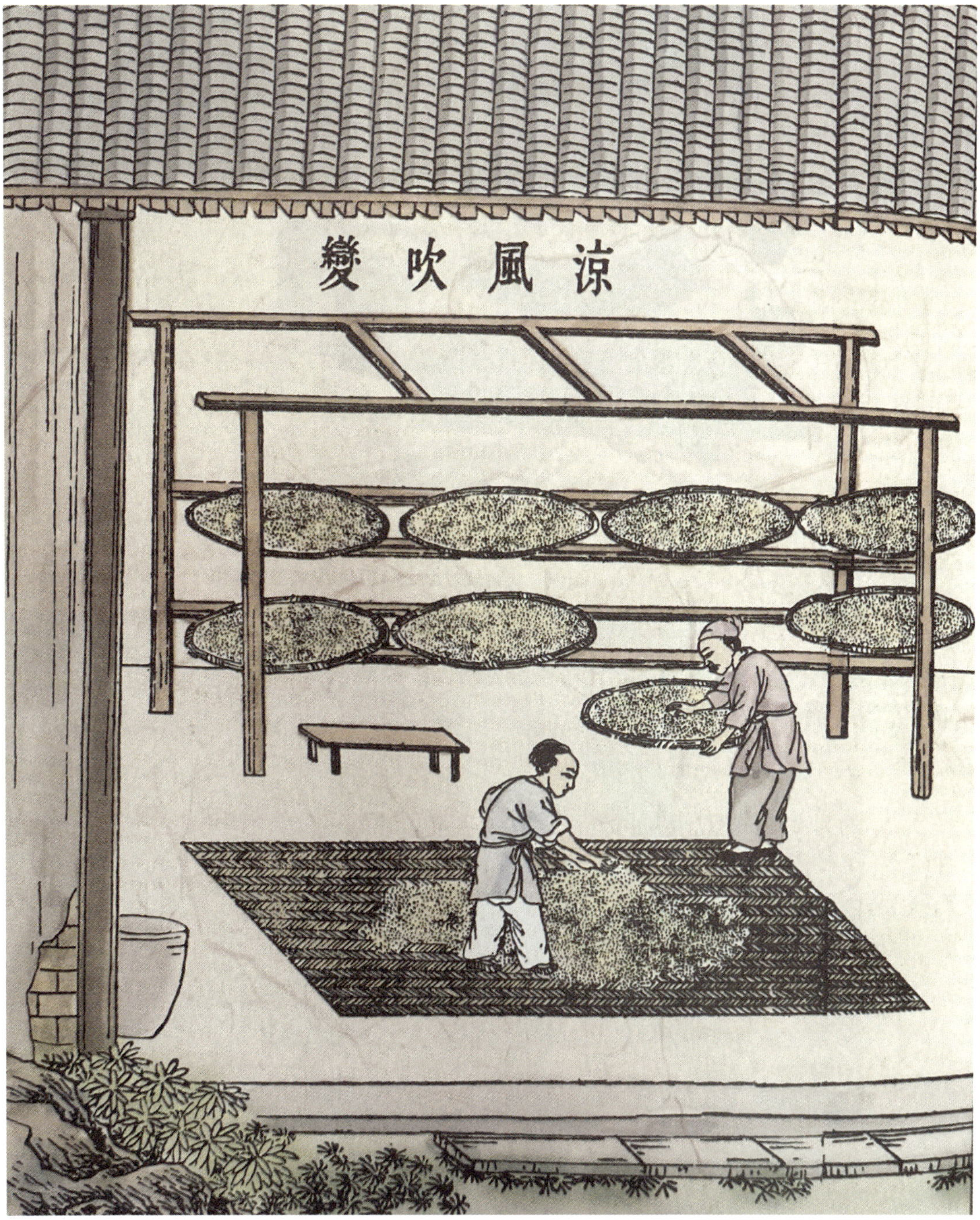

《天工开物》

【来源】

曲霉科真菌紫色红曲霉（*Monascus purpureus* Went，菌株号 CGMCC No.0272）接种于稻米（去皮种仁）上，经人工培养制成。

【制作技艺】

古代技艺

1. 凡造红曲，皆先造曲母。造曲母：白糯米一斗，用上等好红曲二斗，先将秫米淘净，蒸熟作饭，用水升合，如造酒法，溲和匀，下瓮，冬七日，春秋五日，夏三日不过，以酒熟为度，入盆中，擂为稠糊相似。每粳米一斗，止用此母二升。此一料母可造上等红曲一石五斗。造红曲：白粳米一石五斗，水淘洗，浸一宿，次日蒸作八分熟饭，分作十五处，每一处入上项曲二斤，用手如法搓揉，要十分匀停了，共并作一堆。冬天以布帛物盖之，上用厚荐压定，下用草铺作底。全在此时，看冷热，如热则烧坏了。若觉大热，便取去覆盖之物，摊开堆面；微觉温，便当急堆起，依原覆盖；如温热得中，勿动。此一夜不可睡，常令照顾。次日，日中时分作三堆，过一时分作五堆，又过一两时辰却作一堆，又过一两时分，作十五堆。既分之后，稍觉不热，又并作一堆，俟一两时辰觉热，又分开，如此数次。第三日，用大桶盛新汲井水，以竹箩盛曲，作五六分浑，蘸湿便提起，蘸尽又揔作一堆，似稍热，依前散开，作十数处摊开，候三两时，又并作一堆，一两时又撒开。第四日，将曲分作五七处，装入箩，依上用井花水中蘸，其曲自浮不沉。如半沉半浮，再依前法堆起，摊开一日，次日再入新汲水内蘸，自然尽浮，日中晒干，造酒用。（元·陈元靓《事林广记》）

2. 凡造法，用籼、稻米，不拘早晚。舂杵极其精细，水浸七日，其气臭恶不可闻，则取入长流河水漂净（必用山河流水，大江者不可用）。漂后恶臭犹不可解，入甑蒸饭则转成香气，其香芬甚。凡蒸此米成饭，初一蒸半生即止，不及其熟。出离釜中，以冷水一沃，气冷再蒸，则令极熟矣。熟后，数石共积一堆拌信。凡曲信必用绝佳红酒糟为料，每糟一斗入马蓼自然汁三升，明矾水和化。每曲饭一石入信二斤，乘饭热时数人捷手拌匀，初热拌至冷。候视曲信入饭，久复微温，则信至矣。凡饭拌信后，倾入箩内，过矾水一次，然后分散入篾盘，登架乘风。后此风力为政，水火无功。凡曲饭入盘，每盘约载五升。其屋室宜高大，防瓦上暑气侵逼。室面宜向南，防西晒。一个时中翻拌约三次。候视者七日之中，即坐卧盘架之下，眠不敢安，中宵数起。其初时雪白色，经一二日成至黑色。黑转褐，褐转代赭，赭转红，红极复转微黄。目击风中变幻，名曰生黄曲，则其价与入物之力皆倍于凡曲也。凡黑色转褐，褐转红，皆过水一度。红则不复入水。（明·宋应星《天工开物》）

3. 造红曲，用粳米煮熟烂饭，煎赤灵芝草汁，溲为团，中穿一穴，上下撷辣蓼叶覆藉三五日，如未红，再煎芝草汁常灌之，常浴之，仍以蓼覆，以红为度，晒干收。七八月可造曲母，即赤芝、辣蓼遏饭积多次之精者，此方近世乃出。（明·方以智《物理小识》）

4. 白粳米一石五斗，水淘浸一宿，作饭，分作十五处，入曲母三斤，搓揉令匀，并作五堆，再一时合作盛新汲水，以竹箩盛曲作五六分蘸湿，沉半浮，再依前法作一次，又蘸，若尽浮，则成

矣。（稻生宣义《炮炙全书》）

现代工艺

1. 择土壤为红色的地方，挖一深坑，在坑之上下周围铺以篾席，将粳米倒入其中，上压以重石，使其发酵，而变为红色。经 3 ~ 4 年后，米粒外皮呈紫红色，内心亦为红色。若内心有白点，表示尚未熟透，品质较差。（《湖南省中药材标准》2009 年版）

2. 曲霉科真菌紫色红曲霉（*Monascus purpureus* Went）寄生在禾本科植物稻（*Oryza sativa* L.）的种仁上形成的红色米，多为人工培养而成。（《浙江省药品标准》2015 年版）

【科学 · 解说】

红曲的传统制法均采用自然固态发酵法，因其基质构成一个碳源浓度梯度微环境，利于微生物生长及产物生成。传统工艺尽管复杂而严谨，其实生产过程可概括为浸米、蒸饭、拌曲母、发酵和干燥等关键工序。其特点一是生产过程洁净度要求较高；特点二是以发酵过心为发酵过程终点，以色红为优质品质要求；特点三是造曲母利用酒、醋、明矾、蛤粉等调节酸碱度；特点四是利用辣蓼等辅料控制杂菌生长。

【功能主治】

消食活血，健脾养胃。用于瘀滞腹痛、赤白下痢、跌打损伤、产后恶露不尽。

僵　蚕

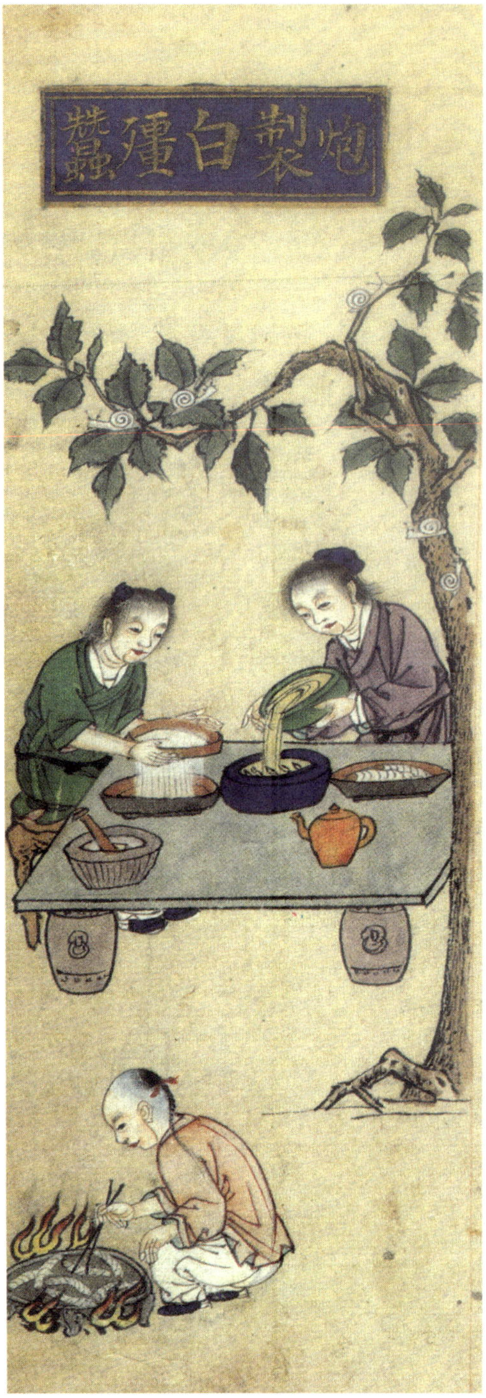

《炮制便览》

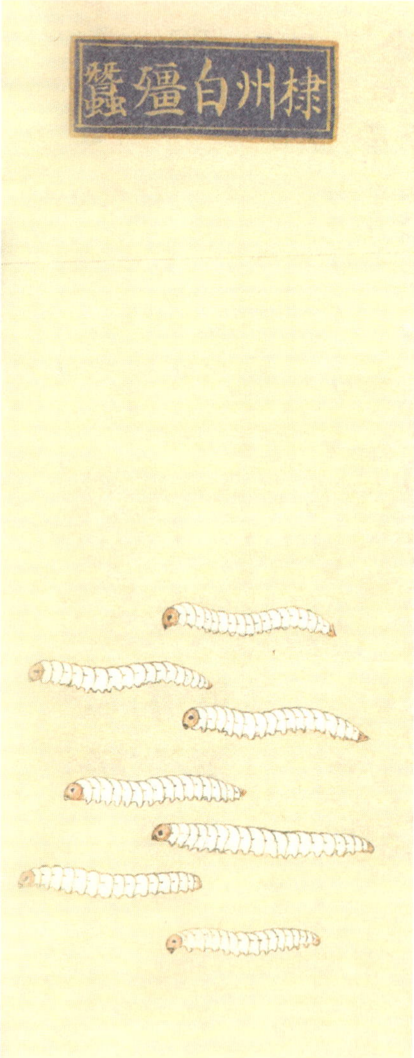

《品汇精要》

◀　图中三人，按雷公法炮制白僵蚕。右上一人向盆中倾倒辅料（泔水），用于浸泡。下方一人在用火烘干。左上一人在研磨后筛取细粉。

【来源】

蚕蛾科昆虫家蚕（*Bombyx mori* Linnaeus）4~5龄的幼虫感染（或人工接种）白僵菌［*Beauveria bassiana*（Bals.）Vuillant］而致死的干燥体。多于春、秋季生产，将感染白僵菌病死的蚕干燥而成。

【制作技艺】

古代技艺

1. 糯米泔浸一日，待桑涎浮出，漉起焙干，拭净肉、毛、口、甲，捣用。（清·汪昂《本草备要》）

2. 凡使，先须以糯米泔浸一日，待蚕桑涎出，如蜗牛涎浮于水面上，然后漉出，微火焙干。（刘宋·雷敩《雷公炮炙论》）

3. 四月收采，凡使僵蚕，不拘早晚，但用白色条直者佳。先以糯米泔浸一日，待蚕桑涎出，如蜗涎浮水上，然后洒出。微火焙干，以布拭净黄肉毛并黑口甲了，用入丸散，捣筛如粉入药。（清·凌奂《本草害利》）

4. 头蚕色白条直者良。米泔浸一日。待桑涎浮出。取起焙干。拭净肉毛口甲。捣用。（清·黄宫绣《本草求真》）

5. 糯米泔水洗净，炒研。（清·王洪绪《外科证治全生集》）

6. 人家养蚕，有合箔自僵直死，小白色似有盐度者，即晒干，勿令中湿，湿则有毒。……头番干久者佳，糯米泔浸去涎嘴，火焙或姜汁炒。（明·李梴《医学入门》）

现代工艺

1. 夏季，将感染白僵菌病死的蚕进行干燥。（《中国药典》2020年版）

2. 取干燥药材，先将炒制容器加热，至撒入麦麸即刻烟起，随即投入干燥的白僵蚕，迅速翻动，炒至表面黄色时，取出，筛去麸皮，放凉。（《中国药典》2020年版）

【科学·解说】

僵蚕是家蚕感染白僵菌病死而得，现代多采用人工干预的方法，让家蚕感染白僵菌来制得僵蚕，可提高僵蚕的产量和质量。僵蚕为动物药，具有腥臭味，古代通过米泔水浸去涎，达到除臭降燥的目的。现代则多采用麸炒法代替米泔水浸，制得麸炒僵蚕，用于临床，具有改善气味、便于粉碎等优点。

【功能主治】

息风止痉，祛风止痛，化痰散结。用于肝风夹痰、惊痫抽搐、小儿急惊风、破伤风、中风口㖞、风热头痛、目赤咽痛、风疹瘙痒、发颐痄腮。

复制类

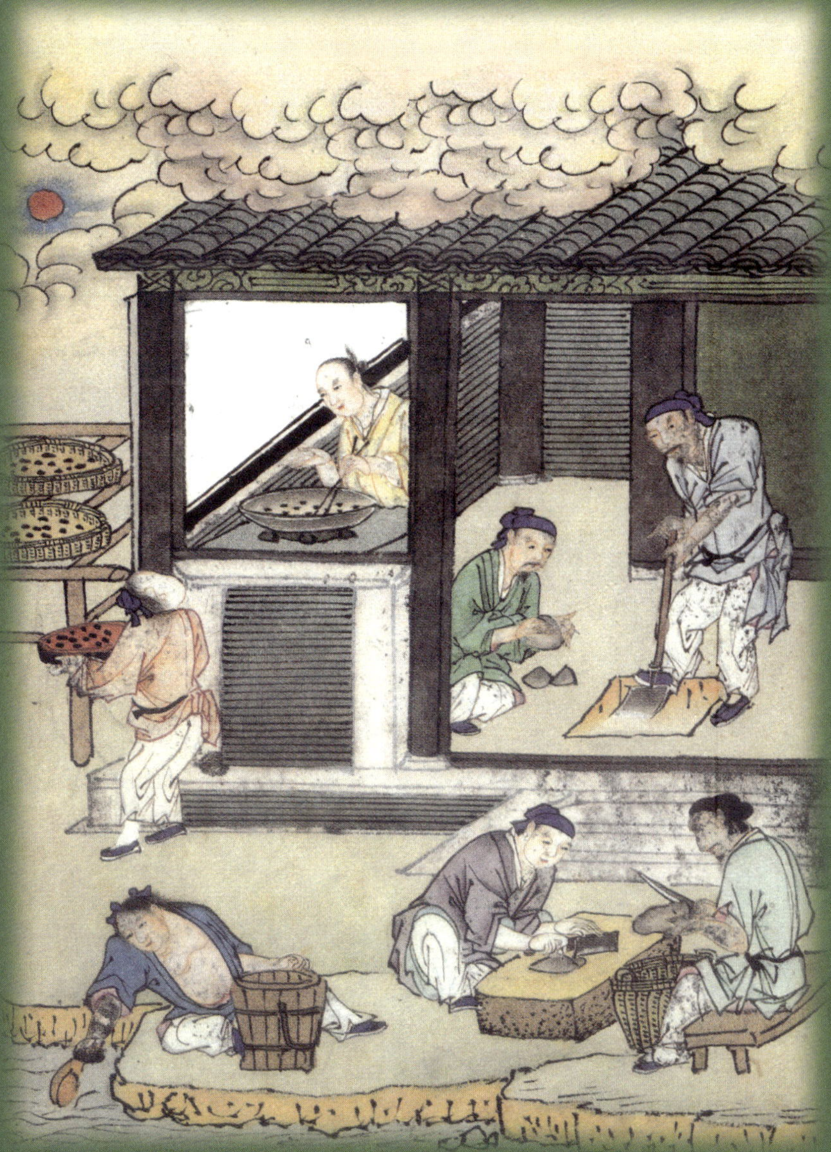

胆南星

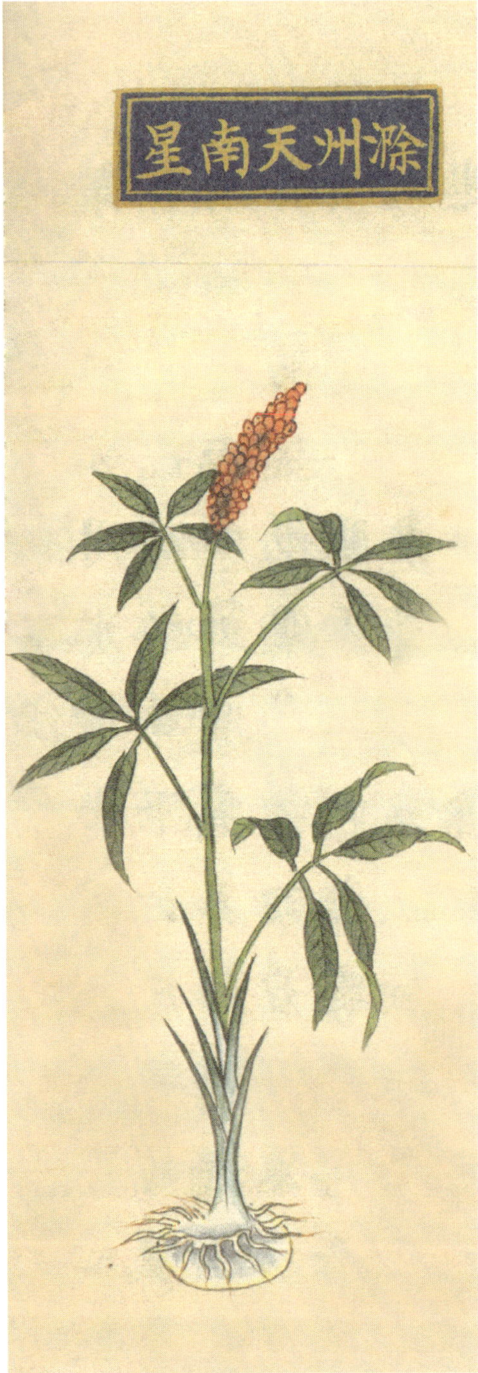

《品汇精要》

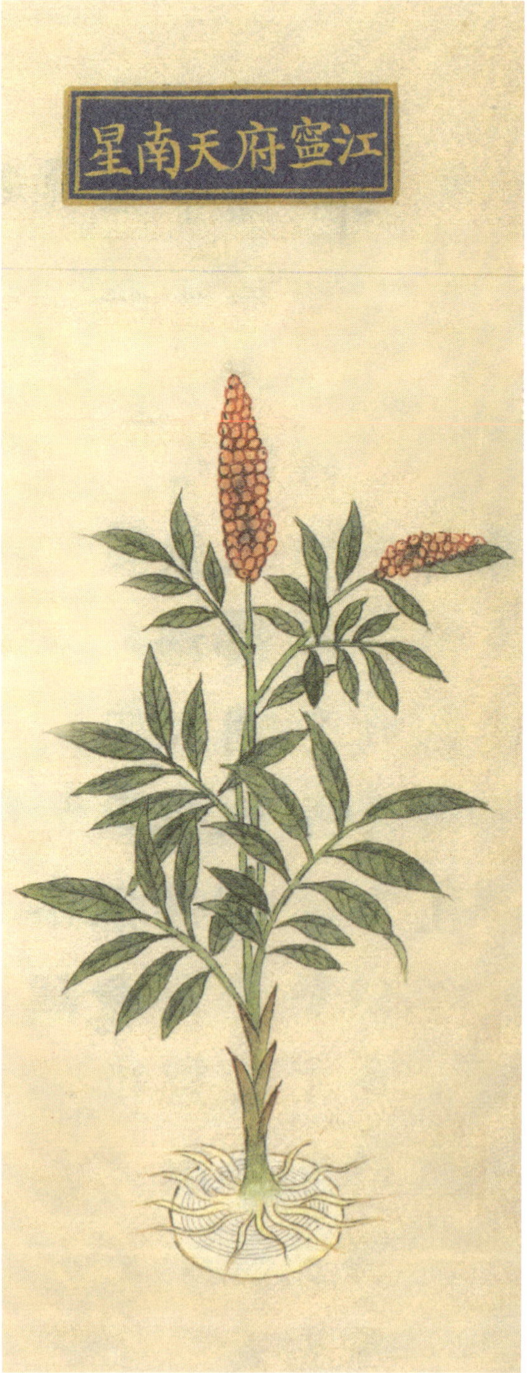

《品汇精要》

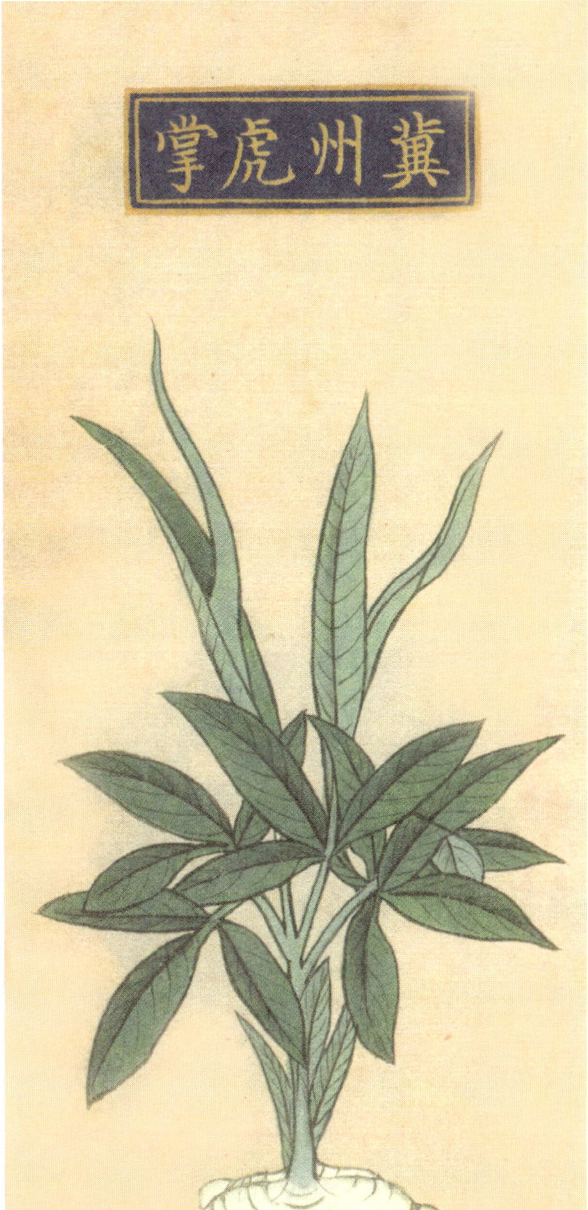

《品汇精要》

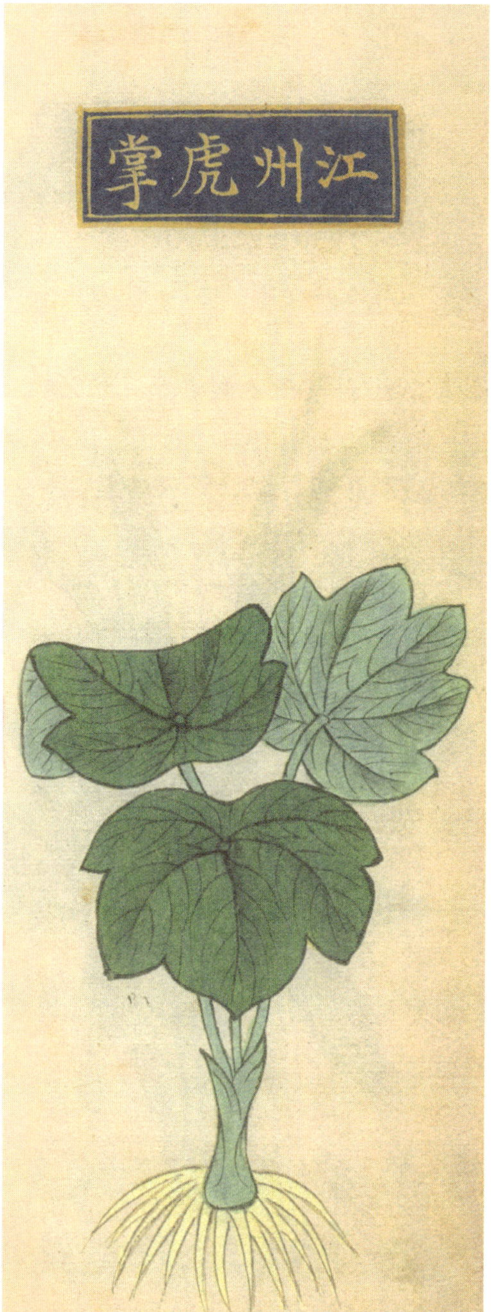

《品汇精要》

【来源】

天南星科植物天南星［*Arisaema erubescens*（Wall.）Schott］或同属植物虎掌南星（*Arisaema pedatisecta* Schott）加工成制天南星，再取制天南星的细粉与牛、羊或猪胆汁经加工而成，或取生天南星或虎掌南星细粉与牛、羊或猪胆汁经发酵加工而成。

【制作技艺】

古代技艺

1. 须用黄牯牛胆、腊月粉南星，亲手修合，风干，隔一年用。牛胆须入三四次者佳。（元・朱震亨《丹溪心法》）

2. 姜汁浸透炮过，或用白矾、皂荚煮去其毒，并晒干用。又以南星为末，装入腊月牛胆内，当风处阴干，入药用。（明・刘文泰《本草品汇精要》）

3. 制须多泡生姜汤（七八次佳），或研填入牯牛胆（腊月黑牯牛胆一个，用南星研末，取汁拌匀，填入内），风干过年成块，锉碎复炒拯疴。（明・陈嘉谟《本草蒙筌》）

4. 南星取重一两者，气深力倍，用治风痰，须用温汤，洗净去涎，再以白矾、皂荚煎汤，浸三四日，每日一换，浸足曝干用。设有急用，用湿纸包裹，埋糠灰火中周匝，绽裂便可用矣。又一法：以酒浸一宿，用桑柴火蒸之，常令洒酒入甑内，令气猛，一时取出剖开，味不麻舌为度。又一法：以生姜杵碎，拌南星，和黄泥封包，煨熟，去泥用。若造曲，用生姜汁及矾汤，和南星末作小饼子，安篮内，用稻草包盖，俟上有黄衣生，取出晒干收之。又造胆星法：将南星研细末，腊月取黄牯牛胆汁和匀，仍纳胆囊内，悬挂有风处干之，年久弥佳。（明・倪朱谟《本草汇言》）

5. 生姜汤泡透切片，姜汁浸炒，用一两研末腊月黑牯牛胆，将末入搅匀，悬风处吹干，名牛胆南星。（明・龚廷贤《增补万病回春》）

6. 腊月黄牛胆，以南星末收入胆，俟干，取出再干，重收，如此九次，约二三年，挂风檐，阴干者良。（清・尤乘增《药品辨义》）

7. 将南星为细末，同桃仁研烂晒干，再为细末，调黄牛胆汁，仍入胆壳内，悬挂阴干用之。（清・鲁照《串雅补》）

现代工艺

1. 取制南星细粉，加入净胆汁（或胆膏粉及适量水）拌匀，蒸 60 分钟至透，取出放凉，制成小块，干燥。或取生南星粉，加入净胆汁（或胆膏粉及适量水），搅拌均匀，放温暖处，发酵 7~15 天后，再连续蒸或隔水炖 9 昼夜，每隔 2 小时搅拌一次，除去腥臭气，至呈黑色浸膏状，口尝无麻味为度，取出，晾干。再蒸软，趁热制成小块。每制天南星细粉 100kg，用牛（或猪、羊）胆汁 400kg（胆膏粉 40kg）。（《全国中药炮制规范》1988 年版）

2. 取生天南星粉 100kg，放入洁净容器内，先加胆汁 250kg 拌匀，发酵 20 天后置瓷盘内烘干（时间 40 天）或晒（防尘）至全干，取出，放入容器内加胆汁 250kg，搅拌均匀全溶，发酵 20~30 天，置密封容器内隔水加热至沸 20 小时（10 小时翻动一次），取出，晾晒至五至六成干，再置密封容器内，加黄酒 50kg，隔水加热至沸 20 小时（每 10 小时翻动一次），取出，晾晒或烘至五至六成

干，搓条，切中段，晾干。（《北京市中药饮片炮制规范》2008 年版）

3. 取生天南星，碎成细粉，加入半量净胆汁（或胆膏粉加适量水）拌匀，发酵约两周后取出，蒸或隔水炖 24 小时，取出晾至八成干，加另一半胆汁拌匀，再发酵两周，取出再蒸或隔水炖 24 小时，取出晾至半干；再蒸或隔水炖 24 小时，取出，晾至半干，切块，干燥。每 100kg 天南星，用胆汁 700kg（胆汁过滤后浓缩至 350kg）或胆膏粉 70kg。（《贵州省中药饮片炮制规范》2005 年版）

4. 取制天南星的细粉与牛、羊或猪胆汁经加工而成；或为生天南星细粉与牛、羊或猪胆汁经发酵加工而成。或取净天南星，研成细粉，放入缸中，加入牛胆汁至拌匀为度，日晒夜露，至乌黑色、无腥臭味，以手搓成团不散，干燥，蒸熟，再干燥，研粉，加入川贝末，以烧酒拌润，搓成圆团或压成块状，干燥。每 100kg 天南星粉，用牛胆汁 200kg、川贝末 15kg。（《江西省中药饮片炮制规范》2008 年版）

5. 将生南星拣净杂质，洗净，干燥，研成极细粉置放在有釉的瓦缸内，胆汁分三次加入，第一次将胆汁和南星充分拌匀后，盖好，使其发酵，夏秋季放在太阳处曝晒，发酵后日晒夜露，每日搅拌数次（如太干搅拌不便，可加入胆汁），经月余时间后，用搪瓷盆盛装，放木甑内用武火蒸约 12 小时，取出，再将胆汁加入，使其再次发酵，继续日晒夜露，每天搅拌多次，约 1 个月时间，进行第二次蒸制（方法同前），蒸后，倾入原缸内，加入胆汁，使其第三次发酵，经日晒夜露、经常搅拌，约 10 个月时间，再入甑内蒸热使之柔软，用麻油揩手，搓成小圆球形（每个约 12.5g）放入筛内，微火烘干。每 100kg 生南星粉，用胆汁 64kg。（《湖南省中药饮片炮制规范》2010 年版）

【科学 · 解说】

生品天南星辛温燥，有毒，其毒性成分目前认为是毒针晶蛋白。发酵炮制使毒针晶蛋白中的草酸钙结构被破坏，针晶束数量与长度显著减少；同时毒针晶蛋白受热变性，从而达到降低毒性、缓和燥烈之性的作用。另外胆南星协同胆汁的寒性，功能由温化寒痰转变为清化热痰。

【功能主治】

具有清热化痰、定风息惊的功能，用于痰热咳嗽、咯痰黄稠、中风痰迷、癫狂惊痫。

法半夏（附半夏曲）

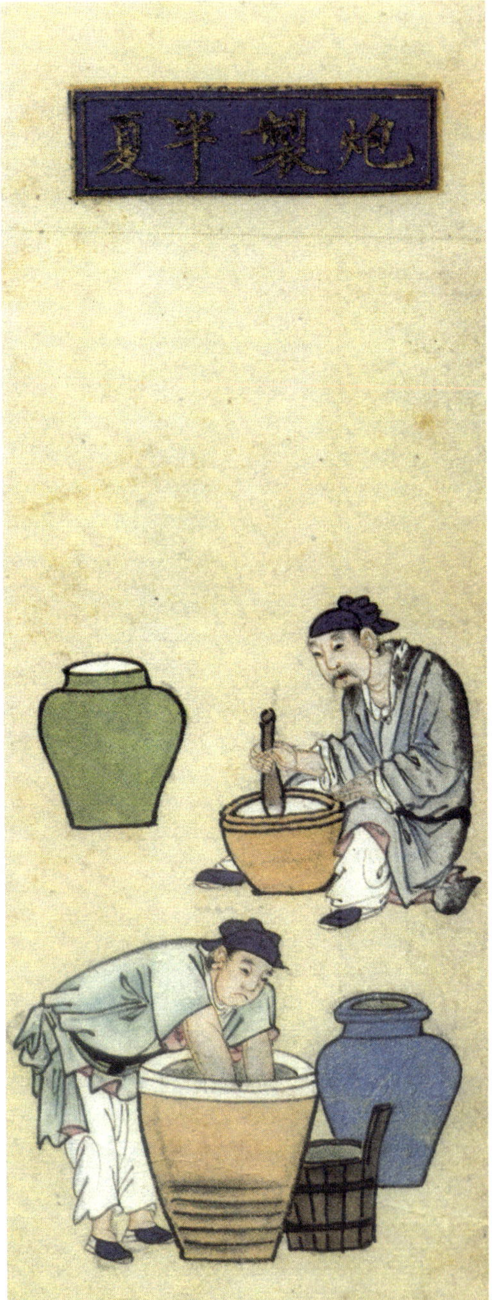

《炮制便览》

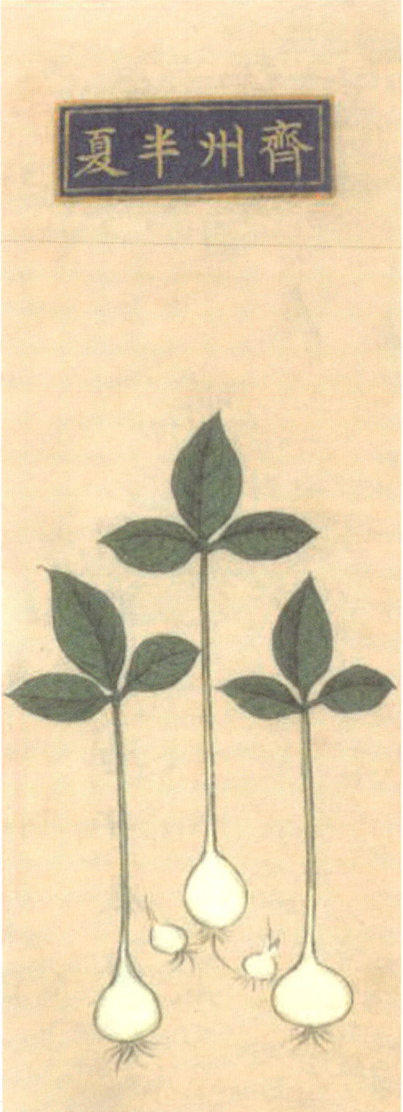

《品汇精要》

◀ 图中二人按雷公法炮制。左下一人伸手在大缸中洗药，右上一人捣药。

【来源】

法半夏：天南星科植物半夏［*Pinellia ternata*（Thunb.）Breit.］的炮制加工品。

半夏曲：法半夏、苦杏仁等药与面粉混合，经发酵制成的干燥曲块。

【制作技艺】

古代技艺

法半夏

1. 其法：用大半夏一斤，石灰一斤，滚水七八碗，入盆内搅凉，澄清去渣，将半夏入盆内手搅之，日晒夜露七日足，捞去控干。用井华水洗净三四次，泡三日，每日换水三次，捞起控干。用白矾八两，皮硝一斤，滚水七八碗，将矾硝共入盆内搅晾温，将半夏入内浸七日，日晒夜露足，取出，清水洗三四次，泡三日，每日换水三次，取出控干。（清・赵学敏《本草纲目拾遗》）

2. 浸七日，逐日换水，沥去其涎，同皂荚、白矾、姜汁、甘草递浸，以制其毒。次用皂荚水、白矾水、生姜水、甘草水各浸七日夜，即为法制。（清・屠道和《本草汇纂》）

半夏曲

1. 以净半夏为末，捣生姜真汁拌和，团作小饼子，曝或焙干，临用当炙黄，谓之半夏曲……然又有净洗薄切，瓷器贮之。每一两，以白矾末三钱，重铺其上，沸汤淋注，与药平满，浸一昼夜。（宋・陈衍《宝庆本草折衷》）

2. 宜沸汤制七次。仍加姜制，才可投瓶。若研末搀少枯矾，每泡过半夏四两，入枯矾一两共研。拌姜汁捏作小饼。楮叶包裹，风际阴干，此又名半夏曲也。（明・陈嘉谟《本草蒙筌》）

3. 时珍曰：今治半夏，惟洗去皮垢，以汤泡浸七日，逐日换汤，晾干切片，姜汁拌焙入药。或研为末，以姜汁入汤浸澄三日，沥去涎水，晒干用，谓之半夏粉。或研末以姜汁和作饼子，日干用，谓之半夏饼。或研末以姜汁、白矾汤和作饼，楮叶包置篮中，待生黄衣，日干用，谓之半夏曲。（明・李时珍《本草纲目》）

4. 腊月热水泡洗，置露天水过，又泡，共七次，留久极妙……造曲法：先将半夏汤泡七次，晒干，为末，随病用诸药，或煎膏，或绞汁，调末为丸如弹子大，用楮叶或纸包裹，以稻草上下禽七日，生毛，取出，悬风烟之上，愈久愈良。（清・刘若金《本草述》）

现代工艺

法半夏

1. 取半夏，大小分开，用水浸泡至内无干心，取出；另取甘草适量，加水煎煮 2 次，合并煎液，倒入用适量水制成的石灰液中，搅匀，加入上述已浸透的半夏，浸泡，每日搅拌 1~2 次，并保持浸液 pH 值 12 以上，至剖面黄色均匀，口尝微有麻舌感，取出，洗净，阴干或烘干，即得。（《中国药典》2020 年版）

2. 取净半夏，大小个分开，用水浸泡至内无干心，去水，加甘草、石灰液（取甘草加适量水煎液 2 次，合并煎液，倒入加适量水制成的石灰液中）浸泡，每日搅拌 1~2 次，并保持 pH 值 12 以上，至口尝微有麻舌感，切面黄色均匀为度，取出，洗净，阴干或烘干。每 100kg 净半夏，用甘草

15kg、生石灰 10kg。(《全国中药炮制规范》1988 年版)

3. 取净半夏，大小分开，浸泡 10~12 天，每日轻轻搅拌，换水 2 次，至无干心，再用白矾水浸泡 3 天，去白矾水，用水再泡 2 天，加甘草、石灰液（取甘草 20kg，加水煎煮 2 次，合并煎液，倒入用适量水制成的石灰液中）浸泡，每日搅拌 1~2 次，并保持 pH 值 12 以上，至口尝微有麻舌感，切面呈均匀黄色为度，取出，洗净，阴干或低温烘干。每 100kg 净半夏，用甘草 20kg、白矾 2kg、生石灰 30kg。(《北京市中药饮片炮制规范》2008 年版)

半夏曲

取法半夏、赤小豆、苦杏仁共碾细粉，与面粉混合均匀，加入鲜青蒿、鲜辣蓼、鲜苍耳草之煎出液，搅拌揉匀，堆置发酵，压成片状，切成小块，晒干。每法半夏 100kg，用赤小豆 30kg、苦杏仁 30kg、面粉 400kg、鲜青蒿 30kg、鲜辣蓼 30kg、鲜苍耳草 30kg。(《全国中药炮制规范》1988 年版)

【科学 · 解说】

法半夏生品辛温有毒，其毒性成分为与蛋白质结合形成的草酸钙针晶。炮制后法半夏中的草酸钙针晶含量显著降低，推测法半夏中的草酸钙针晶被生石灰侵蚀、溶解，进而发生变性、沉淀或吸附达到“减毒”的目的；甘草能够减轻半夏生品的燥性，增强法半夏的止咳、调理脾胃的作用。

半夏曲的制作工艺实质是在法半夏制作的基础上，利用微生物的发酵，在发酵过程中酵母菌和霉菌的数量增加，增强健脾温胃、燥湿化痰的功效。

【功能主治】

法半夏：具有燥湿化痰的功能，用于痰多咳喘、痰饮眩悸、风痰眩晕、痰厥头痛。

半夏曲：化痰止咳，消食宽中。用于泄泻、咳嗽。

法薏苡仁

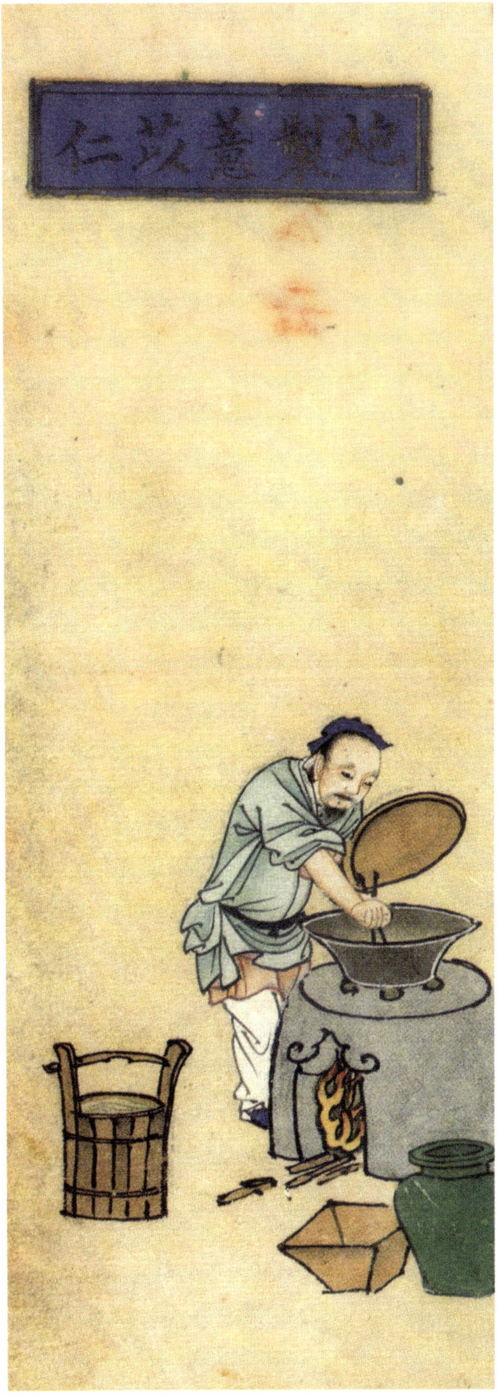

《炮制便览》

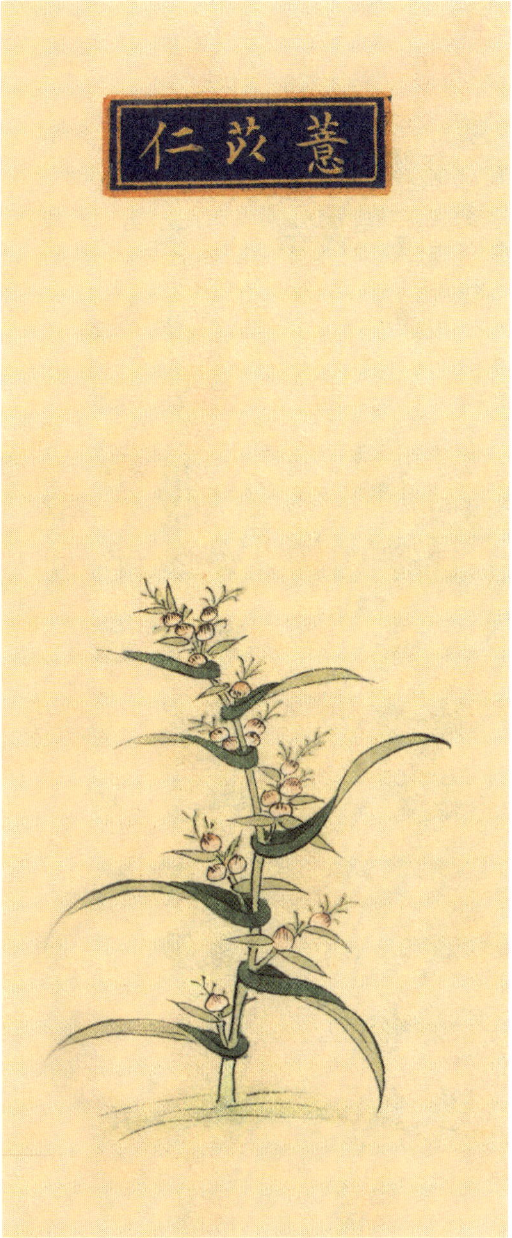

《品汇精要》

◀ 图中一人用盐汤煮薏苡仁。

【来源】

禾本科植物薏米［*Coix lacryma-jobi* L. var. *ma-yuen*（Roman.）Stapf］的炮制加工品。

【制作技艺】

古代技艺

1. 夫用一两，以糯米二两同熬，令糯米熟，去糯米取使，若更以盐汤煮过，别是一般修制，亦得。（刘宋·雷敩《雷公炮炙论》）

2. 薏苡收子，蒸令气馏，暴干，磨取仁，炊作饭及作面。……煮汁饮之，主消渴。（唐·陈藏器《本草拾遗》）

3. 种于彼取仁甑中蒸，使气馏，暴于日中，使干，挪之得仁矣。（宋·掌禹锡等《补注神农本草》）

4. 颗小、色青、味甘，用糯米炒，咬着粘人齿。凡一两，以糯米一两同炒，令糯米熟，去糯米取使，或以盐汤煮过亦得。一法：滚汤泡三次，去油，蒸气日干用。（明·缪希雍《炮炙大法》）

5. 九月、十月采实，甑中蒸熟，日中暴干，磨取其仁收之……风湿拘挛：如法取仁，细舂簸净，炒为散。（明·许希周《药性粗评》）

6. 取子于甑中蒸，使气馏，曝干，按之得仁。亦可捻取之，或杵之。（明·李中立《本草原始》）

7. 将子于甑中蒸，使气馏，曝干按之，得仁矣。亦可磨取之。凡用，每一两，以糯米一两同炒熟，去糯米用，亦有更以盐汤煮过者。（明·赵南星《上医本草》）

8. 八月采实，采根无时，今人通以九、十月，采其实中仁。……辨治：咬之粘牙者真，水洗略炒，或以滚水泡湿，同糯米文火炒，米黄去米。清肺热者，生用。（清·杨时泰《本草述钩元》）

现代工艺

1. 取净薏苡仁，入清水中浸胀，蒸熟至透心，取出，低温干燥，再用砂炒至爆米花为度。（《江西省中药饮片炮制规范》2008 年版）

2. 取净薏苡仁，用水浸泡 12 小时左右，置蒸笼内蒸熟，取出，干燥，另取砂子，加热炒烫，加入蒸熟的薏苡仁，炒至膨胀，取出，筛去砂，放凉。（《广西壮族自治区中药饮片炮制规范》2007 年版）

3. 取净薏苡仁，浸泡润透，隔水蒸熟，取出，干燥；再按砂烫法（附录 I 炮制通则）用河砂烫至发泡。（《贵州省中药饮片炮制规范》2005 年版）

【科学·解说】

薏苡仁生品性凉，经数种复制（包括浸制、蒸制和炒制等）后质地变得疏松，有利于甘油三油酸酯等有效成分的溶出，降低寒凉之性，增强健脾利湿的功效。因富含淀粉，盐汤煮沸、搅动是为了防止糊化粘锅。

【功能主治】

具有利水渗湿、健脾止泻、排脓、解毒散结的功能，用于水肿、脚气、小便不利、脾虚泄泻、湿痹拘挛、肺痈、赘疣、癌肿。

附　子

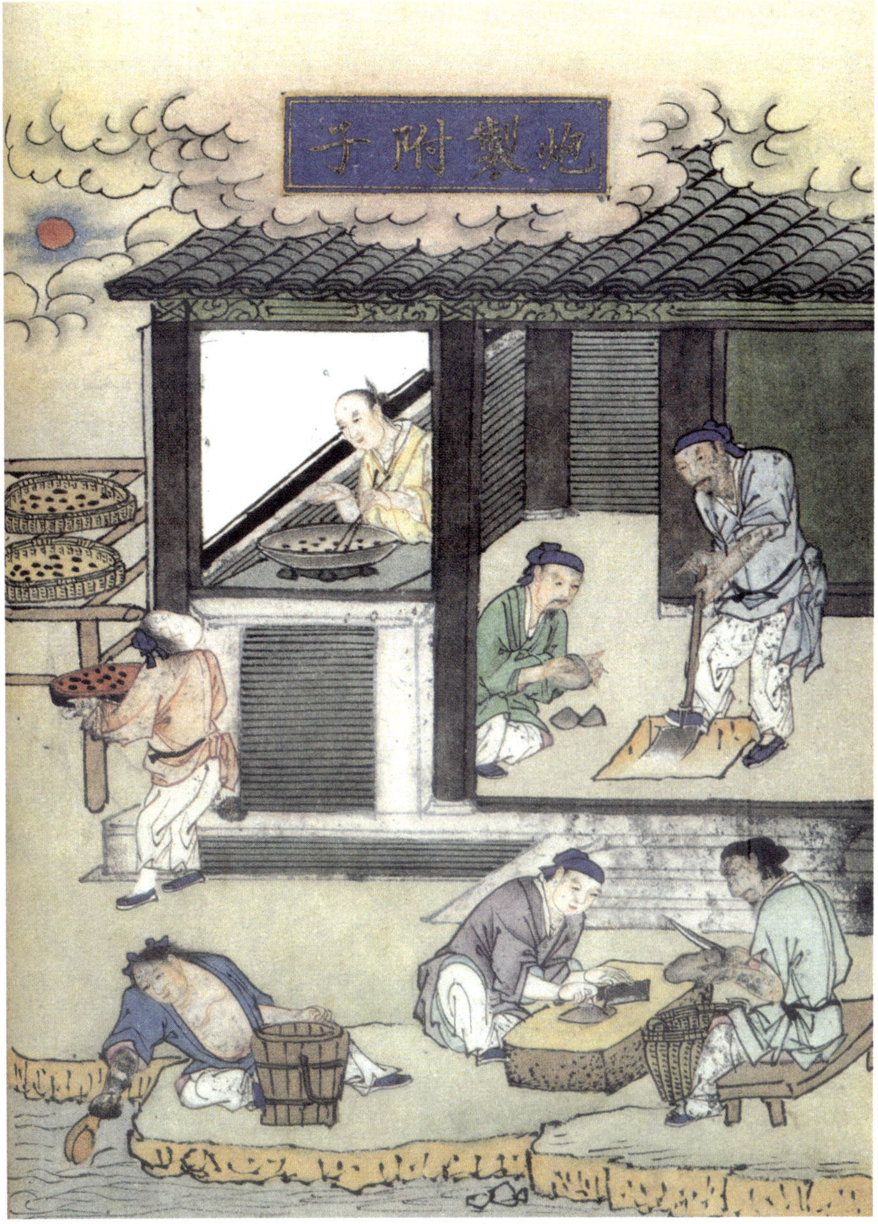

图中七人，右下一人用刀刮去边角，其对面一人用刀劈破附子。室内有一人掘浅坑，一人蹲身欲放附子入坑。“阴制法”需要用东流水漂，故左下一人在流水中舀水入桶浸渍。左一人托盘中药，放架上竹匾中，有红日示意晒干。另室内一人用小火炒本品，可能是画师表现的“火中炮”。

《炮制便览》

【来源】

毛茛科植物乌头（*Aconitum carmichaelii* Debx.）的子根的加工品。

【制作技艺】

古代技艺

1. 夫修事十两，于文武火中炮，令皴坼者去之，用刀刮上孕子，并去底尖，微细劈破，于屋下午地上掘一坑，可深一尺，安于中一宿，至明取出，焙干用。夫欲炮者，灰火勿用杂木火，只用柳木最妙。若阴制使，即生去尖皮底了，薄切，用东流水并黑豆浸五日夜，然后漉出，于日中晒令干用。（刘宋・雷敩《雷公炮炙论》）

2. 附子重一两三四钱，有莲花瓣，头圆底平者，先备童便五六碗，将附子先放在灶上烟柜中间，良久，乘热投入童便。浸五七日，候润透揭皮，切四块，仍浸二三日。用粗纸数层包之，浸湿，埋灰火半日，取出切片。检视有白星者，乃用瓦上炙熟，至无白星为度。如急用，即切大片，用童便煮二三沸，热瓦熟用之。（宋・陈文中《陈氏小儿痘疹方论》）

3. 制宗陶氏槌法，以刀去净皮脐。先将姜汁、盐水各半瓯，入砂锅紧煮七沸；次用甘草、黄连各半两，加童便缓煮一时。捞贮罐中，埋伏地内，昼夜周毕，囫囵曝干。藏须密封，用旋薄锉。仍文火复炒，庶劣性尽除。（明・陈嘉谟《本草蒙筌》）

4. 今市中制附子，水浸七日，日换水，刮去皮脐，甘草、生姜、白矾同煮，取起，微曝，瓶盛，阴干，薄切，名附片。近来便易贩运，从四川出处，取生者，长流水漂数日，煮过，切厚片，名附块。（清・戴葆元《本草纲目易知录》）

现代工艺

1. 选择个大、均匀的泥附子，洗净，浸入胆巴的水溶液中过夜，再加食盐，继续浸泡，每日取出晒晾，并逐渐延长晒晾时间，直至附子表面出现大量结晶盐粒（盐霜）、体质变硬为止，习称“盐附子”。（《中国药典》2020 年版）

2. 取泥附子，按大小分别洗净，浸入胆巴的水溶液中数日，连同浸液煮至透心，捞出，水漂，纵切成厚约 0.5cm 的片，再用水浸漂，用调色液使附片染成浓茶色，取出，蒸至出现油面、光泽后，烘至半干，再晒干或继续烘干，习称“黑顺片”。（《中国药典》2020 年版）

3. 选择大小均匀的泥附子，洗净，浸入胆巴的水溶液中数日，连同浸液煮至透心，捞出，剥去外皮，纵切成厚约 0.3cm 的片，用水浸漂，取出，蒸透，晒干，习称“白附片”。（《中国药典》2020 年版）

【科学・解说】

生附子有毒，乌头碱等二萜双酯类生物碱既是毒性成分也是有效成分，炮制过程中双酯型乌头碱遇水、加热易被水解或分解生成苯甲酰单酯型生物碱，进而水解成无毒的醇胺类乌头原碱类生物碱，可达到降低毒性的作用，且具有较好的抗炎镇痛效果。

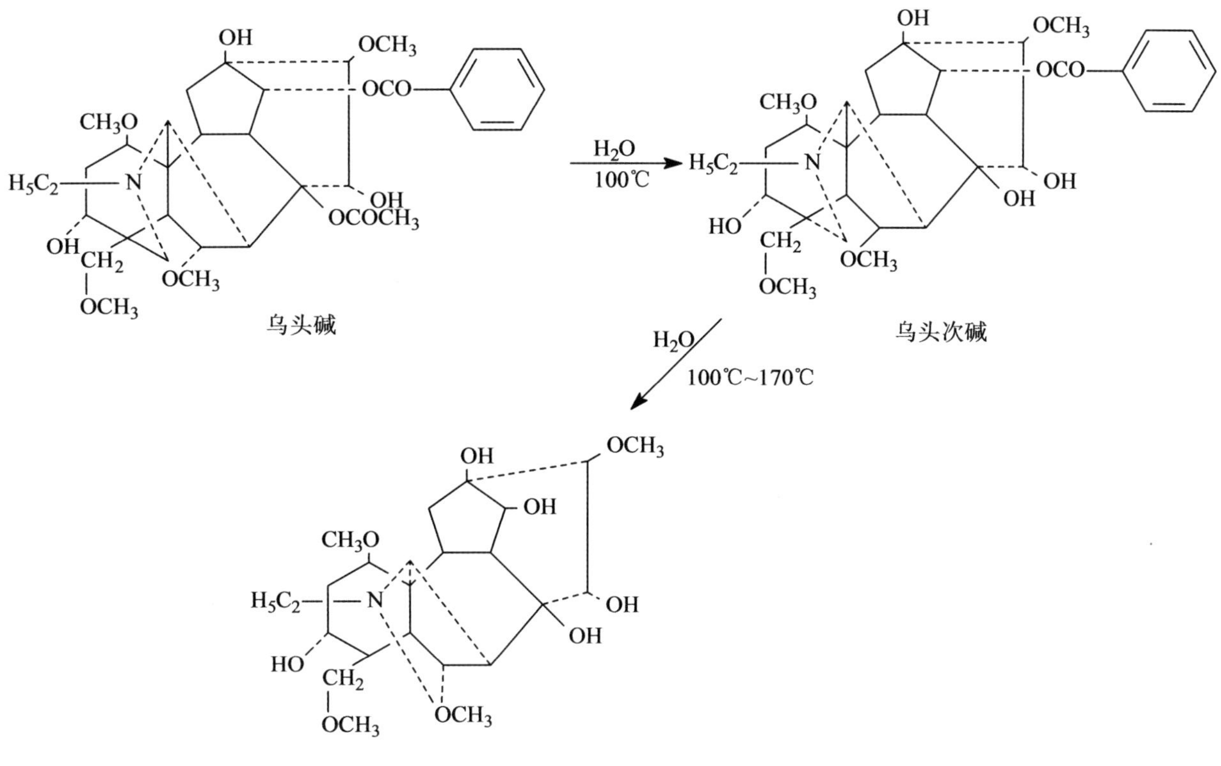

乌头原碱

【功能主治】

回阳救逆，补火助阳，驱风寒湿邪。用于亡阳虚脱、肢冷脉微、阳痿、宫冷、心腹冷痛、虚寒吐泻、阴寒水肿、阳虚外感、寒湿痹痛。

炮天雄

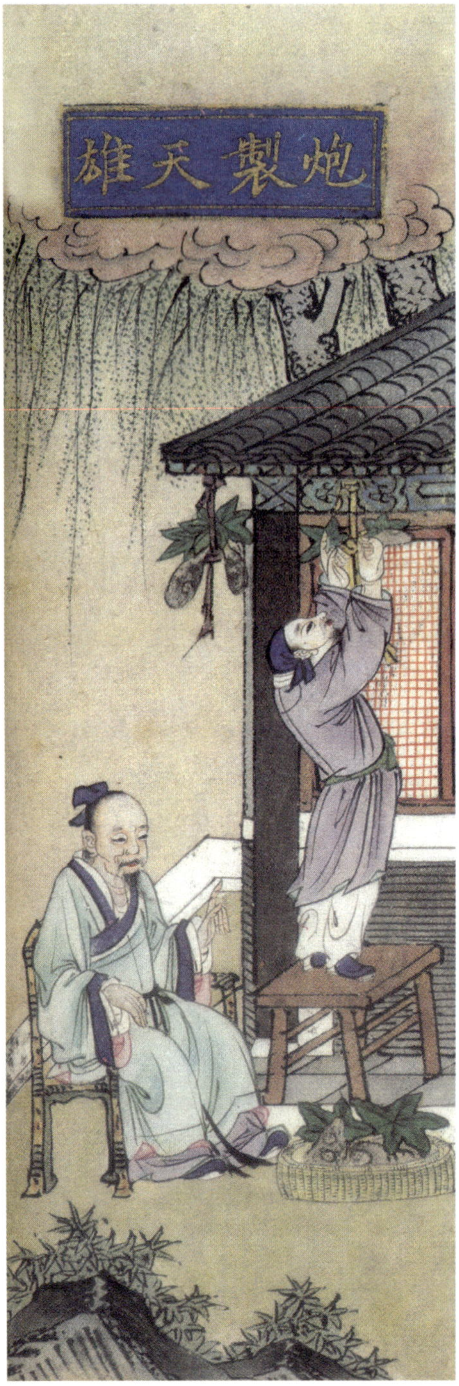

《炮制便览》

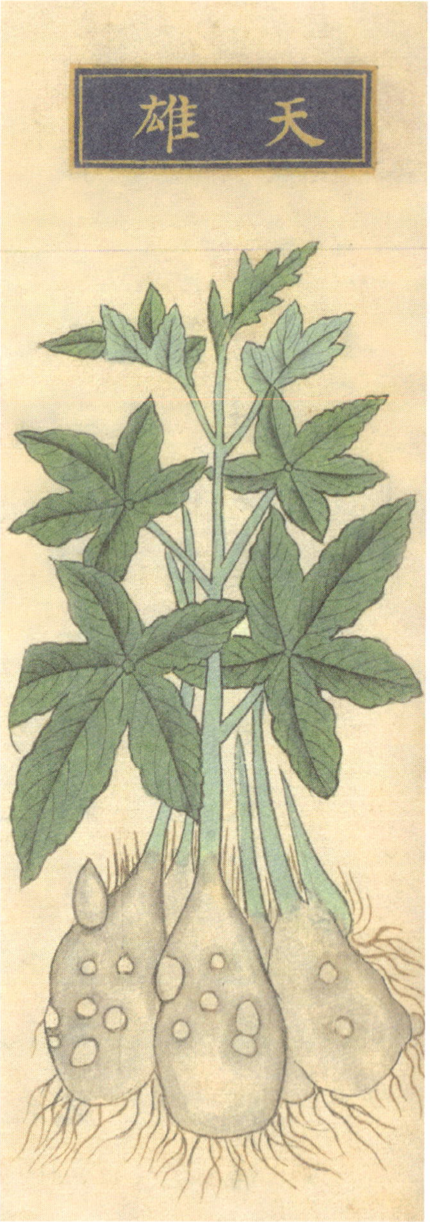

《品汇精要》

◀ 图中一人立凳上悬挂天雄植物于屋檐，一人坐视指导制作。

【来源】

毛茛科植物乌头 (*Aconitum carmichaelii* Debx.) 的子根（大附子）的炮制加工品。

【制作技艺】

古代技艺

1. 炮，去皮，破八片。（东汉・张仲景《金匮要略》）

2. 凡使，宜炮皴坼后，去皮尖底用，不然，阴制用。若阴制使，即生去尖底了，薄切，用东流水并黑豆浸五日夜，然后漉出，于日中晒令干用。每十两，用生乌豆五两、东流水六升。（刘宋・雷敩《雷公炮炙论》）

3. 凡是要用天雄入药，则需要炮制蒸透，去掉皮、脐后，焙干。（宋・《太平惠民和剂局方》）

4. 用慢火煨后，保存天雄补阳的特性后，研碎。（宋・佚名《小儿卫生总微论方》）

5. 用天雄、乌头的苗及根，去土勿洗，捣成汁。另取细粒黑豆（不脱皮者）浸叶中一夜。次日取豆晒干，如此七浸七晒，可供内服用。（明・李时珍《本草纲目》）

6. 时珍曰：熟用一法：每十两以酒浸七日。掘土坑，用炭半秤煅赤，去火，以醋二升沃之，候干，乘热入天雄在内，小盆合一夜，取出，去脐用之。（明・李时珍《本草纲目》）

7. 天雄即附子长大者，制法与附子同，煨，去皮脐，切片，隔纸焙干。稍生服之，则麻木昏晕。（清・黄元御《玉楸药解》）

现代工艺

选择个大的泥附子，洗净，浸入附子炮制用的胆巴的水溶液中数日，连同浸液煮至透心，水漂，剥皮修形，再用水漂制，用姜汁浸泡自然发酵至透心，取出，蒸至透心，烤制至酥脆。（《四川省中药饮片炮制规范》2015 年版）

【科学・解说】

天雄具有大毒，双酯型乌头碱既是毒性成分又是有效成分。其减毒原理同附子。

【功能主治】

温肾暖脾，用于心腹冷痛、虚寒吐泻。

巴豆霜

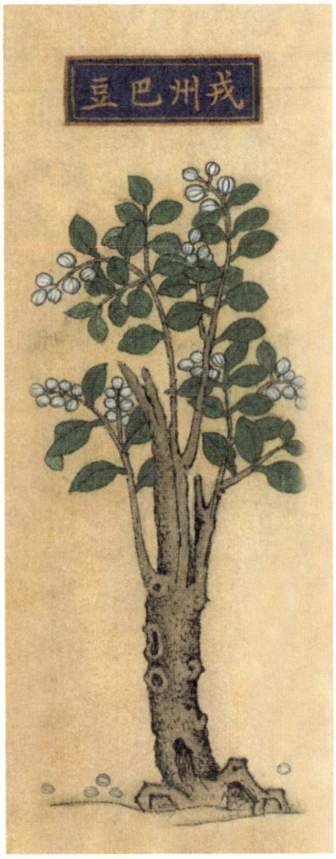

《品汇精要》

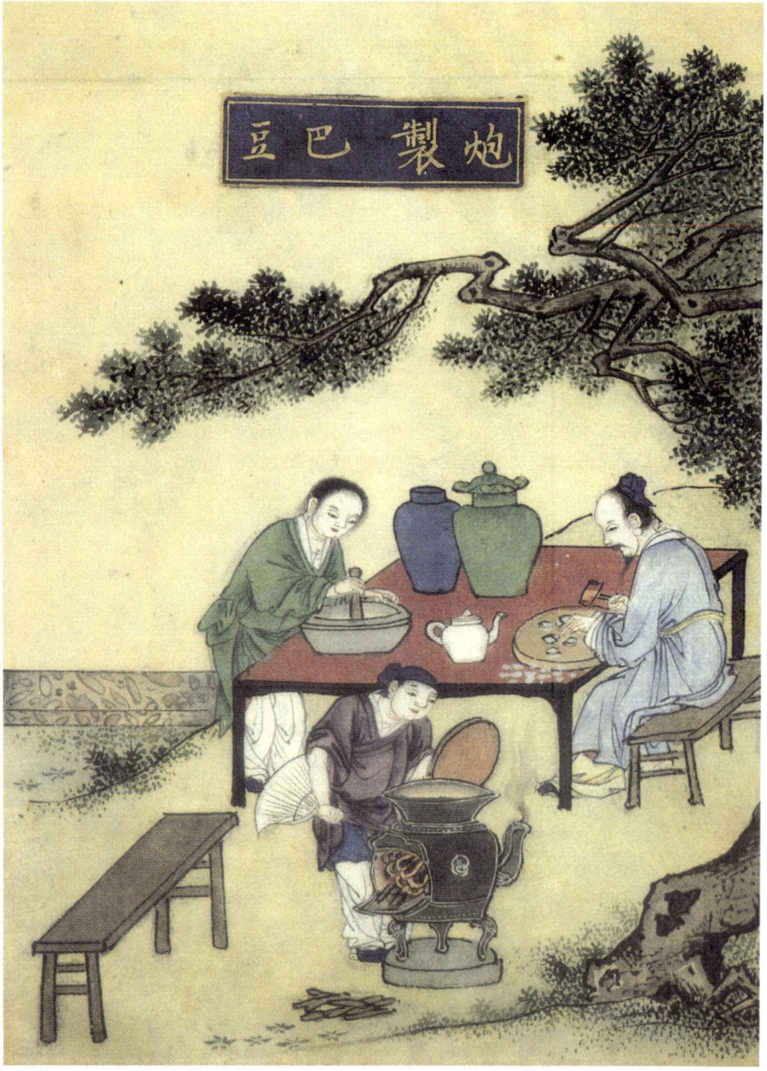

《炮制便览》

▶ 图中三人，按雷公法炮制。右上一人用小锤敲碎巴豆去壳，中间一人在煮巴豆，左上一人研巴豆成霜。

【来源】

大戟科植物巴豆（*Croton tiglium* L.）的炮制加工品。

【制作技艺】

古代技艺

1. 若用草纸包裹，槌去油者，名巴霜。（明·郑宁《药性要略大全》）

2. 时珍曰：巴豆有用仁者，用壳者，用油者，有生用者，麸炒者，醋煮者，烧存性者，有研烂以纸包压去油者，谓之巴豆霜。（明·李时珍《本草纲目》）

3. 制法：去壳，研如泥，层纸包，石压三日，再用火砖二片，烧极热，夹压一日，取出，再研筛听用。（明·梅得春《药性会元》）

4. 八月采，去内外壳，取仁，酒煮一次，研膏用。有去壳取肉，生研如膏，以纸包，压去油者，谓之巴豆霜。（明·倪朱谟《本草汇言》）

5. 纸挹去油。（明·李梴《医学入门》）

6. 炒熟，压令油极净。（清·凌奂《本草害利》）

7. 有研烂以纸包压去油。（清·蒋介繁《本草择要纲目》）

8. 去壳及心炒紫黑，或烧存性，或研烂纸包压去油，取霜，各随方制。（清·张璐《本经逢原》）

现代工艺

1. 取原药材，除去杂质。取净巴豆，去皮取净仁，碾碎成泥状，用布包严，置笼屉内蒸 45 分钟，压榨去油，如此反复操作，至不再黏结成饼，研细，即得。（《北京市中药饮片炮制规范》2008 年版）

2. 取生巴豆仁，研成糊状，用吸水纸包裹，压榨，间隔 1 日剥去纸，研散。如此反复多次，至油几尽，质地松散时，研成粉末。（《浙江省中药饮片炮制规范》2005 年版）

3. 取净仁，碾成细末或捣烂如泥，用草纸包裹，烈日曝晒，反复换纸吸去油或压榨去油，至松散成粉不黏结为度。（《江西省中药饮片炮制规范》2008 年版）

4. 取巴豆去壳取仁，炒热，碾成细末，用草纸包数层，外加麻布包紧，压于重物之下 3~5 日，取出，再研细过筛，另换新纸包紧再压，如此反复数次，至油吸尽，颜色由黄变灰白色时，取出，呈现松散，即可。（《云南省中药饮片炮制规范》1986 年版）

5. 将巴豆剥去内外壳，取净肉研成粗粉，用吸油纸包好，放在榨床内榨去油，每隔一日换纸 1 次，换纸时须将巴豆再研再榨，至油净为度，取出研细。（《上海市中药饮片炮制规范》1962 年版）

6. 取净巴豆仁，捣碎，蒸热，压榨去油，至粉末松散，取出碾细。或取仁碾细后，照“含量测定”项下的方法，测定脂肪油含量，加适量的淀粉，使脂肪油含量符合规定，混匀，即得。（《江苏省中药饮片炮制规范》2002 年版）

7. 取巴豆仁，照制霜法（通则 0213）制霜，或取仁碾细后，照“含量测定”项下的方法，测定脂肪油含量，加适量的淀粉，使脂肪油含量符合规定，混匀，即得。（《中国药典》2020 年版）

【科学 · 解说】

巴豆有大毒，泻下作用峻烈。其毒性成分为巴豆毒素（毒性球蛋白）和巴豆油（脂肪油），巴豆油既是毒性成分又是有效成分，通过压或加热去油制霜，降低其脂肪油含量，使毒性球蛋白受热变性，从而达到降低毒性的作用。

【功能主治】

峻下冷积，逐水退肿，豁痰利咽，外用蚀疮。用于寒积便秘、乳食停滞、腹水臌胀、二便不通、喉风、喉痹；外治痈肿脓成不溃、疥癣恶疮、疣痣。

千金子霜

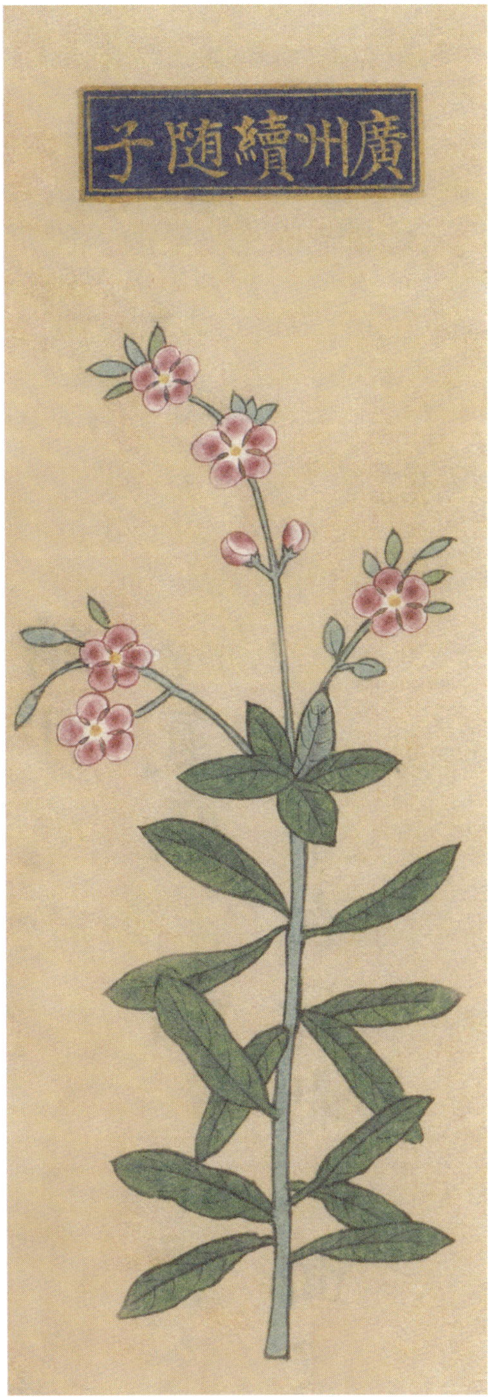

《品汇精要》

【来源】

大戟科植物续随子（*Euphorbia lathyris* L.）的干燥成熟种子（千金子）的炮制加工品。

【制作技艺】

古代技艺

1. 去壳，以色白者压去油。（清·陈其瑞《本草撮要》）

2. 去壳取白者，研烂，以纸包压去油，取霜用。（清·严西亭等《得配本草》）

3. 去壳服。白仁纸包，压去油，净取霜。（清·黄元御《玉楸药解》）

4. 去壳研，压净油。（清·黄凯钧《药笼小品》）

现代工艺

1. 取净千金子，去皮取净仁，碾碎成泥状，用布包严，置笼屉内蒸 15~30 分钟，压榨去油，如此反复操作，至不再黏结成饼，研细。（《北京市中药饮片炮制规范》2008 年版）

2. 取净千金子，搓去外皮，研碎，摊于多层的粗纸上，曝晒或火烘，反复换纸 3~5 次，至纸上无油痕为度，或压榨去油，研细，过筛。（《江西省中药饮片炮制规范》2008 年版）

3. 取净千金子，搓去外壳，果仁碾碎，用吸水纸包裹，置炉旁烤至油尽，取下，剥去纸，放凉；或碾碎后用纸包裹，微烤后压榨去油，至粉末松散，过筛。（《江苏省中药饮片炮制规范》2002 年版）

4. 取千金子，去皮取净仁，照制霜法（通则 0213）制霜，即得。（《中国药典》2020 年版）

【科学·解说】

千金子主要化学成分为脂肪油（47%~50%），脂肪油既是千金子的有效成分又是毒性成分，对胃肠有刺激作用，能引起峻泻。制霜后脂肪油含量降低，泻下作用缓和，可保证临床使用安全有效。

【功能主治】

泻下逐水，破血消症；外用疗癣蚀疣。用于二便不通、水肿、痰饮、积滞胀满、血瘀经闭；外治顽癣、赘疣。

生熟地黄

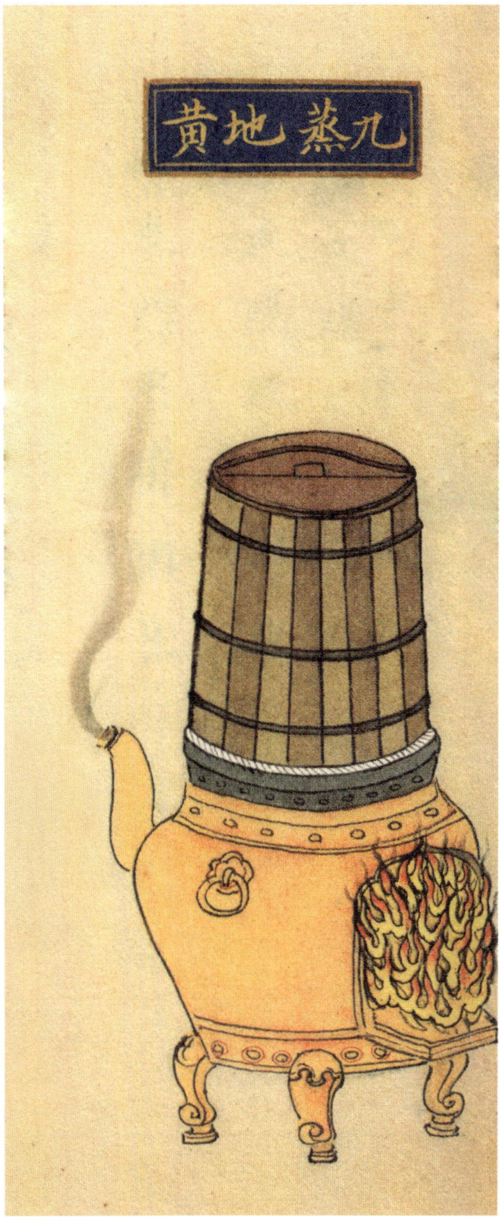

《品汇精要》

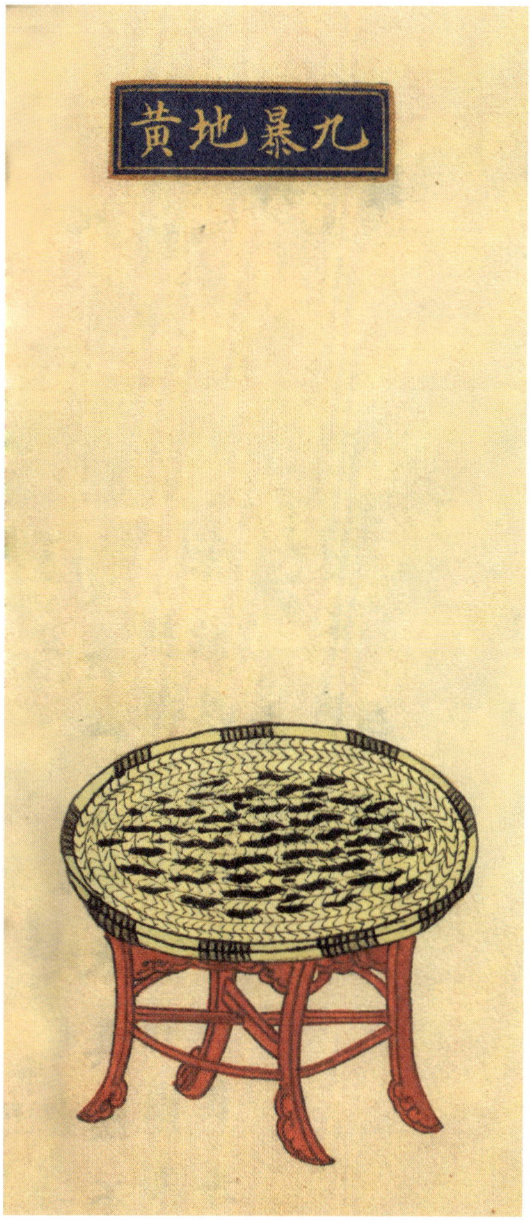

《品汇精要》

“九蒸地黄”图，一灶用甑蒸地黄，示意九蒸地黄。“九暴地黄”图，其上摊晒有蒸过的地黄，示意九晒地黄。

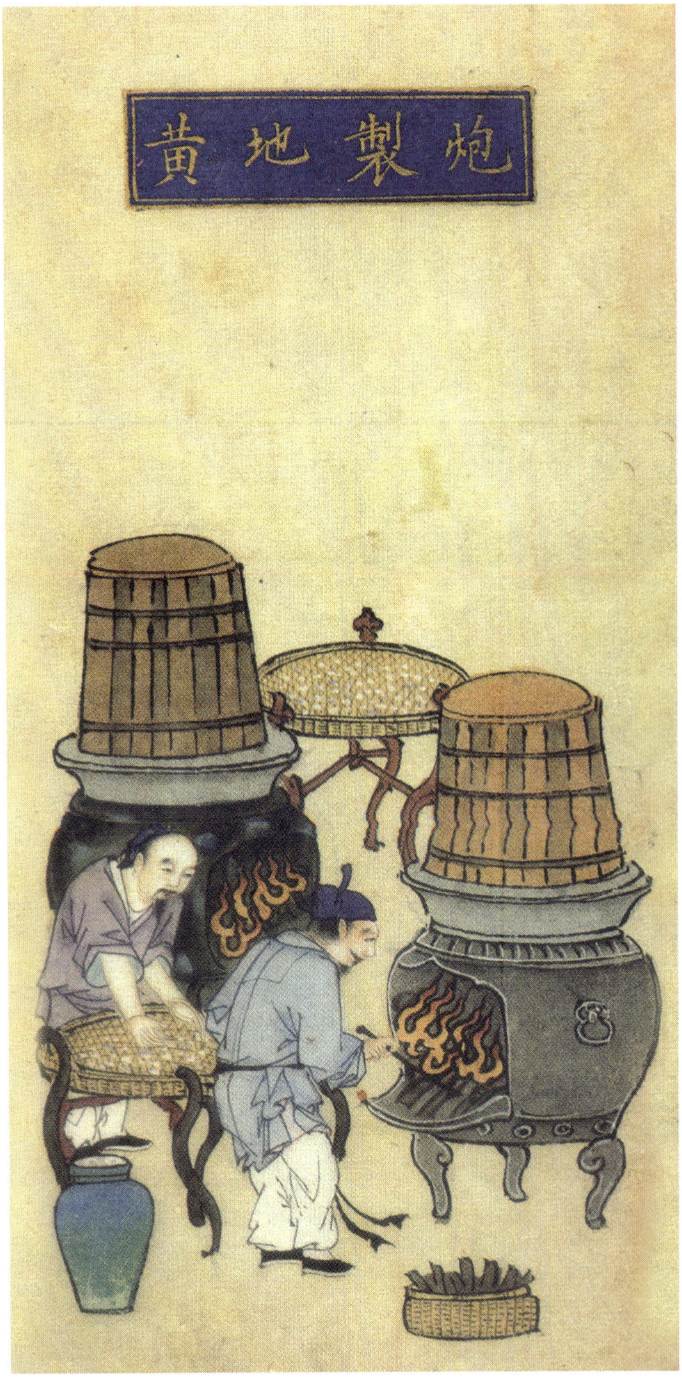

此为《品汇精要》的九蒸九晒地黄的二合一图。图中有两灶用甑蒸地黄。右一人在烧火，左一人在架起来的竹匾上摊晾蒸过的地黄再日晒干燥。

《炮制便览》

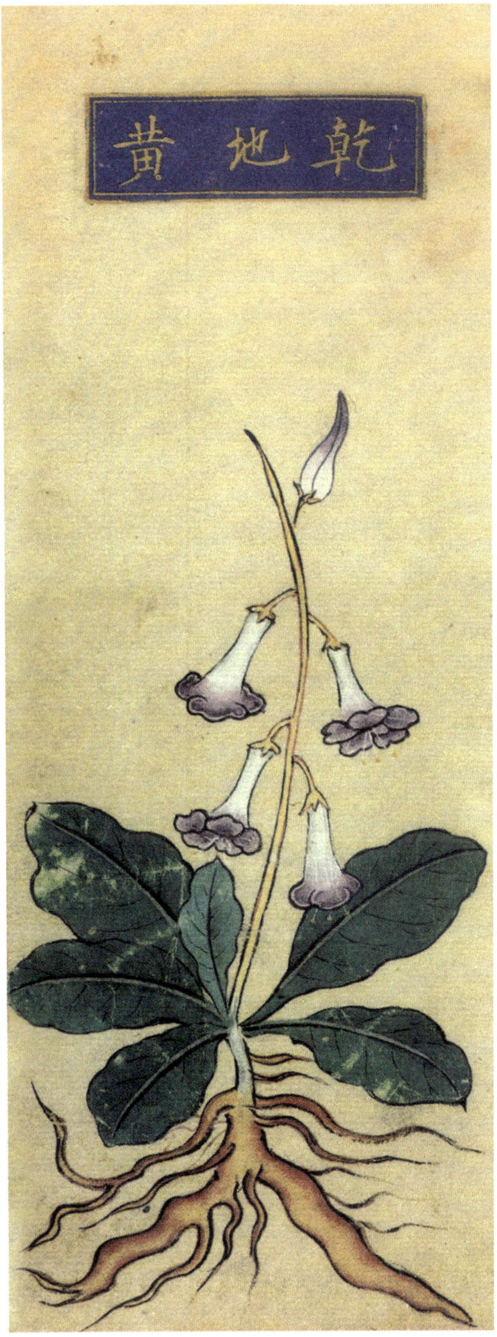

《炮制便览》

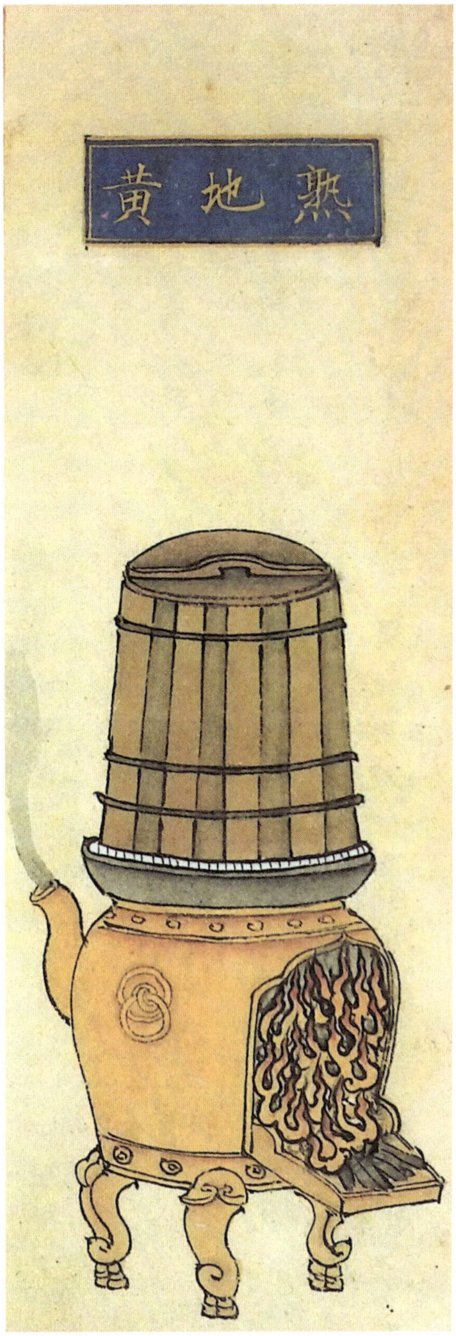

《炮制便览》

干地黄即为鲜地黄根直接晒干制成。

熟地黄即为《品汇精要》的九蒸地黄。

【来源】

玄参科植物地黄（*Rehmannia glutinosa* Libosch.）的块根的炮制加工品。

【制作技艺】

古代技艺

1. 造干地黄法……候好晴日便早蒸之，即暴于日中，夜置汁中以物盖之，明朝又蒸，古法九遍止，今但看汁尽色泽黑熟，蒸三五遍亦得。（唐·孙思邈《千金翼方》）

2. 二月、八月采根，蒸三二日令烂，暴干，谓之熟地黄。阴干者，是生地黄。……取肥地黄三二十斤，净洗，更以拣去细根及根节瘦短者，亦得二三十斤，捣绞取汁，投银、铜器中，下肥地黄浸漉令浃，饭上蒸三四过，时时浸漉转蒸讫，又暴使汁尽，其地黄当光黑如漆，味甘如饴糖，须瓷器内收之，以其脂柔喜暴润也。（宋·苏颂《本草图经》）

3. 然蒸暴者，谓之熟地黄。其制之法，以生地黄去皮，瓷锅上柳木甑蒸之，摊晒令干，拌酒再蒸，如此九度，谓之九蒸九曝，乃平易之法耳。（明·刘文泰《本草品汇精要》）

4. 拣取肥地黄沉水者数十斤，洗去沙土，略晒干，别以拣下瘦小者数十斤，捣绞取汁，投石器中，浸漉令浃，入柳木甑，放瓦锅上蒸一日，晒几日，令极干，又蒸又晒，如是九次，锅内倘有淋下地黄余汁，亦必拌晒，使汁尽而干，其地黄光黑如漆，味甘如饴，须瓷器收之，以其脂柔喜润也。（清·吴仪洛《本草从新》）

5. 其法要在三伏天晴，准方将本支地黄，先日泡发洗净。晚间取洁净清水，入砂锅煮地黄二时之久。离火取出，滤出汁另盛。当夜随蒸一时之久。其滤出之汁，置火边慢慢熬浓。预备大篾斗盘数个，大瓷坛或瓦坛洗极净听用。次日赶极早，将地黄每根用竹刀切作两片，铺斗盘内，稀稀摆开，莫使粘连，整晒一日，当日便要晒干。故滤汁赶早稀铺，皆为一日干计也。地黄只怕沤，若不滤汁，一日断不能干，不干便沤坏了。头一次难得极干，大略干了，随收入坛内封盖。若不收入坛内封盖，过一夜即回润。倘天变数日，湿润益甚，味变馊酸，地黄即无用矣。二次天仍大晴，将熬浓原汁拌入地黄内，蒸一时之久。若逢天变，其汁已馊，切不可拌入，倾之可也。其蒸法、晒法、收法皆照前次之法。每蒸一次，必得太阳整晒一日，天晴不准即莫蒸。若晒至半干而天忽变，随即以火烘干，方收入坛内。九次皆如是。以后蒸晒，如地黄太干，用糟烧酒拌湿去蒸，至九次为止。八蒸八晒为不及，固不可；十蒸十晒为太过，亦不可。用九之妙，其义深奥，非精于易理者，不能测识。并不用姜汁、砂仁，任人多服久服，绝无伤胃减食、凝痰滞气、腹胀泄泻之弊。（清·刘序鹓《增删喉科心法》）

现代工艺

1. 生地黄：除去杂质，洗净，闷润，切厚片，干燥。熟地黄：取生地黄，照蒸法蒸至黑润，取出，晒至约八成干时，切厚片或块，干燥，即得。照酒炖法炖至酒吸尽，取出，晾晒至外皮黏液稍干时，切厚片或块，干燥，即得。每 100kg 生地黄，用黄酒 30~50kg。（《中国药典》2020 年版）

2. 熟地黄：取净生怀地黄，置缸内，加黄酒适量拌匀，闷润至酒吸尽，置笼屉内以武火加热，用容器收集流出的熟地汁，蒸约 48 小时至干地黄中央发虚为度，取出，晒一天，拌入熟地汁和黄酒，再蒸24小时，取出，再晒一天，如此反复，蒸晒八次，至第九次将黄酒与砂仁粉一起拌入，蒸24小时，以蒸至内外漆黑、味甜酸无苦味为度，取出，晾至八成干时，切片，晒干，即得。此法制得的熟地称为九蒸怀熟地。每100kg生怀地黄，用黄酒50kg、砂仁粉0.9kg。(《河南省中药饮片炮制规范》2005年版)

3. 取净生地黄片，加入砂仁粉、陈皮粉和黄酒，拌匀，润一夜，照蒸制法(附录一炮制通则)蒸10~12小时，离火闷5~6小时。重复蒸、闷操作，直至内外显黑润，取出，干燥。每100kg净生地黄片，用黄酒10kg、砂仁粉12kg、陈皮粉12kg。(《重庆市中药饮片炮制规范及标准》2006年版、《四川省中药饮片炮制规范》2002年版)

【科学·解说】

地黄在九蒸九晒过程中，苯乙醇苷类代表性成分毛蕊花糖苷转变为异毛蕊花糖苷，毛蕊花糖苷含量降低，异毛蕊花糖苷含量增加。环烯醚萜类成分单糖苷梓醇含量减少，地黄苷D的含量增加。部分多糖和低聚糖水解转化为单糖，水苏糖、蔗糖、棉子糖含量降低，果糖、葡萄糖、甘露三糖含量均升高，总糖量未有明显变化。故在蒸制过程中其颜色越漆黑发亮，甜度越高，口感越好。

【功能主治】

生地黄：清热凉血，养阴生津。用于热入营血、温毒发斑、吐血衄血、热病伤阴、舌绛烦渴、津伤便秘、阴虚发热、骨蒸劳热、内热消渴。

熟地黄：补血滋阴，益精填髓。用于血虚萎黄、心悸怔忡、月经不调、崩漏下血、肝肾阴虚、腰膝酸软、骨蒸潮热、盗汗遗精、内热消渴、眩晕、耳鸣、须发早白。

制何首乌

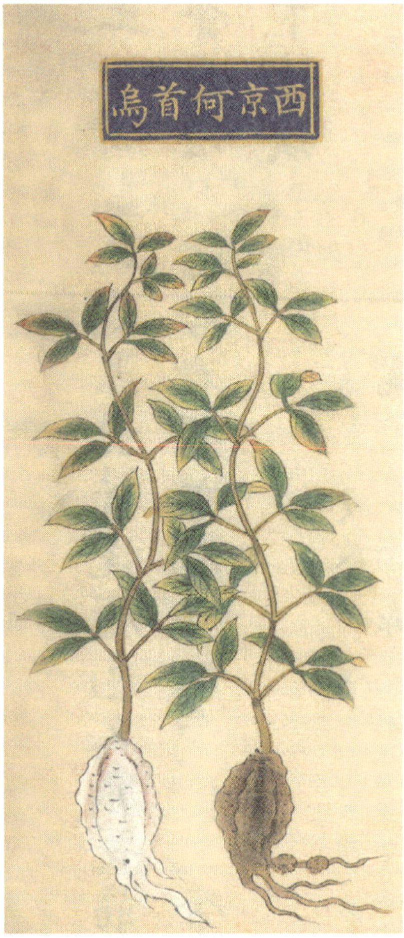

《品汇精要》

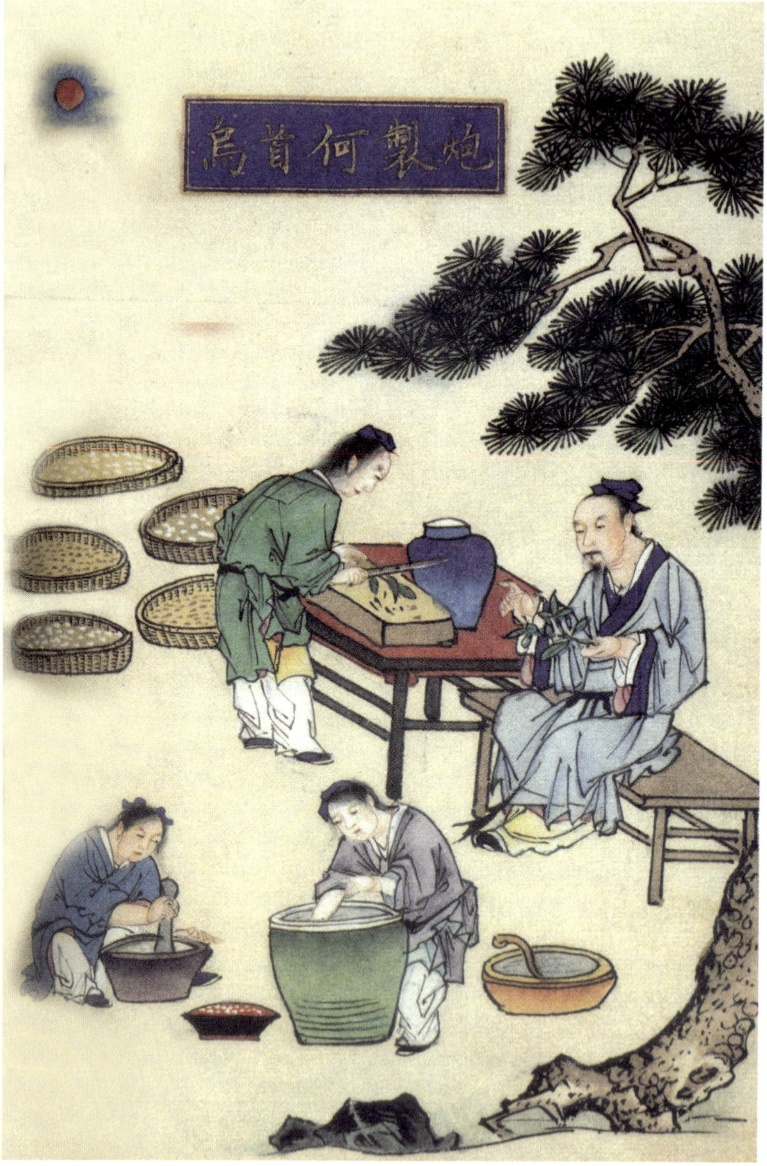

《炮制便览》

▶ 图中四人，右上一师傅带领三童子。上方一人在案上木砧用竹刀切药，下方右一人伸手入缸，示意浸药，左一人用杵捣药。背景为红日、竹匾多个，示意须曝干用。

【来源】

蓼科植物何首乌（*Polygonum multiflorum* Thunb.）的块根的炮制加工品。

【制作技艺】

古代技艺

1. 用何首乌（以大而有花纹者为好）一斤，泡淘米水中七天，反复蒸、晒数次，加胡麻四两，再蒸再晒，研为末。（明·李时珍《本草纲目》）

2. 凡使赤、白各半泔浸，竹刀刮皮切片，用黑豆与首乌拌匀，铺柳甑，入砂锅，九蒸九晒用。（清·汪昂《本草备要》）

3. 黑豆与首乌拌匀铺柳甑，入砂锅，九蒸九晒，用茯苓为使，忌诸血、无鳞鱼、莱菔、葱、蒜、铁器。（清·陈其瑞《本草撮要》）

4. 秋冬取根，大者如拳，竹刀刮皮，米泔浸一夜，切片，用黑大豆拌蒸晒干，如此九蒸九晒乃用。（清·凌奂《本草害利》）

5. 花采九蒸九曝。（明·陈嘉谟《本草蒙筌》）

6. 采深山重大者佳，以竹刀刮去粗皮，米泔水浸一夜，切片，用黑料豆以水泡过，砂锅内铺豆一层，首乌一层，层层铺尽，蒸之豆熟取出，去豆晒干，如此九次乃用。（清·蒋介繁《本草择要纲目》）

7. 制法以竹刀刮去皮，拌黑豆九蒸九晒，候用。（清·张璐《本经逢原》）

8. 勿犯铁器，泔浸，竹刀刮去皮切片，以黑豆拌，蒸晒九次用。（清·严西亭等《得配本草》）

9. 去粗皮酒浸，拌黑豆末蒸之，水中复加黑豆及酒，晒干，九次为度。（明·李中梓《雷公炮制药性解》）

10. 米泔换浸一两天，铜刀切片，黑豆拌匀，砂锅蒸晒数次。（清·黄元御《玉楸药解》）

11. 修事以苦竹刀切片，米泔浸经宿，暴干，九蒸九晒。（清·冯兆张《冯氏锦囊秘录》）

12. 选大者赤白合用，泔浸，黑豆拌蒸，晒九天。（清·顾靖远《顾松园医镜》）

13. 凡修合须雌雄二种相合，米泔浸经宿，晒干捣碎。如作丸用黑豆拌，九蒸九晒，去豆。（明·李梴《医学入门》）

14. 九蒸九曝捣罗为末。（宋·王怀隐等《太平圣惠方》）

15. 九蒸九暴，乃可服。（宋·苏颂《本草图经》）

现代工艺

1. 制首乌：取首乌片或块，先用黑豆汁拌匀，隔水加热，蒸 8 小时，闷 8 小时，至表面黑褐色时，取出，晾干。再用黄酒拌匀，蒸 8 小时，闷 8 小时，取出，晒干。净首乌片 100 斤，用黑豆 10 斤、黄酒 20 斤。（《内蒙古自治区中药饮片炮制规范》1977 年版）

2. 取何首乌块或片，置非铁质的适宜容器内，加黑豆汁和黄酒拌匀，闷润 4~8 小时，装入蒸罐内，加水适量，密封，蒸 18~24 小时，中间倒罐一次，至汁液被吸尽，内外均呈棕褐色至黑褐色时，取出，干燥。每 100kg 何首乌片（块），用黑豆 10kg、黄酒 25kg。黑豆汁制法：取黑豆 10kg，加水适量，煎煮二次，第一次 4 小时，第二次 3 小时，合并煎液，滤过，得滤液（约 25L）。(《北京市中药饮片炮制规范》2008 年版）

【科学 · 解说】

何首乌生品润肠通便，有一定的致泻作用，且具有一定的肝毒性。其肝毒性成分有可能是蒽醌类成分。在蒸制过程中具有致泻作用的结合蒽醌含量降低，游离蒽醌含量增加，致泻作用减弱；卵磷脂和多糖含量增加，补益作用增强，达到炮制增效减毒的作用。何首乌经加热蒸制后，可使有致泻作用的结合蒽醌衍生物水解成无致泻作用的游离蒽醌衍生物，缓和或消除泻下的副作用，卵磷脂溶出增加，还原糖及总糖含量增加，免疫作用增强，故制何首乌味甘厚、性温入阴，其滋阴补肾、养肝益血、乌须黑发的功能增强。

【功能主治】

补肝肾，益精血，乌须发，强筋骨，化浊降脂。用于血虚萎黄、眩晕耳鸣、须发早白、腰膝酸软、肢体麻木、崩漏带下、高脂血症。

制黄精

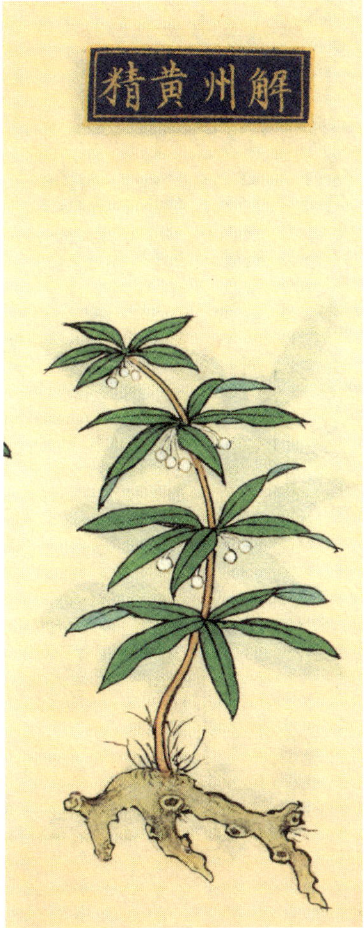

《品汇精要》

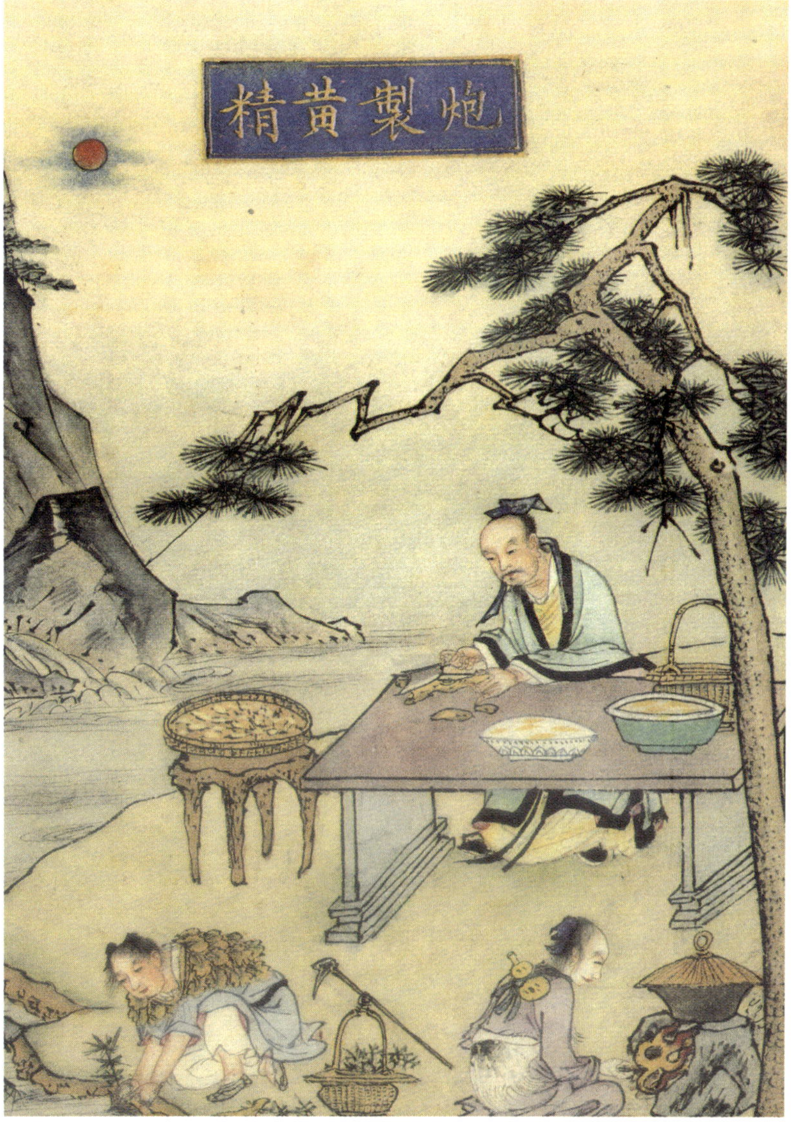

《炮制便览》

▶ 图中三人在野外按雷公法炮制黄精。左下一人穿蓑衣在溪中洗净黄精，右下一人在架火蒸煮，上方一人用小刀切片。旁有晾晒黄精之竹笸箩，背景为红日高照，示意须经日晒。

【来源】

百合科植物滇黄精（*Polygonatum kingianum* Coll. et Hemsl.）、黄精（*Polygonatum sibiricum* Red.）或多花黄精（*Polygonatum cyrtonema* Hua）的根茎的炮制加工品。

【制作技艺】

古代技艺

1. 凡采得，以溪水洗净后，蒸，从巳至子，刀薄切，曝干用。（刘宋·雷敩《雷公炮炙论》）

2. 可取瓮子去底，釜上安置令得，所盛黄精令满。密盖，蒸之。令气溜，即曝之。第二遍蒸之亦如此。九蒸九曝。凡生时有一硕，熟有三四斗。蒸之若生，则刺人咽喉。曝使干，不尔朽坏。（唐·孟诜《食疗本草》）

3. 用黄精二斤、蔓菁子一斤，共同九蒸九晒，研为细末。（明·李时珍《本草纲目》）

4. 黄精鲜者，用水煮勿动盖，直煮烂熟滤起，晒干复蒸之，又晒。若果九蒸九晒食之。（明·罗周彦《医宗粹言》）

5. 去须，九蒸九晒用（每蒸一次，必半日方透）。（清·吴仪洛《本草从新》）

现代工艺

1. 取净黄精，照蒸法反复蒸或用黑豆、黄酒煮至内外滋润黑色，取出，稍晾，切厚片或短段，干燥。（《福建省中药炮制规范》1988 年版）

2. 取原药材，除去杂质，洗净，略泡，润透，置适宜容器内蒸 8~12 小时，切厚片，晾至半干；加酒拌匀，闷透，照酒蒸法（附录一炮制通则）反复蒸至表面棕黑色、内部深褐色，切厚片，干燥。或取蒸黄精片，照酒蒸法（附录一炮制通则）反复蒸至表面棕黑色、内部深褐色，干燥。（《贵州省中药饮片炮制规范》2005 年版）

3. 除去杂质，洗净，置锅中加水煮至透心（中心出现黄色），取出晒至半干，置适宜容器内蒸 8~12 小时，取出再晒。如此反复蒸晒至内外呈滋润黑色并带有甜味为度，取出，晒至半干，切厚片，干燥。（《广西壮族自治区中药饮片炮制规范》2007 年版）

【科学 · 解说】

黄精生品具有麻味，刺人咽喉。刺人咽喉的成分主要为黏液质水溶性多糖。在反复蒸晒过程中黏液质水溶性多糖发生分解生成单糖，刺激性降低，补益功效增强。同时，酒蒸能助其药势，更好发挥补益作用。

【功能主治】

补气养阴、健脾、润肺、益肾。用于脾胃气虚、体倦乏力、胃阴不足、口干食少、肺虚燥咳、劳嗽咳血、精血不足、腰膝酸软、须发早白、内热消渴。

熟大黄

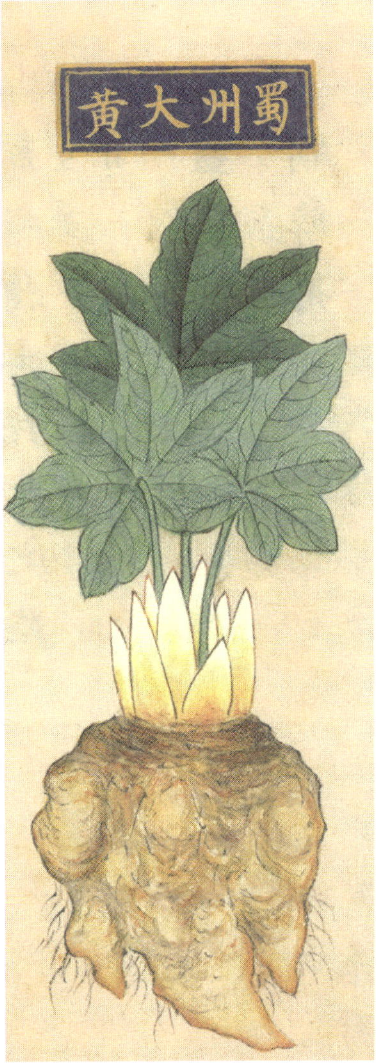

《品汇精要》

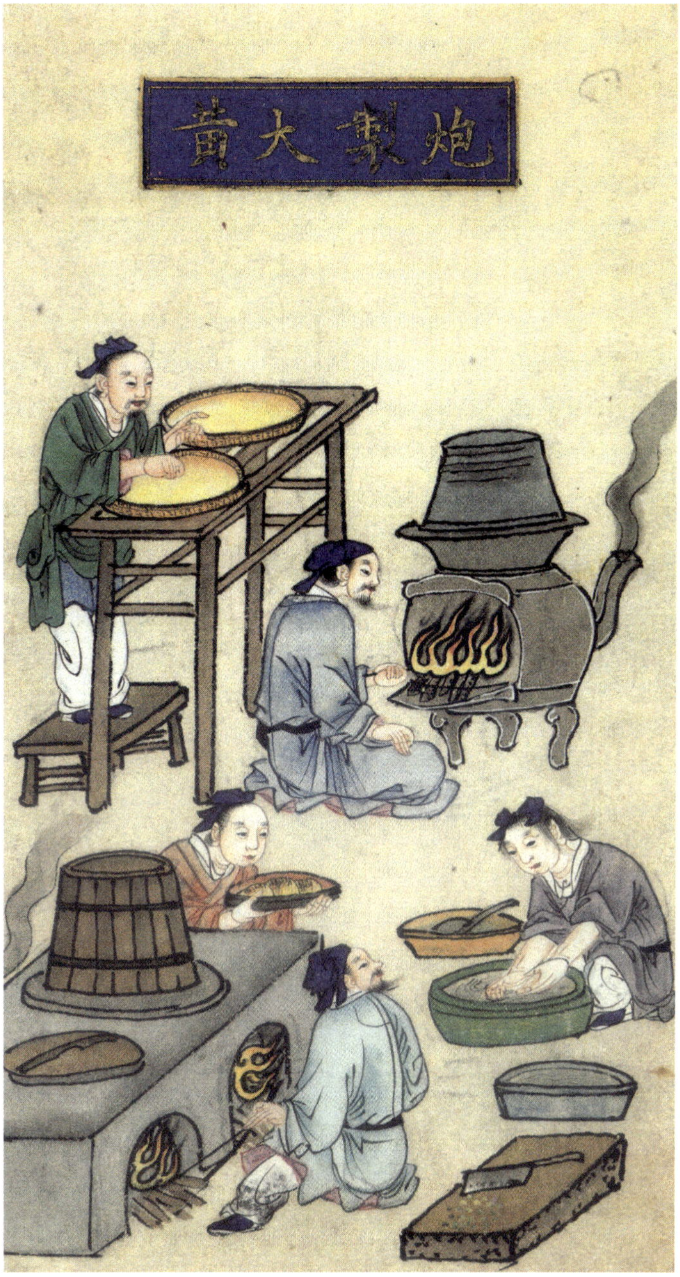

《炮制便览》

▶ 图中五人，按雷公法炮制药物。右下砧上放一刀，示意药物须切制。图中有两处炊具，一为木桶式甑，一为锅上用桶倒扣覆盖，示意反复蒸熟。灶边一人捧托盘，中有丸状物，示意炮制好的大黄亦如此。左上一人在竹匾中摊放黄色药物，示意晒干。

【来源】

蓼科植物掌叶大黄（*Rheum palmatum* L.）、唐古特大黄（*Rheum tanguticum* Maxim. ex Balf.）或药用大黄（*Rheum officinale* Baill.）的根和根茎的炮制加工品。

【制作技艺】

古代技艺

1. 凡使，细切，内文如水旋斑，紧重，锉，蒸，从巳至未，晒干。又洒腊水蒸，从未至亥，如此蒸七度。晒干，却洒薄蜜水，再蒸一伏时。其大黄，擘，如乌膏样，于日中晒干，用之为妙。（刘宋·雷敩《雷公炮炙论》）

2. 用大黄不拘多少，以姜汁浸之，炙干，再涂再炙，至熟透为度。勿炙太过。切细，杵为细末听用。（明·兰茂《滇南本草》）

3. 又制熟大黄，用醇酒九蒸九晒。（明·梅得春《药性会元》）

4. 如治眩晕，用酒炒为末是也……如滚痰丸酒浸熟切晒是也……或酒蒸微熟可也……用大黄同少酥炒干，但勿令焦，入生姜三片，煎服……用大黄六分，为末，将鸡卵破头，入末其中，搅匀蒸熟，空心食之者……至于化脾积血块，多同醋熬化成膏者……（清·刘若金《本草述》）

现代工艺

熟大黄：取净大黄块，加入黄酒，置适宜的容器内，密闭，隔水或用蒸汽加热，炖或蒸至内外均呈黑色，放凉，取出，干燥。（《中国药典》2020年版）

【科学·解说】

大黄中含有蒽醌类成分，结合蒽醌是其发挥泻下作用的活性成分。大黄炮制过程中结合蒽醌可部分水解为游离蒽醌，泻下作用得到减弱。

【功能主治】

泻下攻积，清热泻火，凉血解毒，逐瘀通经，利湿退黄。用于实热便秘、血热吐衄、目赤咽肿、痈肿疔疮、肠痈腹痛、瘀血经闭、产后瘀阻、跌打损伤、湿热痢疾、黄疸尿赤、淋症、水肿；外治烧烫伤。

制香类

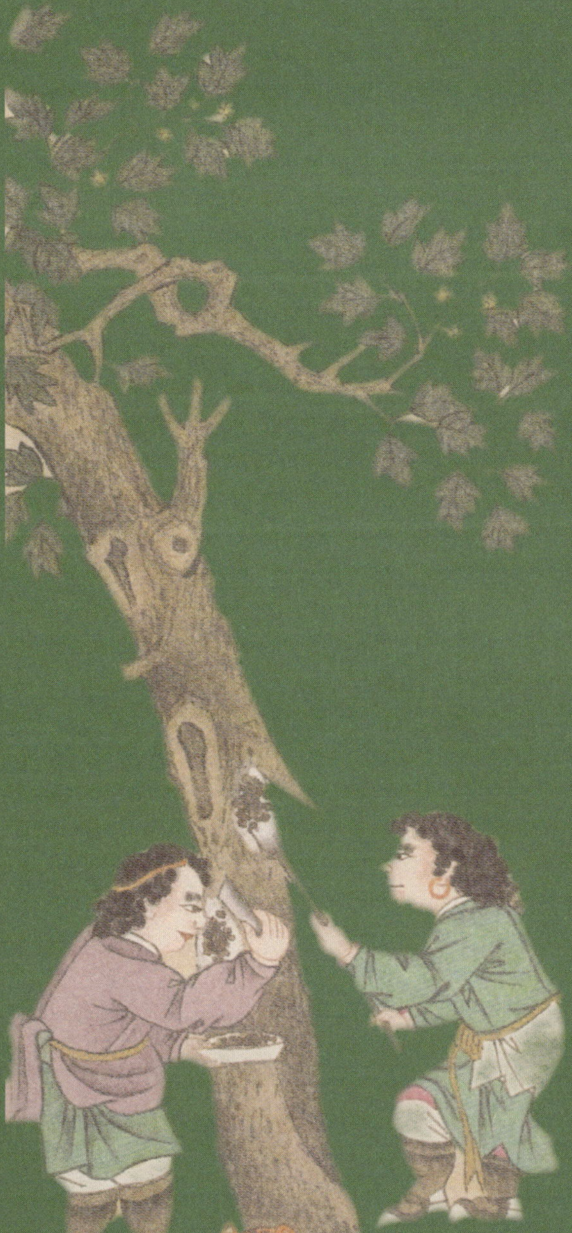

沉　香（附沉香曲）

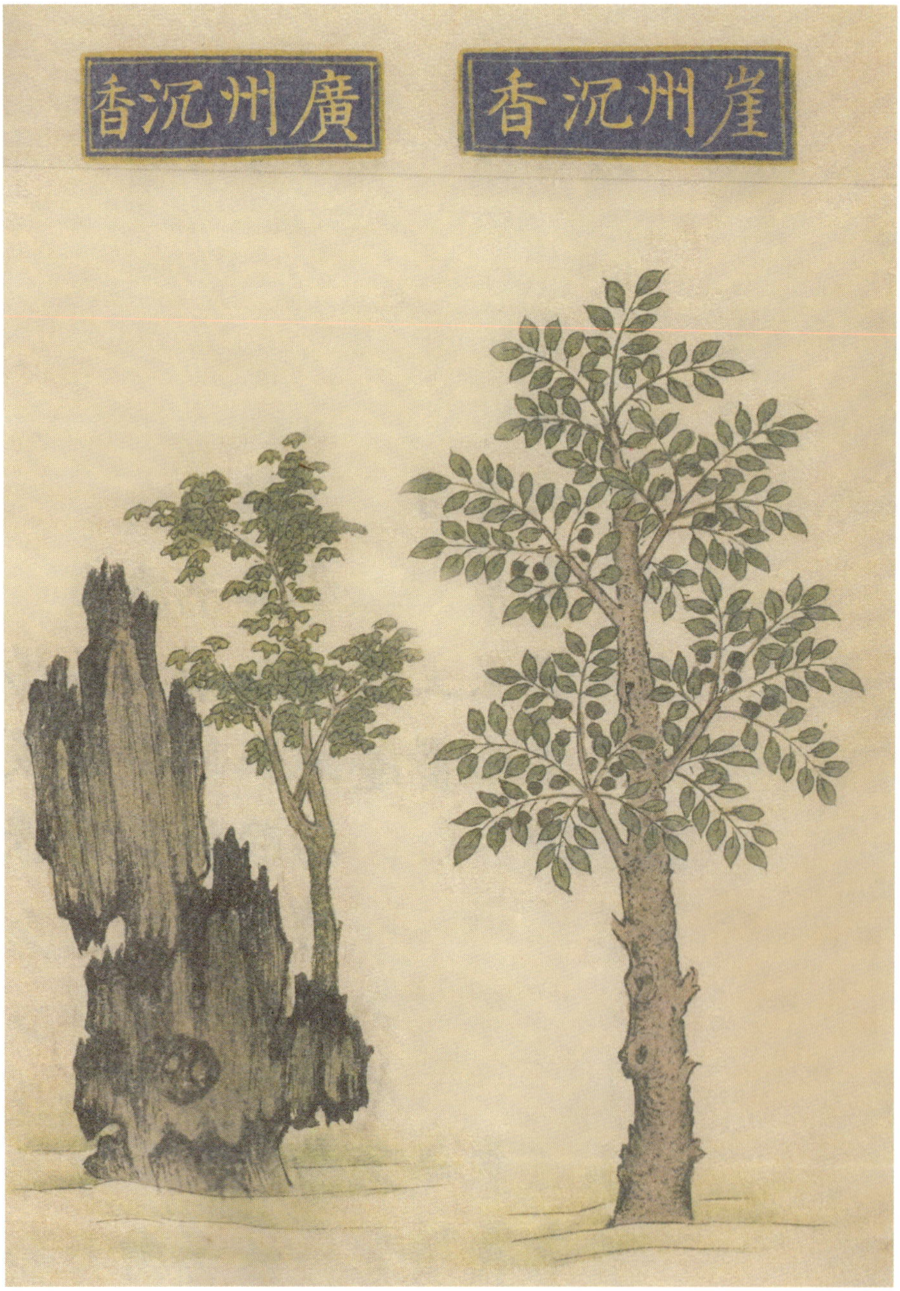

《品汇精要》

【来源】

沉香：瑞香科植物白木香［*Aquilaria sinensis*（Lour.）Gilg.］含有树脂的木材。

沉香曲：沉香等多种药粉，以六神曲糊制成的加工品。

【制作技艺】

古代技艺

沉香

1. 令破如大豆粒。（东晋·葛洪《肘后备急方》）

2. 夫入丸散中用，须候众药出，即入，拌和用之。（刘宋·雷敩《雷公炮炙论》）

3. 凡使，先别锉碎，捣罗为细末，方入药用。（唐·王焘《外台秘要》）

4. 用好酒三升，浸两伏时，银器中文武火熬成膏，乳钵内研成糊。（宋·王衮《博济方》）

5. 一两，炼蜜半斤，煎五十沸，别贮。（明·方贤《奇效良方》）

6. 欲入丸散，以纸裹置怀中，待燥研之；或入乳钵中以水磨粉，晒干亦可。若入煎剂，惟磨汁临时入之。（明·李时珍《本草纲目》）

沉香曲

沉香、广木香各 2 两，广藿香、檀香、降香、羌活各 3 两，葛根、前胡、桔梗、枳壳、槟榔、炒谷芽、炒麦芽、白芷、青皮、广皮、防风各 4 两，柴胡、川朴、广郁金、白豆蔻、春砂仁各 1 两，生甘草 1 两 5 钱，乌药 10 两。将以上各药分别研成细粉，除沉香外，将其他各药料混合均匀。另取六神曲 20 两做成稀薄浆糊，和上列之混合粉末搀合均匀，做成软材，压入已用沉香粉荡过的模型中，然后取出干燥即可应用。（王一仁《饮片新参》）

现代工艺

沉香

除去枯废白木，劈成小块。用时捣碎或研成细粉。（《中国药典》2020 年版）

沉香曲

1. 沉香 200g，木香 200g，柴胡 100g，厚朴（姜制）100g，豆蔻 100g，砂仁 100g，郁金 100g，防风 400g，葛根 100g，乌药 400g，枳壳（麸炒）400g，陈皮 400g，桔梗 400g，槟榔 400g，麦芽（炒）400g，谷芽（炒）400g，前胡 400g，青皮（麸炒）400g，白芷 400g，檀香 300g，降香 300g，羌活 300g，藿香 300g，甘草 150g。以上二十四味，粉碎成细粉，过筛，混匀。每 100g 粉末加面粉 25g（制成稀糊），搅匀，制成块状，低温干燥，即得。（《卫生部药品标准·中药成方制剂》第十七册）

2. 沉香 20g，乌药 40g，羌活 30g，枳壳 40g，厚朴 10g，槟榔 40g，柴胡 10g，陈皮 40g，青皮 40g，降香 30g，谷芽（炒）40g，檀香 30g，前胡 40g，郁金 10g，葛根 40g，桔梗 40g，木香 20g，甘草 15g，广藿香 30g，防风 40g，砂仁 10g，麦芽（炒）40g，豆蔻 10g，白芷 40g。以上二十四味，粉碎成粗粉，过筛，混匀。每 100g 粉末另加麦粉 45g 制成的稀糊搅匀，制成曲块，低温干燥，即得。（《浙江省药品标准》1983 年版）

3. 沉香 2kg，广木香 2kg，广藿香 3kg，檀香 3kg，羌活 3kg，葛根 4kg，前胡 4kg，桔梗 4kg，枳壳 4kg，槟榔 4kg，白芷 4kg，谷芽（炒）4kg，麦芽 4kg，青皮 4kg，陈皮 4kg，防风 4kg，柴胡 1kg，厚朴 1kg，郁金 1kg，豆蔻 1kg，生甘草 1.5kg，乌药 10kg，六神曲 20kg。除六神曲外，其余各药共研细粉，混匀；沉香单独研细粉，另存。六神曲加适量水制成稀糊，与上述药粉混匀，制成软材，压入已撒匀沉香粉的模型中制成块状，干燥。(《江苏省中药饮片炮制规范》2002 年版）

4. 沉香 200g、木香 200g、柴胡 100g、厚朴 100g、豆蔻 100g、砂仁 100g、郁金 100g、陕防风 400g、粉葛 400g、乌药 400g、枳壳 400g、陈皮 400g、桔梗 400g、槟榔 400g、麦芽 400g、谷芽 400g、硬前胡 400g、青皮 400g、白芷 400g、檀香 300g、降香 300g、羌活 400g、广藿香 300g、甘草（蜜）150g、陕六神曲 2 000g。以上二十五味，陕六神曲粉碎成细粉，加水制成稀糊；其余二十四味，粉碎成细粉，过筛，混匀，与上述陕六神曲稀糊搅匀，制成块状，低温干燥，即得。(《陕西省中药饮片炮制规范》2007 年版）

【科学 · 解说】

古籍记载，沉香为贵细药材，多采用加工成细粉或研磨成糊状的方式入药，以便于节约使用量，同时也利于有效成分的溶出。如果入煎剂，也不与其他药味一同煎煮，而采用临时用水研磨得沉香水，并入煎剂，再服用的方式。沉香富含树脂，研磨可使树脂在水中形成混悬液，更易被人体吸收。

虽名为沉香曲，但实际上古今沉香曲制法中沉香并未经过发酵。主要制法有两种，一种以沉香等多味中药粉碎后混合，配方中无六神曲，仅是制成类似六神曲的块状；另一种以沉香等多味中药粉碎后混合，配方中加入六神曲，再制成块状。

【功能主治】

沉香：行气止痛，温中止呕，纳气平喘。用于胸腹胀闷疼痛、胃寒呕吐呃逆、肾虚气逆喘急。

沉香曲：疏表化滞，舒肝和胃。用于表邪未尽、肝胃气滞、胸闷脘胀、胁肋作痛、吞酸呕吐。

檀　香

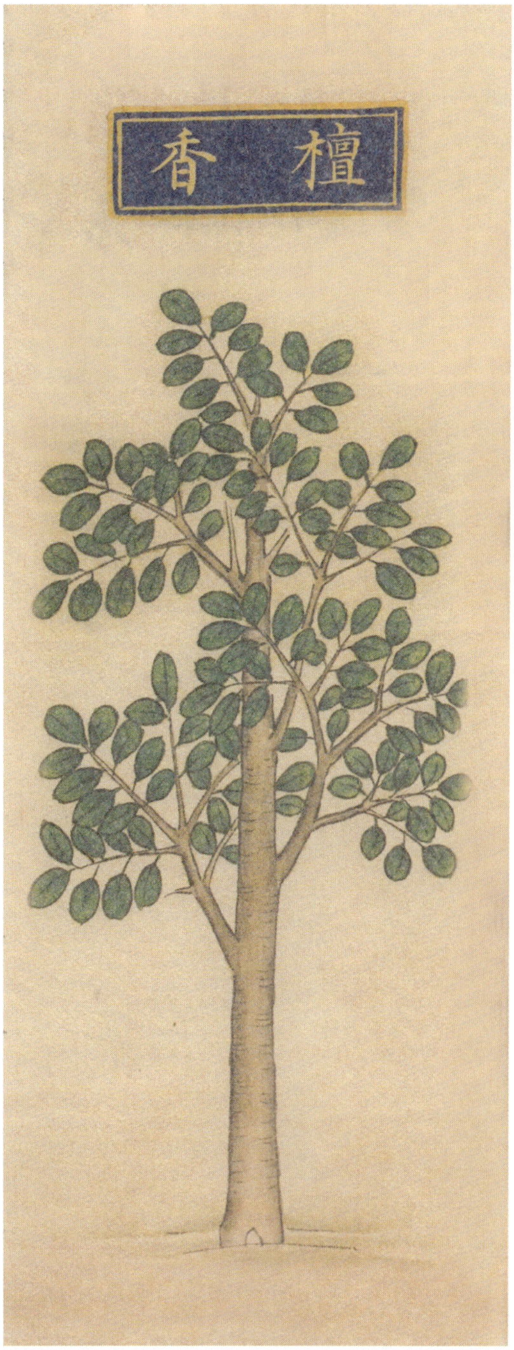

《品汇精要》

【来源】

檀香科植物檀香（*Santalum album* L.）树干的干燥心材。

【制作技艺】

古代技艺

1. 锉碎用，不见火。（唐・蔺道人《仙授理伤续断秘方》）

2. 凡使，先别锉碎，捣罗为末，方入药用。（宋・《太平惠民和剂局方》）

3. 磨汁。（明・李时珍《本草纲目》）

现代工艺

1. 除去杂质，镑片或锯成小段，劈成小碎块。（《中国药典》2020 年版）

2. 取原药材，除去杂质，锯成短段，劈成小碎片，镑片或研细粉。（《安徽省中药饮片炮制规范》2005 年版）

【科学・解说】

古籍记载说明，檀香采用锉碎、捣成粉末等方式入药。檀香为贵细药材，主要含挥发油，锉碎、捣成粉末的方式，可节约使用量，同时也利于有效成分的溶出。

【功能主治】

行气温中，开胃止痛。用于寒凝气滞、胸膈不舒、胸痹心痛、脘腹疼痛、呕吐食少。

苏 木

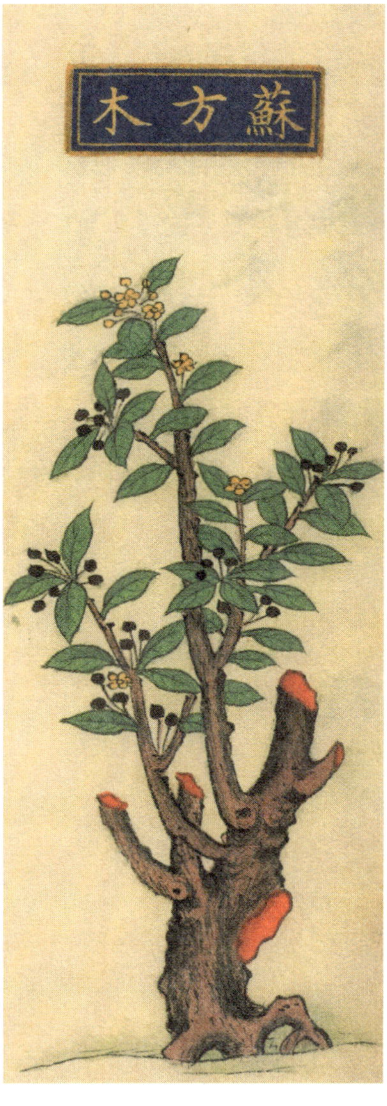

《品汇精要》

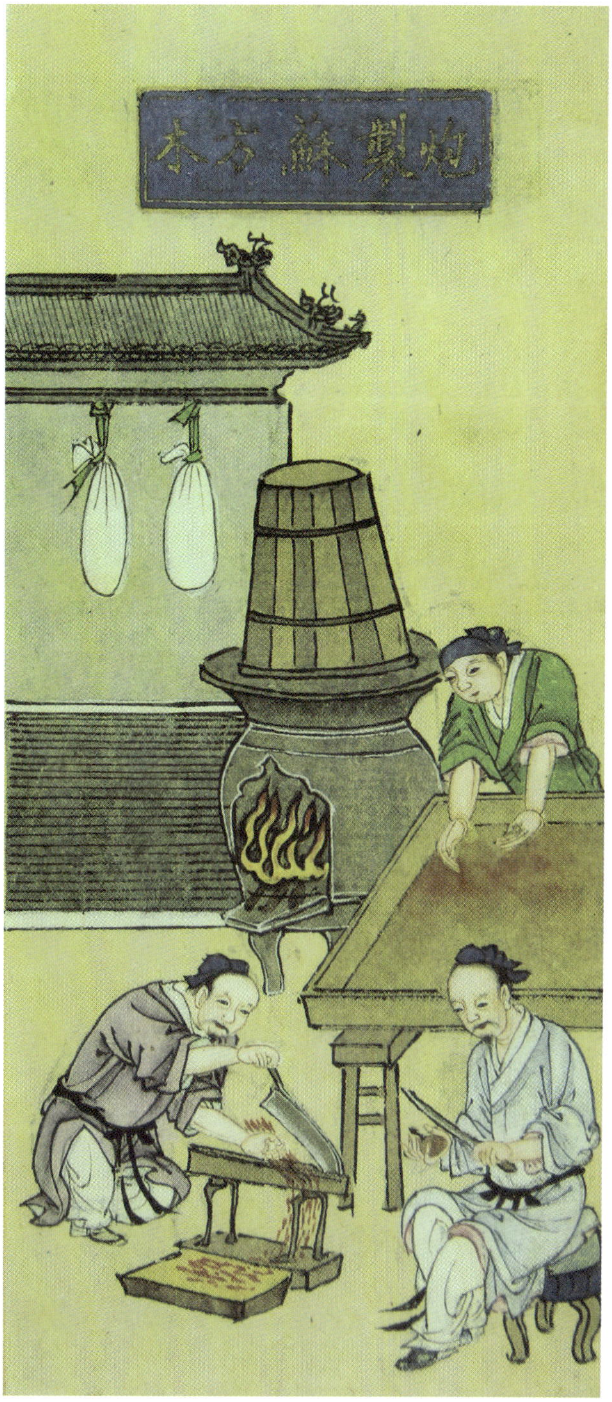

《炮制便览》

▶ 图中三人，按雷公法炮制。右下一人用刀去粗皮。左下一人用铡刀切药。右上一人在案上拌和药物，其后有灶及甑，示意须蒸过。屋檐下悬布袋，示意须阴干。

【来源】

豆科植物苏木（*Caesalpinia sappan* L.）的干燥心材。

【制作技艺】

古代技艺

1. 须细锉了，重捣。（刘宋·雷敩《雷公炮炙论》）

2. 苏枋木煎：苏枋木二两（锉）……先以水三大盏，煎苏木至一盏半，去滓，入硇砂、大黄末，同熬成膏。（宋·王怀隐等《太平圣惠方》）

3. 以酒煎至一碗，去滓。（明·朱橚等《普济方》）

现代工艺

1. 锯成长约 3cm 的段，再劈成片或碾成粗粉。（《中国药典》2020 年版）

2. 刷去灰尘，劈成碎块或刨成薄片（忌浸水）。（《广东省中药炮制规范》1984 年版）

【科学·解说】

古籍记载说明，苏木通常以细粉或碎块的方式入药，以水煎煮，或以酒煎，利于巴西苏木素（brasilin）的溶出。苏木另含挥发油，酒煎的方式有助于挥发油的提取，增强苏木活血化瘀的疗效。

【功能主治】

活血祛瘀，消肿止痛。用于跌打损伤、骨折筋伤、瘀滞肿痛、经闭痛经、产后瘀阻、胸腹刺痛、痈疽肿痛。

阿　魏

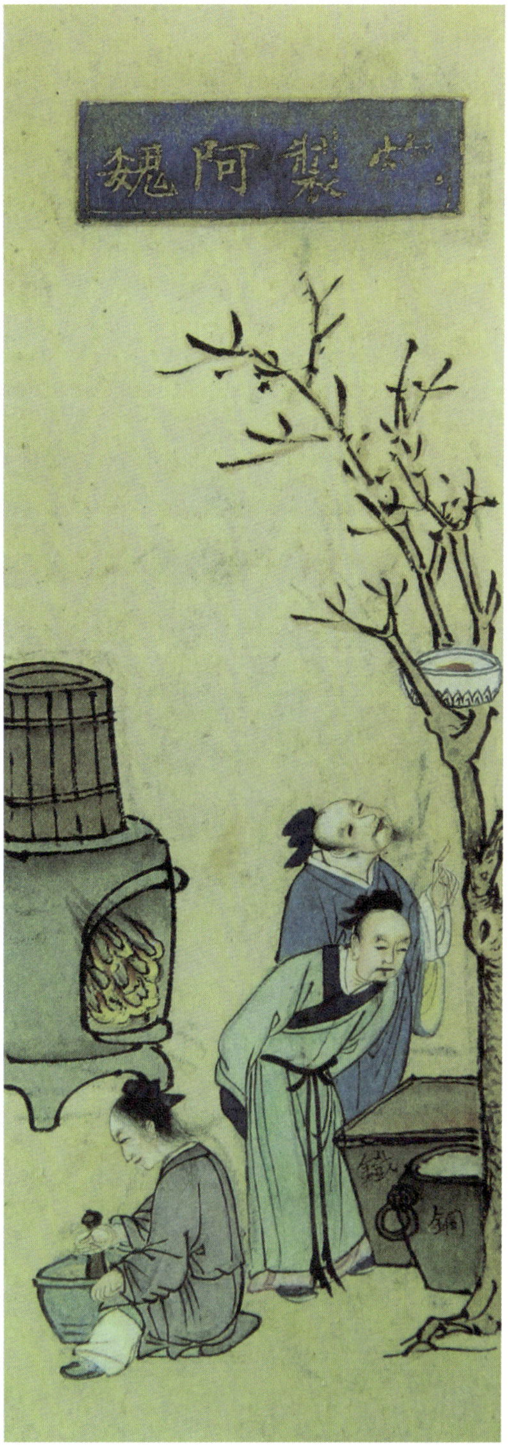

图中三人，站立二人正检验阿魏真伪，按《雷公炮炙论》记载，“凡使，多有讹伪，其有三验。一将半铢安于熟铜器中，一宿至明，沾阿魏处白如银，永无赤色；二将一铢置于五斗草自然汁中浸一夜至明，如鲜血色；三将一铢安于柚树上，树立干便是真”。一人低头观察铜缸是否变白。旁有方形斗状铁器，可能是供放入五斗草汁用，变红为真。另一人仰头看安于柚树上的钵盂，此树如立刻枯干，则阿魏是真。左下一人研药成粉，旁有炉灶及甑，示意药物要经热酒蒸汽沾过方可入药。

《炮制便览》

【来源】

伞形科植物新疆阿魏（*Ferula sinkiangensis* K. M. Shen）或阜康阿魏（*Ferula fukanensis* K. M. Shen）的树脂。

【制作技艺】

古代技艺

1. 用时先于净钵中研如粉了，于热酒器上裹过，任入药用。（刘宋·雷敩《雷公炮炙论》）

2. 置瓷钵中，乳极细成粉用。（明·梅得春《药性会元》）

3. 以热酒溶化，和药入用。（明·倪朱谟《本草汇言》）

4. 用瓷碗将醋煮一时，醋干退火取出，至半冷温为丸。（明·徐树丕《识小录》）

5. 凡使阿魏，须用真阿魏，好丹砂各两，研匀和丸，皂子大，每空心人参汤化服一丸即愈。又能治癞疝疼痛，用阿魏二两，醋合荞麦面作饼裹之，煨熟，用大槟榔二枚，钻孔，溶乳香填满，亦以荞麦面裹之，煨熟，入硇砂末一钱，赤芍药末一两，合丸如梧子大，每食前酒下三十丸，神效。（清·张仲岩《修事指南》）

现代工艺

1. 除去杂质。用时捣碎或研细粉。（《吉林省中药炮制标准》1986 年版）

2. 取原药材，除去杂质，剁成小块。（《全国中药炮制规范》1988 年版）

3. 取净阿魏块，置炒制容器内，用文火加热，翻炒至阿魏色变深，取出晾凉。（《湖北省中药饮片炮制规范》2009 年版）

【科学 · 解说】

古籍记载说明，为了使阿魏更好地发挥药效，通常将其研磨成细粉。作为树脂类药物，以酒、醋作为溶媒加热，可促进其挥发油等有效成分的溶出。

【功能主治】

消积，化症，散痞，杀虫。用于肉食积滞、瘀血癥瘕、腹中痞块、虫积腹痛。

安息香

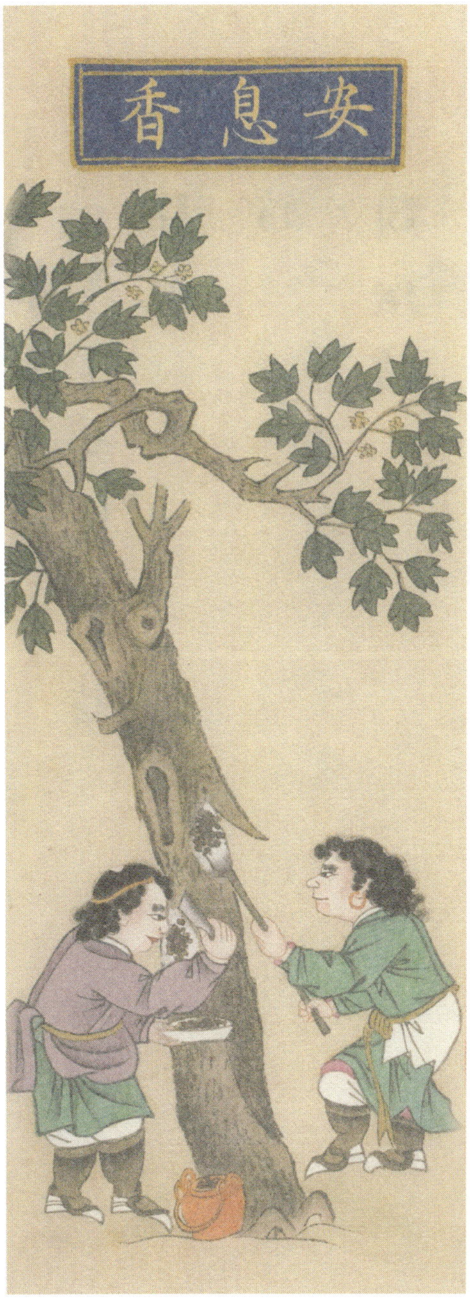

《品汇精要》

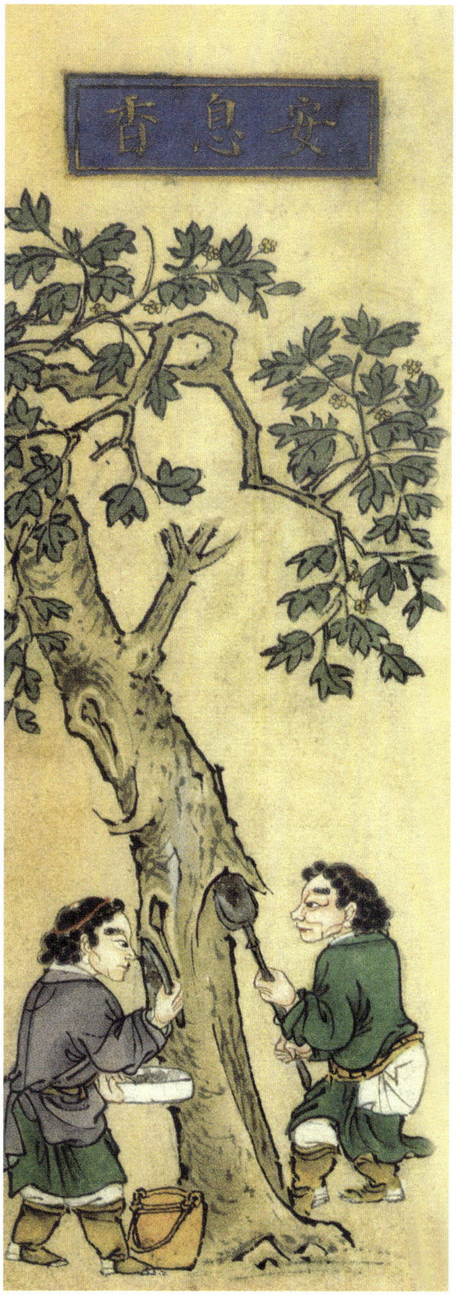

《炮制便览》

图中二洋人在树上刮取树脂。

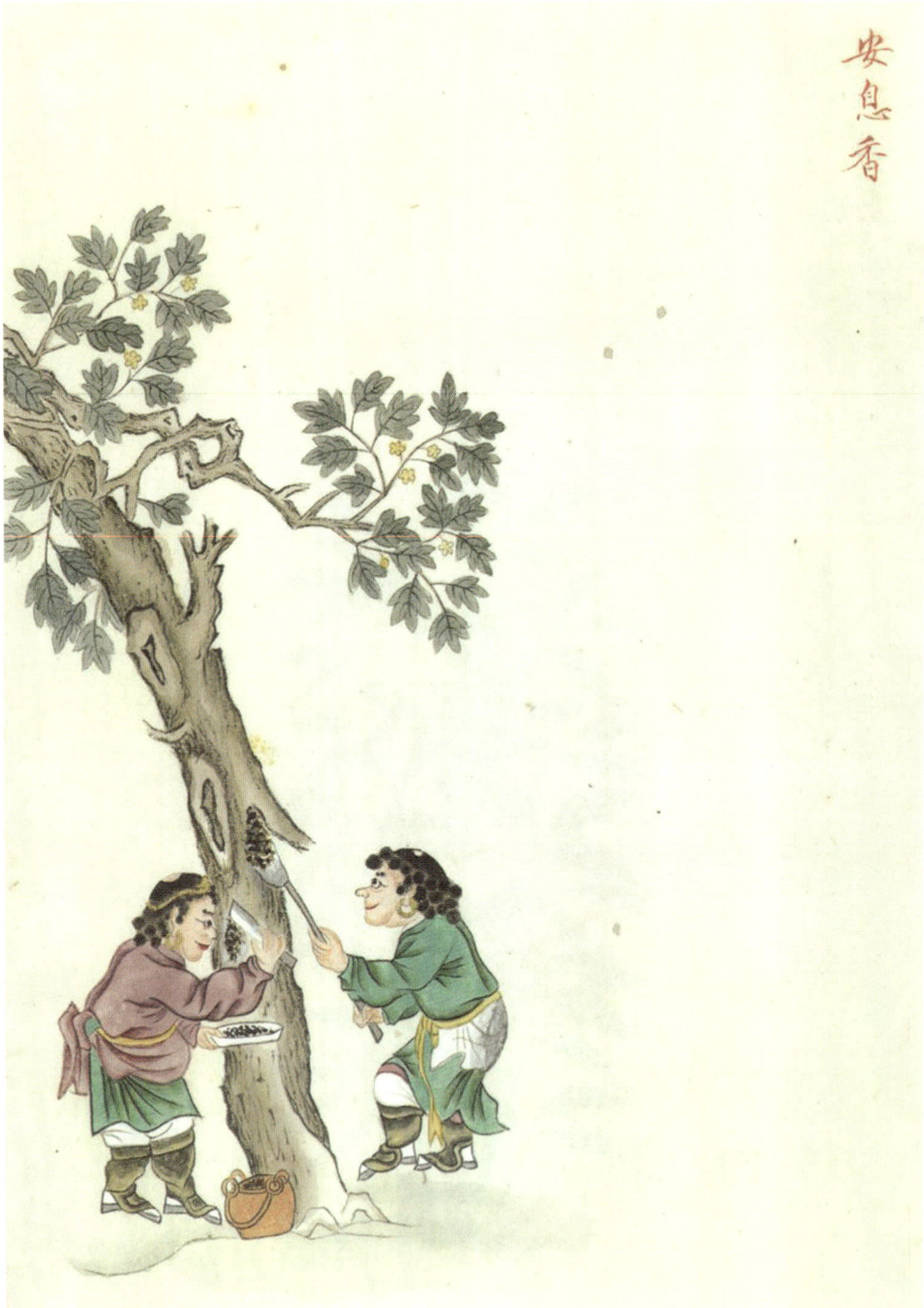

《金石昆虫》

【来源】

安息香科植物白花树［*Styrax tonkinensis*（Pierre）Craib ex Hart.］的干燥树脂。

【制作技艺】

古代技艺

1. 用胡桃穰研。（宋・苏轼、沈括《苏沈良方》）
2. 酒浸，晒三日，去滓，研为膏。（宋・洪遵《洪氏集验方》）
3. 三两细锉，以无灰酒一升浸一宿，以瓷碗中盛重汤煮成膏。（宋・王怀隐等《太平圣惠方》）
4. 锉如棋子，水煮烂用之。（宋・王怀隐等《太平圣惠方》）
5. 炒令黑色，研。（明・朱橚等《普济方》）
6. 醋煮，另研。（明・楼英《医学纲目》）
7. 或烧熏，或末服。（明・缪希雍《炮炙大法》）

现代工艺

1. 取原药材，除去杂质，捣碎。（《全国中药炮制规范》1988 年版）
2. 除去杂质，用时捣碎或研成细粉。（《吉林省中药炮制标准》1986 年版）

【科学・解说】

古籍记载说明，为了使安息香更好地发挥药效，通常将其研成粉或磨成膏。作为树脂类药物，也有借助酒、醋、水等溶媒，通过加热的方式促进其香脂酸类有效成分的溶出。

【功能主治】

开窍醒神，行气活血，止痛。用于中风痰厥、气郁暴厥、中恶昏迷、心腹疼痛、产后血晕、小儿惊风。

没 药

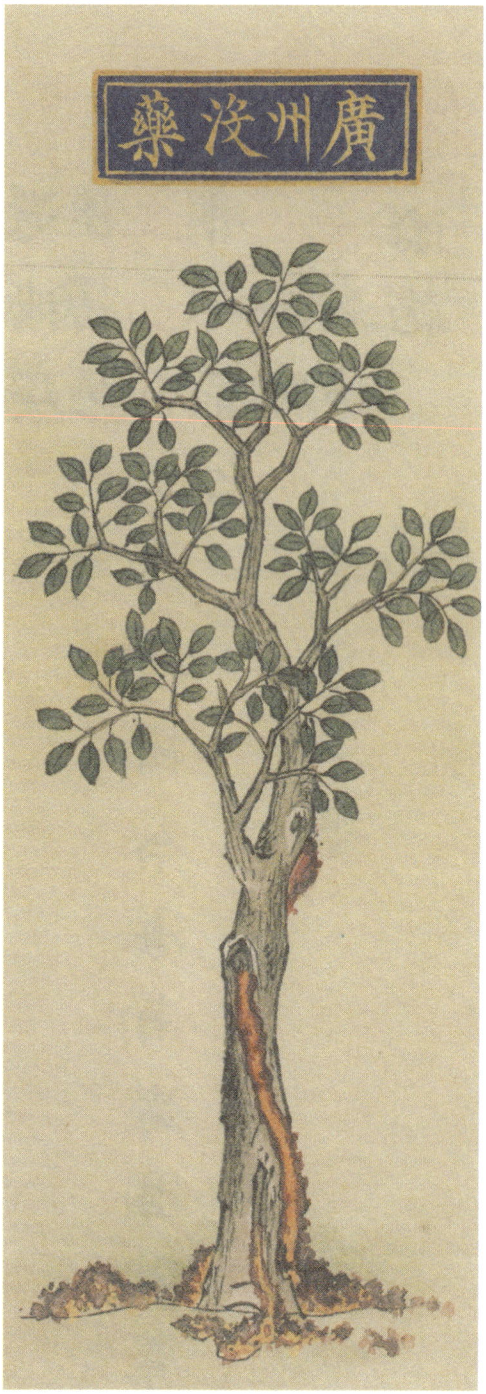

《品汇精要》

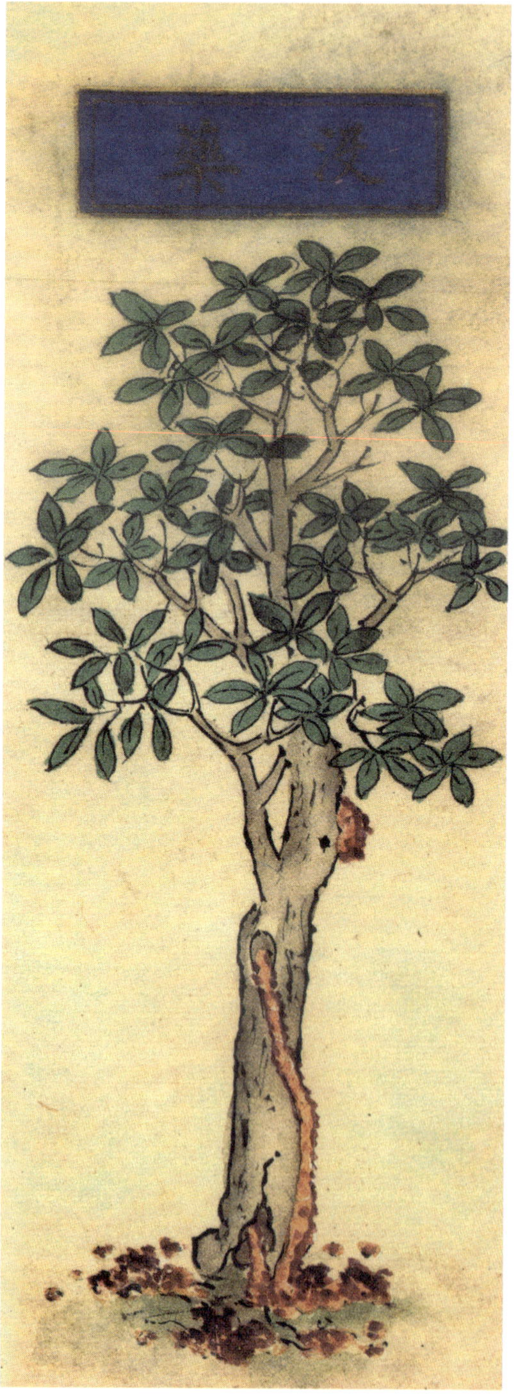

《炮制便览》

【来源】

橄榄科植物地丁树（*Commiphora myrrha* Engl.）或哈地丁树（*Commiphora molmol* Engl.）的干燥树脂。分为天然没药和胶质没药。

【制作技艺】

古代技艺

1. 研为末。（唐・昝殷《经效产宝》）

2. 锉如皂子大，用生绢袋盛内黄米内蒸如胶，候冷别研。（宋・太医院《圣济总录》）

3. 没药三分已前，入物用童便五升，无灰酒二升，银器内熬令厚。（宋・苏轼、沈括《苏沈良方》）

4. 酒浸少时研成膏。（宋・吴彦夔《传信适用方》）

5. 以灯心同研或以糯米数粒同研，或以人指甲二三片同研，或以乳钵坐热水中乳之，云皆易细。（明・缪希雍《炮炙大法》）

6. 总不如研细，和人乳略蒸再研匀晒干，研如飞尘为妙药将沉下，一二沸即起，勿多煮。（明・缪希雍《炮炙大法》）

7. 置箬内，放瓦上炭火炙去油为末。（明・龚廷贤《寿世保元》）

8. 每斤用灯心四两同炒，炒至圆脆可为粉为度，扇去灯心磨粉用。（清・王洪绪《外科证治全生集》）

9. 童便酒炒。（清・吴谦《医宗金鉴》）

10. 灯心炒去油。（清・傅山《傅青主女科》）

现代工艺

1. 取净没药，照醋炙法，炒至表面光亮。每 100kg 没药，用醋 5kg。（《中国药典》2020 年版）

2. 取原药材，除去杂质，敲成黄豆大小的碎块。（《贵州省中药饮片炮制规范》2005 年版）

3. 取净没药块，大小分开，照清炒法炒至刺激性浓烟将逸尽，表面稍见熔化，显油亮光泽时，取出，摊凉。（《重庆市中药饮片炮制规范及标准》2006 年版）

4. 取没药拣净杂质，打碎成小颗粒或粗粉末，每 50 公斤加香附粉 15 公斤，先将香附粉放入锅内用文火炒为淡黄色，再放入没药粒迅速拌炒，炒至黑浓烟上升，呈黑褐色，发泡松脆，速铲出，摊开翻动晾冷即可。（《云南省中药饮片炮制规范》1986 年版）

【科学・解说】

古籍记载，没药入药时通常要磨成细粉，为了使粉末更细，往往加入灯芯草、糯米粒、人指甲同研，或以灯芯草同炒，又或加酒研成膏状，均可去除没药中的油脂，有助于有效成分溶出。

【功能主治】

散瘀定痛，消肿生肌。用于胸痹心痛、胃脘疼痛、痛经经闭、产后瘀阻、癥瘕腹痛、风湿痹痛、跌打损伤、痈肿疮疡。

龙血竭

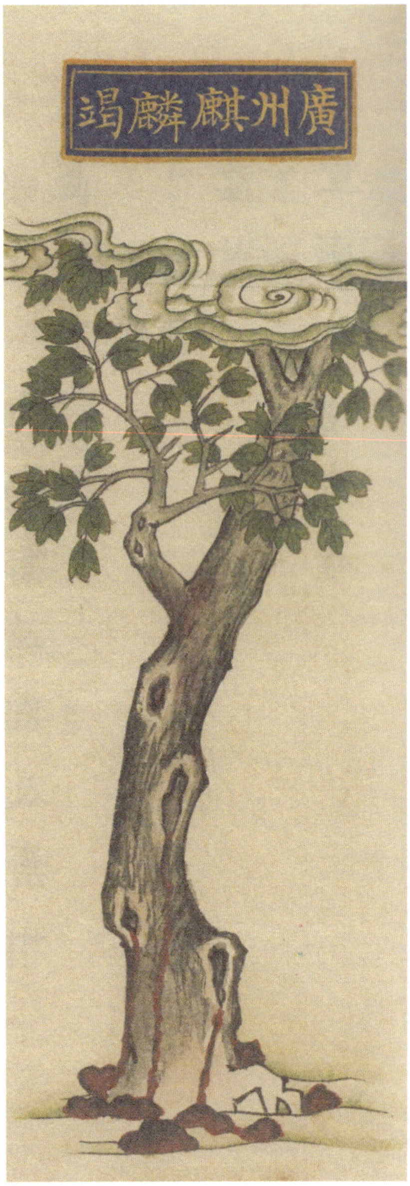

《品汇精要》

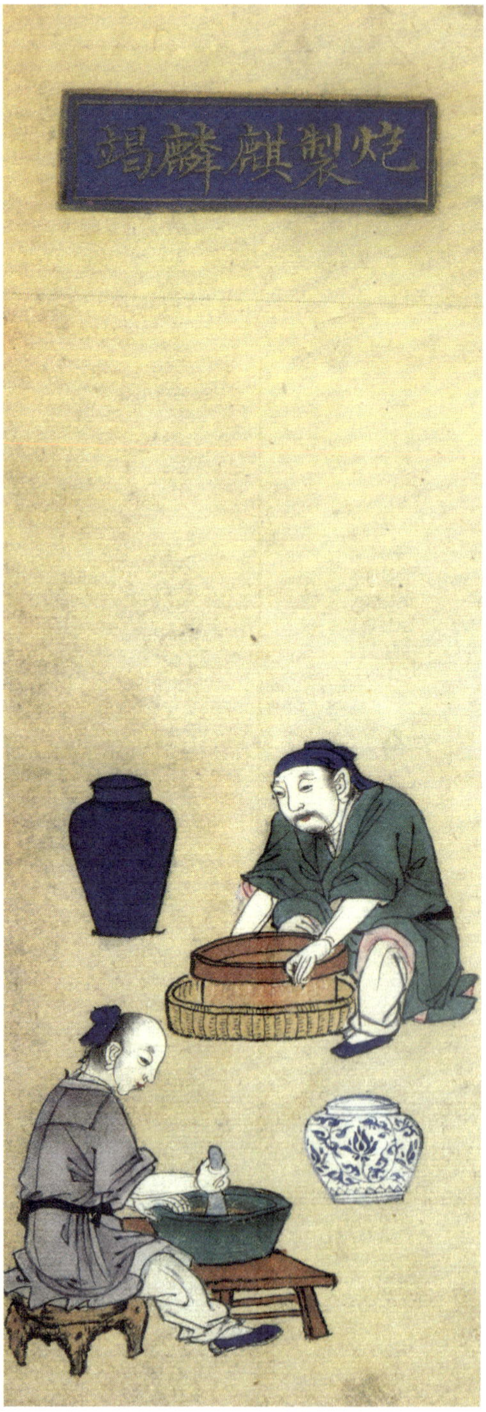

《炮制便览》

▶ 图中二人，按雷公法炮制。左下一人将本品研作粉，右上一人用筛筛过。

【来源】

棕榈科植物麒麟竭（*Daemonorops draco* Bl.）、百合科植物剑叶龙血树［*Dracaena cochinchinensis*（Lour.）S. C. Chen］树干渗出的树脂经加工制成。

【制作技艺】

古代技艺

1. 凡欲使，先研作粉，重筛过。临使，安于丸散或膏中任使用。勿与众药同捣，化作飞尘也。（刘宋・雷敩《雷公炮炙论》）

2. 用灯草同研则成粉。（明・罗周彦《医宗粹言》）

3. 艾熏，研。（明・傅仁宇《审视瑶函》）

4. 酒浸。（清・赵学敏《本草纲目拾遗》）

现代工艺

1. 除去杂质，打成碎粒或研成细末。（《进口药材质量标准》2004 年版）

2. 刷去灰尘，敲成小块，或于冬季干燥天气，放在石灰坛内使其干燥，取出，趁脆研成细粉。（《山东省中药炮制规范》1990 年版）

【科学・解说】

古籍记载，古人通常将血竭研成细粉入药，且认为，不得与其他药一起捣，否则易造成损耗。研磨有时会加入灯芯草辅助，或用艾熏，更易研细。血竭素在乙醇中有较好的溶解性，酒浸有助于血竭素等有效成分的溶出。

【功能主治】

活血定痛，化瘀止血，生肌敛疮。用于跌打损伤、心腹瘀痛、外伤出血、疮疡不敛。

乳　　香

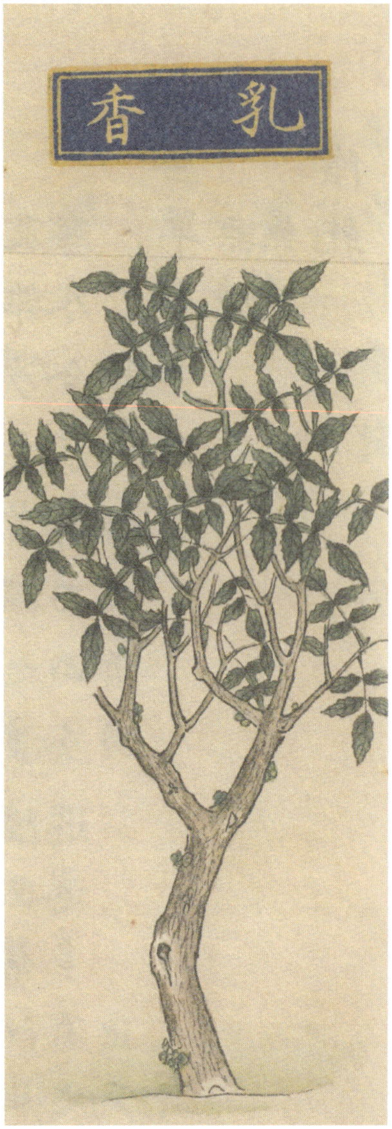

《品汇精要》

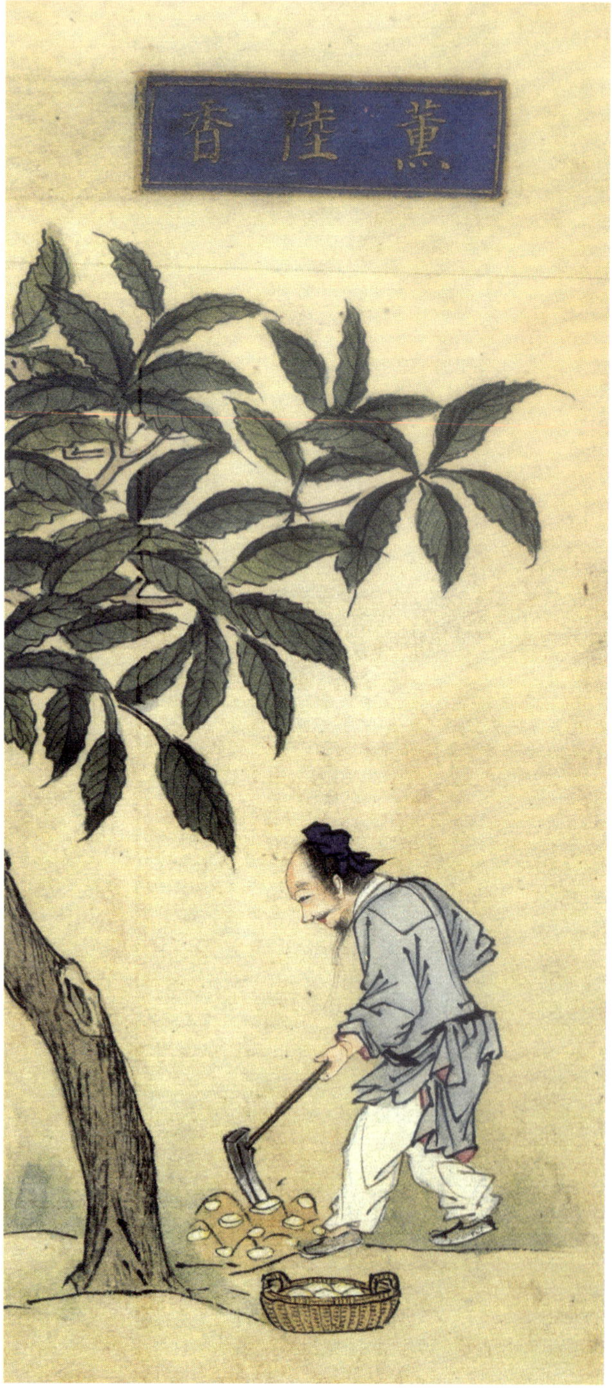

《炮制便览》

▶　图中绘一人用锄头掘取地上的胶脂，示意树脂通常渗出干燥后会滴落于地上。

【名称】

薰陆香、洋乳香。

【来源】

乳香：橄榄科植物乳香树（*Boswellia carterii* Birdw.）树皮渗出的树脂。

洋乳香（薰陆香）：漆树科植物黏胶乳香树（*Pistacia lentiscus* L.）树皮渗出的树脂。

【制作技艺】

古代技艺

1. 以竹箅摊乳香，更以箅盖之，熨斗贮烈火，熨上，箅或焦，则换箅，再盖再熨，候乳香洋透，去上箅，置风劲处令冷，刮取乳香，或单用，或和众药同研，皆易于成细末矣。（宋·陈衍《宝庆本草折衷》）

2. 用时以缯袋挂于窗隙间，良久取研，乃不粘也……凡使，置蒻上，以灰火烘焙镕化，候冷，研细用。（明·刘文泰《本草品汇精要》）

3. 或言乳香入丸药，以少酒研如泥，以水飞过，晒干用。或言以灯心同研则易细。或言以糯米数粒同研，或言以人指甲二三片同研，或言以乳钵坐热水中乳之，皆易细。（明·李时珍《本草纲目》）

4. 制乳香、没药法：先将乳、没为粗末，以箬炙之，去油，冷定，用纸包，内壁缝中良久，研如粉。一法以灯心同研。一法研时口念玄胡索即成末。（明·罗周彦《医宗粹言》）

5. 今药肆中制者，和没药入铁锅，熬焦枯去油，名乳没子。制法以笋箨作箕形，盛乳香，安文火上，焙其油尽，入笋箨，最易研细而性味不大。（清·戴葆元《本草纲目易知录》）

6. 去油，以水煎烊，去底脚皮滓，投入冷水内，乳香则凝结成颗粒如黄豆，沉于水底。油得如脂，则浮于水面，去之。以此制法，为最道地。炒之则油仍不净，且增火气。（清·郑奋扬《增订伪药条辨》）

现代工艺

1. 醋乳香，取净乳香，置炒制容器内，用文火加热，炒至冒烟、表面微熔，喷入定量米醋，边喷边炒至表面呈油亮光泽，迅速取出。 每 100kg 乳香，用醋 5kg。（《中国药典》2020 年版）

2. 取净乳香，置已衬垫有 3~4 层吸水纸的铁丝筛网上，再覆盖 3~4 层吸水纸，置小火上加热，待吸水纸吸尽油后取出，换纸，重复以上操作，至吸水纸上无明显油渍后取出，放冷，研碎。（《贵州省中药饮片炮制规范》2005 年版）

【科学 · 解说】

古籍记载说明，乳香最早为薰陆香，现名洋乳香，为新疆地区习用药材。明清后改为乳香，现名索马里乳香和埃塞俄比亚乳香，均为进口药材。乳香入药时通常要磨成细粉，为了使粉末更细，往往加入灯芯草、糯米粒、人指甲同研，又或加酒研成泥状，均可去除乳香中的油脂，有助于有效成分溶出。

【功能主治】

活血定痛，消肿生肌。用于胸痹心痛、胃脘疼痛、痛经经闭、产后瘀阻、癥瘕腹痛、风湿痹痛、筋脉拘挛、跌打损伤、痈肿疮疡。

苏合香

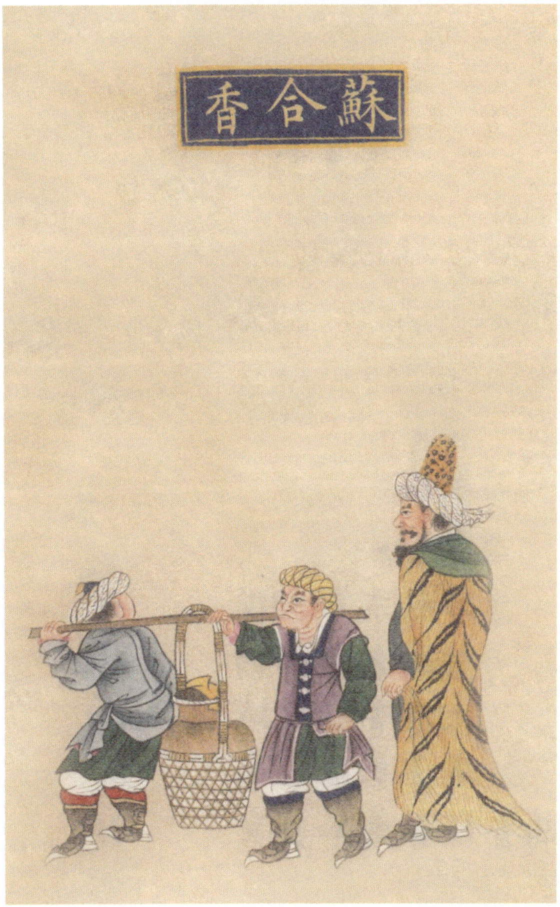

《品汇精要》

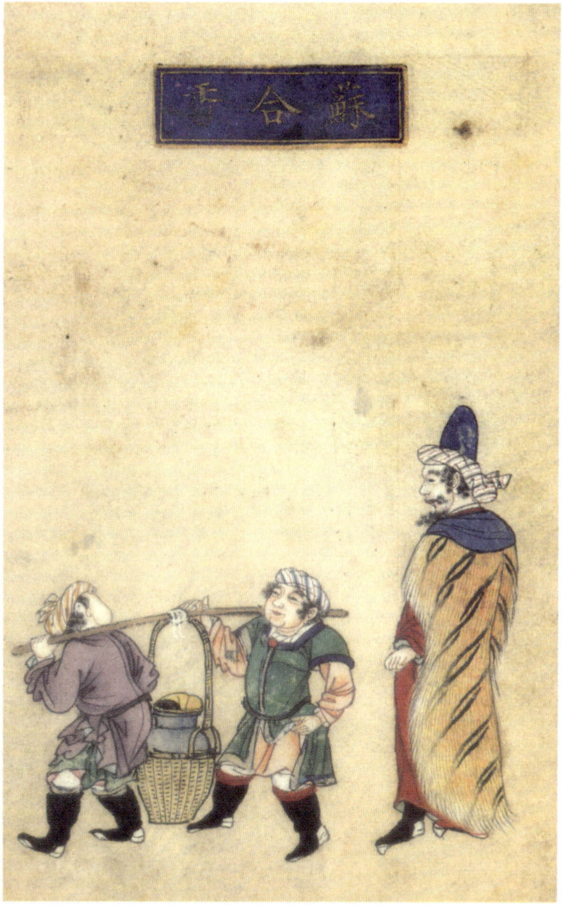

《炮制便览》

图中为表现本品出自国外，绘一穿虎皮之洋人，督促二洋人抬一大罐苏合香。

【来源】

亚洲苏合香：金缕梅科植物苏合香树（*Liquidambar orientalis* Mill.）的树干渗出的香树脂经加工精制而成。

美洲苏合香：同科植物北美枫香树（*Liquidambar styraciflua* L.）的树干渗出的香树脂经加工精制而成。

【制作技艺】

古代技艺

古代苏合香为进口香料，制作工艺未见记载。

现代工艺

1. 取原药材，去除杂质。(《安徽省中药饮片炮制规范》2005 年版）

2. 原品入药，不另加工。(《吉林省中药炮制标准》1986 年版）

3. 将苏合香溶解在酒精中，过滤，蒸发酒精，即得。(《新疆维吾尔自治区中药维吾尔药饮片炮制规范》2010 年版）

【科学 · 解说】

古籍记载说明，古代苏合香为半固体，现名亚洲苏合香。宋代后又出现液体苏合香，现名美洲苏合香。因苏合香本身为半流动性的浓稠液体，已是精制的加工品，故通常原品入药，不另加工。

【功能主治】

开窍，辟秽，止痛。用于中风痰厥、猝然昏倒、胸痹心痛、胸腹冷痛、惊痫。

詹糖香

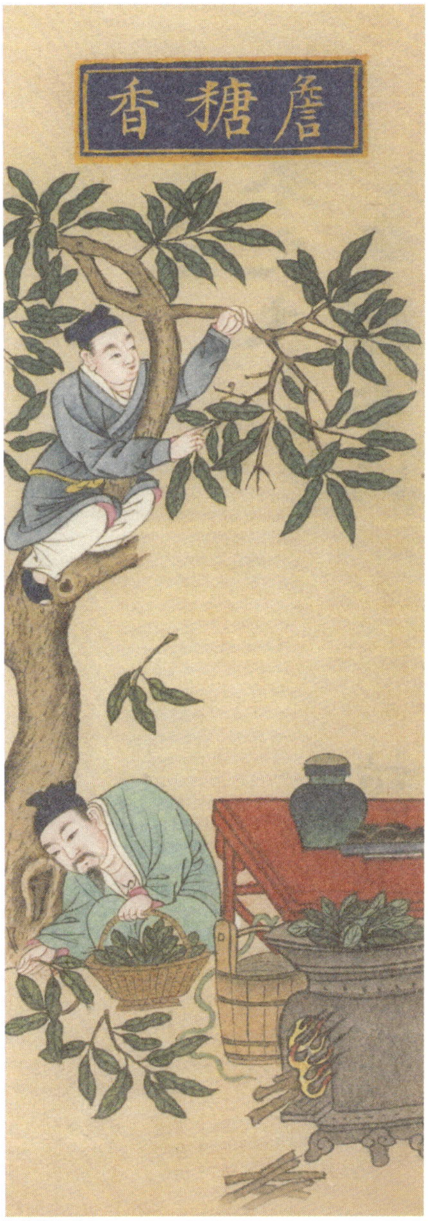

《品汇精要》

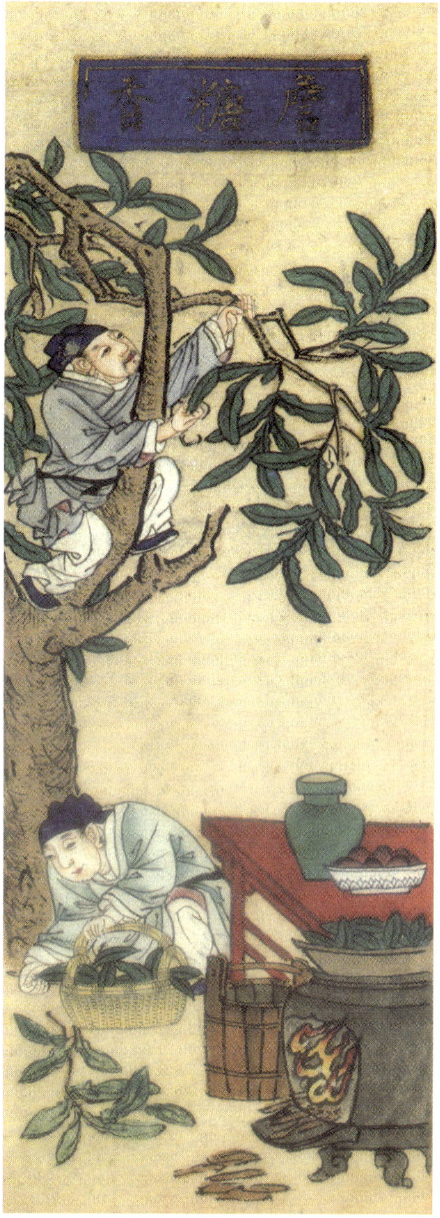

《炮制便览》

原图绘一人登树采枝，一人在树下拾取枝叶。旁有炉灶及锅，锅内有树叶，示意须经煎煮。桌上碗中黑色丸即本品。

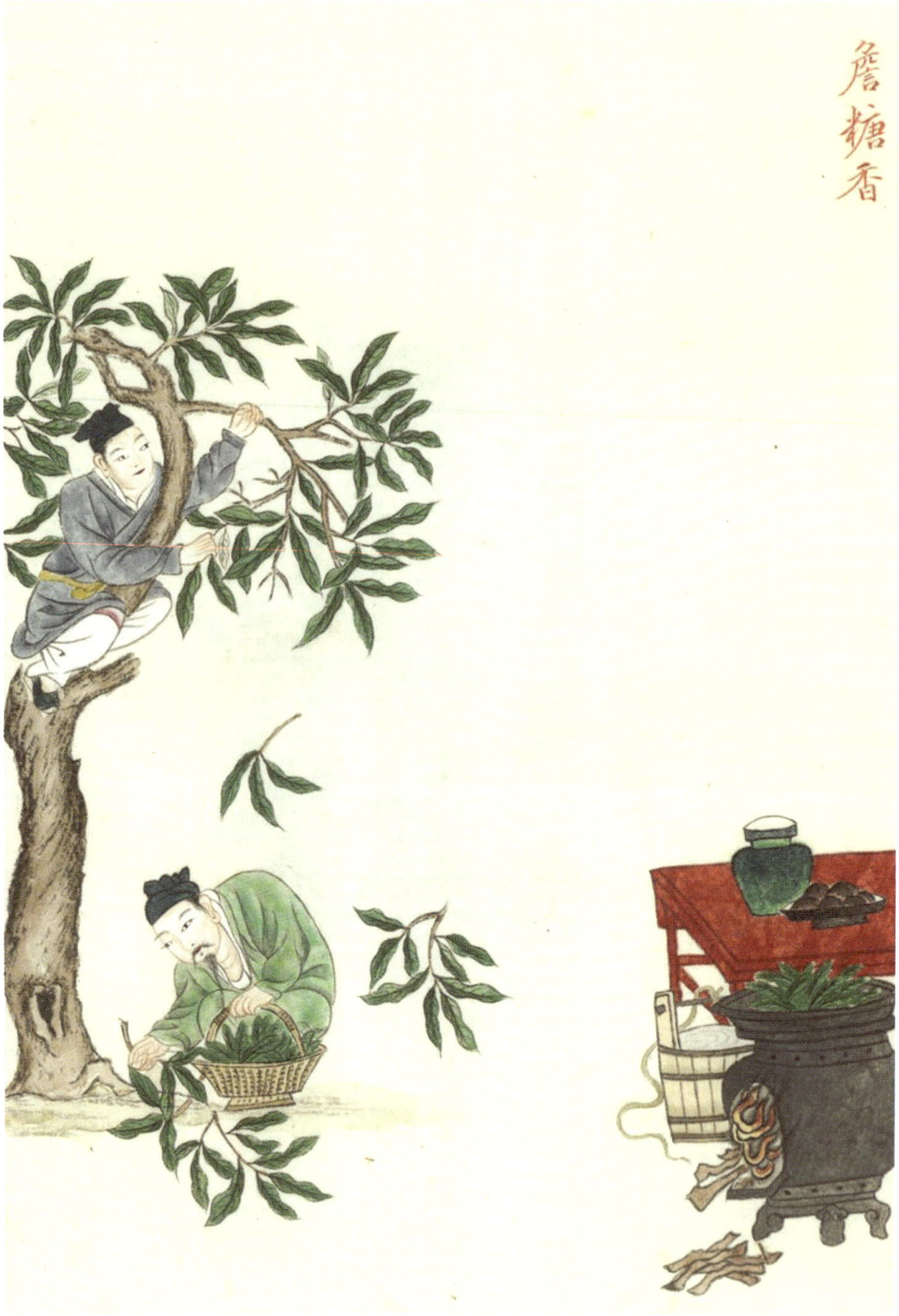

《金石昆虫》

【来源】

樟科植物红果钓樟（*Lindera erythrocarpa* Makino）的枝叶经煎熬而成的加工品。枝叶采收后，洗净切碎，加水慢火煎熬即成。

【制作技艺】

为进口香料，制作工艺不见历代文献记录。

【科学 · 解说】

古籍记载说明，詹糖香捣碎后使用。詹糖香具有一定的黏性，能起到黏合剂的作用。

【功能主治】

祛风除湿，解毒杀虫。用于风水、恶疮、疥癣。

琥　珀

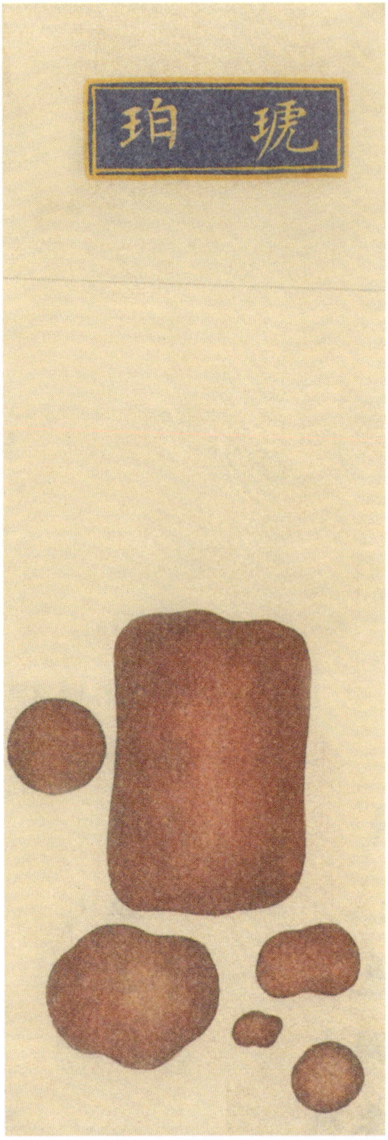

《品汇精要》

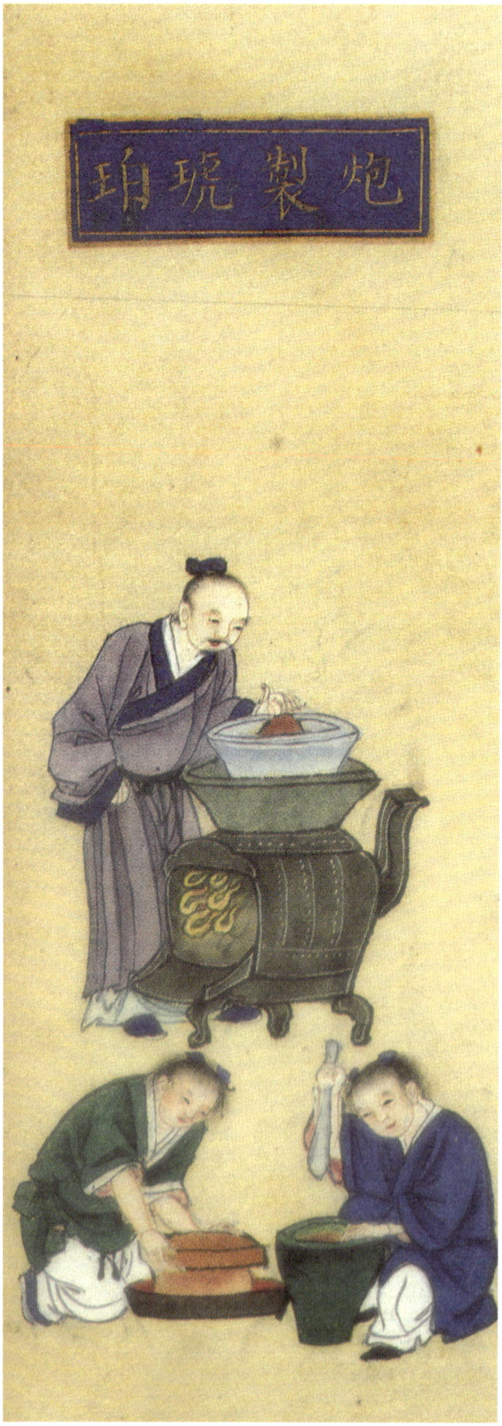

《炮制便览》

▶ 图中三人，右下一人用杵杆捣药，左下一人用筛筛出细粉，另有一人居后，观察灶具上的蒸锅，里面正在煮琥珀。

【来源】

古代松科松属（*Pinus*）植物的树脂，埋藏地下经年久转化而成的化石样物质。

【制作技艺】

古代技艺

1. 夫入药中，用水调侧柏子末，安于瓷锅子中，安琥珀于末中了，下火煮，从巳至申，别有异光，别捣如粉，重筛用。（刘宋·雷敩《雷公炮炙论》）

2. 细研，水飞过。（宋·王怀隐等《太平圣惠方》）

3. 入药研末，用汤调吞。（明·陈嘉谟《本草蒙筌》）

4. 皂角水洗去油。（明·龚廷贤《增补万病回春》）

5. 同豆腐浆水煮百沸，略炙另研。（明·张洁《仁术便览》）

6. 布包捶碎，灯心同研，研如面细。（明·陈实功《外科正宗》）

7. 乳浸三日煮软，捣碎用，上品也。（清·黄元御《玉楸药解》）

现代工艺

1. 取原药材，除去杂质，用时捣碎或碾成细粉。（《安徽省中药饮片炮制规范》2005 年版）

2. 取琥珀，加灯草少许，碾细，过绢筛，收集细粉备用。（《贵州省中药饮片炮制规范》1986 年版）

【科学·解说】

古籍记载说明，琥珀为松类植物树脂的化石，可能含有重金属类物质，柏子仁或豆腐与琥珀一起煮制或用皂角水洗，有去除泥土等杂质和部分重金属的作用。入药须研成细粉，琥珀贵重，且具有一定硬度，有直接研细、乳浸捣碎、与灯芯草同研等多种方法，这些方法都有助于把琥珀研得更细。用布包打碎再研是为了方便研磨。

【功能主治】

镇惊安神，散瘀止血，利水通淋，祛翳明目。用于惊悸失眠、惊风癫痫、血滞经闭、产后瘀滞腹痛、癥瘕积聚、血淋尿血、目生障翳、痈肿疮毒。

麝　香

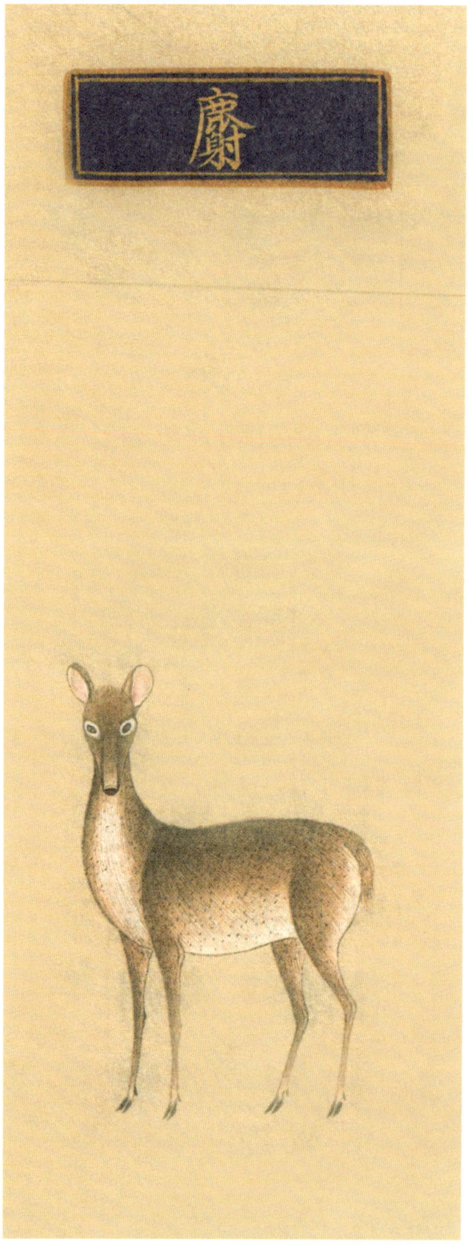

《品汇精要》

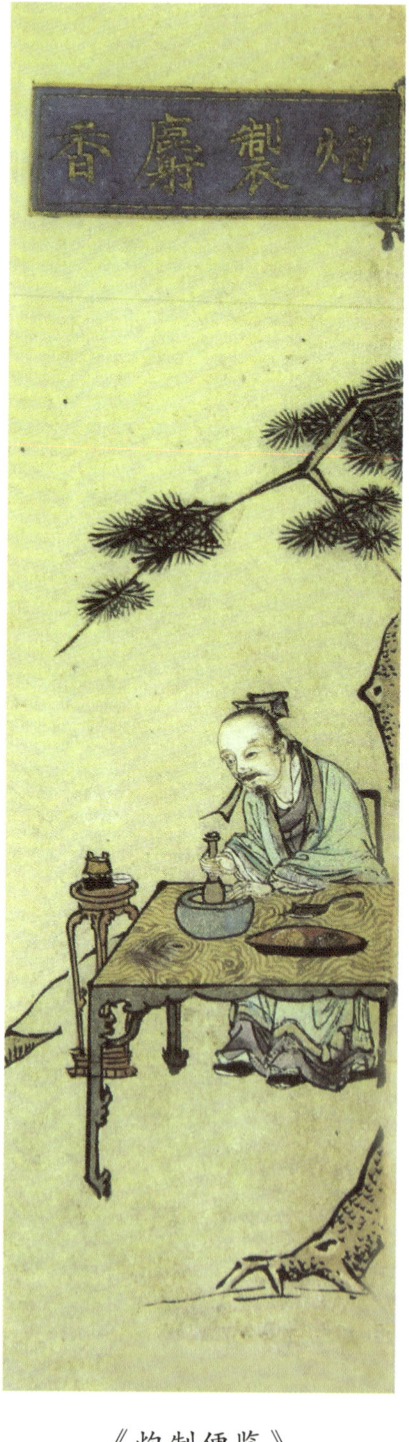

《炮制便览》

▶　图中一人，按雷公法，取小研钵，细细研磨。

【来源】

鹿科动物林麝（*Moschus berezovskii* Flerov）、马麝（*Moschus sifanicus* Przewalski）或原麝（*Moschus moschiferus* Linnaeus）成熟雄体香囊中的干燥分泌物。

【制作技艺】

古代技艺

1. 凡使麝香，并用，子日开之，不用苦细，研筛用之也。（刘宋·雷敩《雷公炮炙论》）

2. 拣尽血毛皮壳，细研净。（明·龚廷贤《寿世保元》）

3. 酒发一宿，碾细入药。（明·朱橚等《普济方》）

4. 面包煨，甘草火煨，面熟为度。（明·龚廷贤《万病回春》）

5. 凡用研为细末。（明·许希周《药性粗评》）

6. 勿近火日，瓷钵细研。（明·王文洁《太乙仙制本草药性大全》）

7. 凡使，勿近火日，但微研，不必苦细耳。如欲细甚，入醇酒少许，不损香气。（清·刘若金《本草述》）

现代工艺

1. 取毛壳麝香，除去囊壳，取出麝香仁，除去杂质，用时研碎。（《中国药典》2020 年版）

2. 除去毛和杂质，研细，过 40 目筛。（《上海市中药饮片炮制规范》2008 年版）

【科学·解说】

古籍记载，麝香通常稍加研磨后过筛，入药一般不要求研磨得很细，以防麝香的香味散失。如果需要研得细一些，则需要用酒浸泡后再研磨。

【功能主治】

开窍醒神，活血通经，消肿止痛。用于热病神昏、中风痰厥、气郁暴厥、中恶昏迷、经闭、癥瘕、难产死胎、胸痹心痛、心腹暴痛、跌扑伤痛、痹痛麻木、痈肿瘰疬、咽喉肿痛。

参考文献

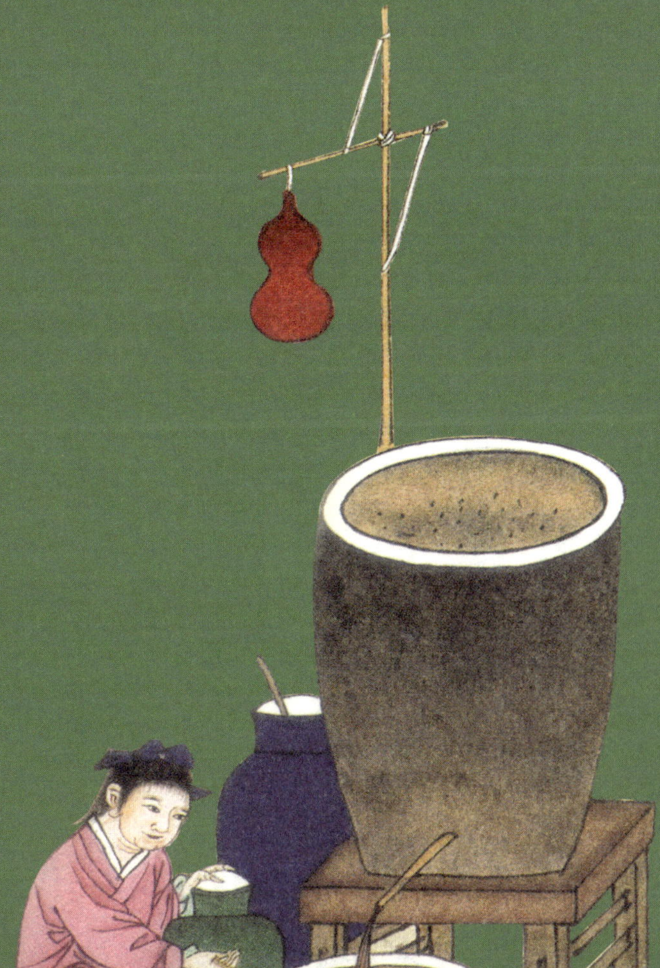

1. 唐廷猷 . 中国药业史 . 2 版 . 北京：中国医药科技出版社，2007.

2. 陈缤，贾天柱，王祝举 . 中药炮制简史 . 沈阳：辽宁科学技术出版社，2020 .

3. 中医研究院中药研究所 . 历代中药炮制资料辑要 . 内部资料，1973.

4. 郑金生 . 药林外史 . 桂林：广西师范大学出版社，2007.

5. 朱晟，何端生 . 中药简史 . 桂林：广西师范大学出版社，2007.

6. 薛愚 . 中国药学史料 . 北京：人民卫生出版社，1984.

7. 赵匡华 . 中国炼丹术 . 香港：中华书局（香港）有限公司，1989.

8. 尚志钧，林乾良，郑金生 . 历代中药文献精华 . 北京：科学技术文献出版社，1989.

9. 宋应星 . 图解天工开物 . 海口：南海出版公司，2007.

10. 曹晖，吴玢，王孝涛 . 中药炮制传统技艺图典 . 北京：中国中医药出版社，2013.

附录

笔画索引

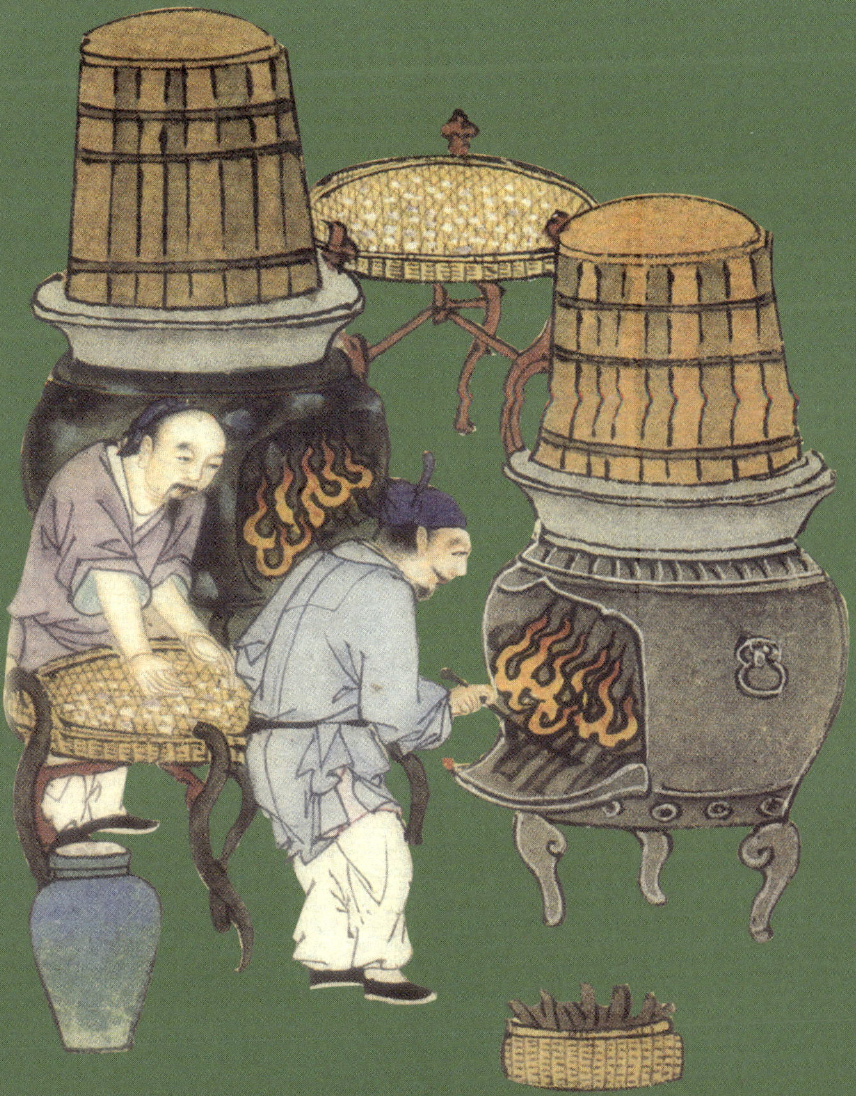

十画

十一画

十二画

十三画

十五画

十七画

十九画

二十一画